新・社会福祉士シリーズ **5**

社会福祉調査の基礎

福祉臨床シリーズ編集委員会編

責任編集＝宮本和彦・梶原隆之・山村　豊

弘文堂

はじめに

　「社会調査の基礎」という科目が、2009（平成21）年度から社会福祉士養成のための新教育カリキュラムに盛り込まれました。旧版『社会調査の基礎』は好評をいただく中で、いろいろご指摘を受けた点や最新の国家試験の出題内容の反映など、約10年をかけブラッシュアップを重ねました。そして、本書『社会福祉調査の基礎』を発刊することとなりました。本書は、2020（令和2）年に発表された新教育カリキュラム内の新科目「社会福祉調査の基礎」に対応させたテキストです。

　今回の新教育カリキュラムの改定では、科目名に「社会調査」でなく「社会福祉調査」と、あえて「福祉」という言葉が挿入されています。これは、社会福祉士に社会調査リテラシーが求められ、「社会調査」を「福祉の実践者を目指す者」または「福祉の実践者」が実施するという視点から展開される能力が必要とされていることを意味します。

　福祉社会を担う社会福祉士には、生活実態を把握するためのデータ収集能力、潜在的ニーズの発見へ向けての調査能力、サービス提供に対する効果測定能力や、「エビデンス・ベースト・プラクティス」（証拠に基づいた実践）が必要とされ、実証的、科学的な分析力や問題解決能力が要求されています。

　また、社会福祉学の理論や制度構築の点からも、社会福祉調査は重要です。「社会福祉調査」とは、理論や制度構築の裏づけとなるデータ収集、そうしたデータをどのような方法で収集し、どのように分析していく手法を提供していくのかという知識や技術です。今日では「証拠に基づいた政策立案」が求められているのです。

　本書は、社会福祉調査を初めて学ぶ人や、社会福祉調査や統計は苦手という人のために、基本的な事柄を「わかりやすく」解説することを目指しています。さらに、近年に至るまでの国家試験の分析から、国家試験に対応した語句や内容の解説にも力を入れ、それらを「わかりやすく」解説しています。

　第1章では、社会福祉調査法の全体像の把握を目指し、第2章では、量的調査の手順と調査技術を、そして第3章では、質的調査の調査技術をわかりやすく解説してあります。第4章では、ソーシャルワークにおける評価として、福祉臨床や福祉政策など、福祉の視点から評価方法のあり方について述べています。さらに、第5章では、社会福祉領域における量的社会福祉調査の実際例を、第6章では、社会福祉領域における質的社会福祉

調査の実際例を、社会福祉調査を実践できるよう具体的にわかりやすく示しました。また第7章では、社会福祉調査におけるIT技術の活用の仕方等も、実際に活用できるようにやさしく解説してあります。

それゆえ本書の全体構成は、

第1章　社会福祉調査とは（総論）
第2章　量的調査の手順と調査技術
第3章　質的調査の調査技術
第4章　ソーシャルワークにおける評価
第5章　社会福祉における量的社会福祉調査の実際
第6章　社会福祉における質的社会福祉調査の実際
第7章　社会福祉調査におけるIT活用

となっています。

また各章の扉には「サマリー」が、各章の末尾には「理解を深めるための参考文献」「コラム」が配され、巻末には「キーワード集」が掲載されています。うまく活用されて、「社会福祉調査の基礎」がしっかりと身につくことを期待しています。

編著者　宮本和彦　梶原隆之　山村　豊

目次

社会福祉調査の基礎 (30 時間)〈2021 年度からのシラバスと本書との対応表〉

シラバスの内容　ねらい
①社会福祉調査の意義と目的について理解する。 ②社会福祉調査と社会福祉の歴史的関係について理解する。 ③社会福祉調査における倫理や個人情報保護について理解する。 ④量的調査の方法及び調査の結果について適切に理解する。 ⑤質的調査の方法及び調査の結果について適切に理解する。 ⑥ソーシャルワークにおける評価の意義と方法について理解する。

教育に含むべき事項	想定される教育内容の例		本書との対応
大項目	中項目	小項目（例示）	
①社会福祉調査の意義と目的	1 社会福祉調査の意義と目的	● ソーシャルワーク実践の可視化 ● ソーシャルワーク実践の理論化 ● アクション・リサーチ ● 公的統計と政策決定 ● ソーシャルワークの価値や倫理と社会福祉調査の関連	第1章1節 第3章2節
	2 社会福祉調査と社会福祉の歴史的関係	● 古典（ブース、ラウントリー、タウンゼント等）	第1章1節
	3 統計法	● 統計法の概要	第1章1節
②社会福祉調査における倫理と個人情報保護	1 社会福祉調査における倫理		第1章3節
	2 社会福祉調査における個人情報保護	● 倫理的配慮	第1章3節
③社会福祉調査のデザイン	1 調査における考え方・論理	● 理論と調査の関係 ● 演繹法と帰納法 ● 因果関係 ● 内的妥当性	第2章2節 第3章1、4節
	2 社会福祉調査の目的と対象	● 目的（探索、記述、説明） ● 分析単位（個人、家族、グループ、コミュニティ、社会関係、現象等） ● サンプリング（母集団、標本、標本抽出、標本の代表性、外的妥当性）	第1章1節 第2章4節
	3 社会福祉調査でのデータ収集・分析	● フィールド調査 ● 文献や既存のデータを用いた調査 ● 実験 ● 評価のための調査	第1章1節 第2章2節
	4 社会福祉調査のプロセス	● 問の設定、概念化・操作化、対象と方法の選択、データ収集、分析、考察	第2章 第5章 第6章
④量的調査の方法	1 量的調査の概要	● 多数把握、実態把握、因果関係の推論、一般化 ● 経験の詳細な理解	第2章1節
	2 量的調査の種類と方法	● 全数調査と標本調査、Web調査 ● 横断調査、縦断調査、パネル・スタディ ● 母集団、標本、標本抽出 ● 二次分析	第2章 第7章
	3 質問紙の作成方法と留意点	● ワーディングとその他の留意点 ● パーソナルな質問とインパーソナルな質問 ● 測定（測定の水準、測定の信頼性と妥当性等） ● プレコーディングとアフターコーディング ● 自計式（自記式）、他計式	第2章
	4 質問紙の配布と回収	● 訪問面接、郵送、留置、集合、電話、インターネット	第2章
	5 量的調査の集計と分析	● コーディング ● 単純集計と記述統計、質的データの関連性（クロス集計）、量的データの関連性（散布図、相関と回帰）、多変量解析	第2章

⑤質的調査の方法	1 質的調査の概要	●個人の経験の詳細な理解及び他者との相互作用の詳細な理解	第3章1節
	2 観察法	●参与観察法、非参与観察法、統制的観察法	第3章2節
	3 面接法	●構造化面接法、半構造化面接法、自由面接法 ●フォーカス・グループ・インタビュー ●インタビューガイド、逐語録	第3章3節
	4 質的調査における記録の方法と留意点	●観察や面接の記録方法 ●音声、映像、テキストのデータの扱い方 ●実践の記録や会議資料等の活用 ●資料収集におけるICTの活用	第3章
	5 質的調査のデータの分析方法	●事例研究 ●グラウンデッドセオリーアプローチ ●ナラティヴアプローチ ●ライフストーリー、ライフヒストリー ●エスノグラフィー ●アクション・リサーチ	第3章1、4節
⑥ソーシャルワークにおける評価	1 ソーシャルワークにおける評価の意義	●ミクロ・メゾ・マクロレベルにおける実践の評価 ●根拠に基づく実践（EBP）とナラティヴに基づく実践（NBP） ●アカウンタビリティ	第4章
	2 ソーシャルワークにおける評価対象	●実践、プログラム、政策 ●構造（ストラクチャー） ●過程（プロセス） ●結果（アウトカム） ●影響（インパクト）	第4章
	3 ソーシャルワークにおける評価方法	●シングル・システム・デザイン ●実験計画法 ●質的な評価法	第4章

注）この対応表は、厚生労働省が発表したシラバスの内容が、本書のどの章・節で扱われているかを示しています。
全体にかかわる項目については、「本書との対応」欄には挙げていません。
「想定される教育内容の例」で挙げられていない重要項目については、独自の視点で盛り込んであります。目次や索引でご確認ください。

第1章 社会福祉調査とは

社会福祉調査とは、福祉分野における単なるデータ収集や統計的手法の適用に留まるものではなく、研究者の問いや仮説から出発し、科学的手法によって収集したデータとその分析に基づいて推論を重ね、新たな知見を得る知的営みといえる。本章では、社会福祉調査の目的や意義、種類、科学的調査の基本的なプロセス、そして調査に不可欠な研究倫理について学ぶ。

1

社会福祉調査の目的・意義についての理解を深める。社会福祉調査の目的と調査対象の適切な選択についての理解を深める。社会福祉調査の種類と、調査の実施方法の全体像を把握する。

2

社会福祉調査における問題・目的の設定、概念の変数化、仮説の設定、検証方略を検討することによって、社会福祉調査の科学性について理解を深める。

3

学問上の倫理（盗用・ねつ造などの禁止）についての理解を深める。社会調査特有の倫理（調査対象者への配慮や調査に関するインフォームド・コンセントなど）についての理解を深める。社会福祉調査特有の倫理に関する理解を深める。

1. 社会福祉調査の目的とその種類

A. 社会福祉調査とは

[1] 社会福祉調査の目的と意義

(1) 社会福祉調査の始まり

社会福祉調査（ソーシャルワーク・リサーチ）
social work research

「福祉」領域における社会調査は、「**社会福祉調査（ソーシャルワーク・リサーチ）**」と呼ばれている。社会福祉調査が実際に実施され始めるようになったのは、資本主義社会や産業社会の発展過程で、貧困問題や犯罪、不良住宅や不衛生などの問題が社会問題として顕在化するようになってからである。調査を通じて客観的データを収集・記録し、その分析から実態の科学的解明をはかり、その知見を社会改良に役立てるという目的から、数多くの社会福祉調査が実施されるようになった。

ル・プレー
Le Play, Pierre
Guillaume Frédéric
1806-1882
社会調査を重視し、労働者の家族・家計に関する大規模調査を行い、社会学の実証科学化に貢献した。

ブース
Booth, Charles James
1840-1916

『ヨーロッパの労働者』（1855）を著した**ル・プレー**は、パーソナルインタビュー法を用いて、当時の鉱山労働者たちの労働者家族調査を実施し、その実態を科学的に解明するとともに、社会改良へ向けての方向性を提示した。また『ロンドン市民の生活と労働』（1891-1903）を著した**ブース**は、科学的調査法の採用を通じて、ロンドン市における労働者の生活状態を明らかにし、スラム街や救貧院にかかわる労働者の3分の1が貧困状態にあることを明らかにした。実際の調査にあたっては、調査票の配布のみならず、面接法や観察法も用い、統計的な方法と事例研究を見事に結合し、地図や統計表やグラフなどを有効に活用した調査研究を行った。このブースのロンドン市民調査が、後に**ラウントリー**のヨーク市民調査を生み出し、労働者家族の生活様式の実態調査からヨーク市の貧困の実態を明らかにした『貧困研究』（1901）に結実した。これらの人びとはいわば社会福祉調査のパイオニア的存在であると語れよう。

ラウントリー
Rowntree, Benjamin
Seebohm
1871-1954

(2) 社会福祉調査の目的

社会調査（ソーシャル・リサーチ）
social research

社会調査（ソーシャル・リサーチ）とは何か。『現代社会学辞典』（有信堂高文社）には「社会調査とは、特定の社会事象を対象とし、その対象およびそれに関する諸事実を、現地調査を中心として収集し、その整理・分析・総合をつうじて、対象の科学的解明を目指す過程およびその方法である」と記されている。つまり社会調査とは、「対象の科学的解明を目指すプロセス全体」を指すとともに、そこで採用され、用いられる「調査技法」のことを指している。

「社会調査」を構成する諸要素のことを考えてみると、そこには少なくとも、「**調査研究者**」「**調査対象**」「**調査技法**」が存在している。社会調査は、調査研究者がどのような動機から、何を目的として、どのような調査対象に対して、どのような調査技法を用いて、調査を行うのかといった諸要素から構成されている。

社会のメカニズムを解明しようとする動機、社会政策的な動機、基礎的資料の整備という目的、問題の発見や問題解決に向けての資料収集という目的など、その動機・目的はさまざまであろう。だが、社会調査を単なるデータ収集や統計的手法の適用とのみ捉えることは社会調査をあまりにも狭義に捉えすぎている。確かに社会調査をこうした狭義の意味で用いる場合もあるが、しかしそれは基礎的資料の収集といった場合に限られる。一般に仮説や問題意識を持たないで行われる社会調査はほとんどないし、社会調査の出発点には必ず調査研究者が抱いている対象に対する「**問い**」や「**仮説**」が存在している。調査研究者の「**問い**」に基づく「**探求**」という側面、すなわち「**経験的データや証拠（エビデンス）に基づいて推論を重ねていくという知的営み**」が社会調査には必ず含まれている。

それゆえ「社会調査の目的とは、科学的方法を通じて収集したデータを用いて、ある社会事象を明らかにし、**新たな知見**を提示することである」と語れよう。

[2] 社会調査の対象

社会調査の対象は、先の定義にも記されていたように「**特定の社会事象**」がその対象である。一般に社会学領域の研究対象は、マクロからミクロに至るまで、すなわち全体社会から、組織・集団、さらには社会的存在としての個人に至るまでさまざまであり、領域も「家族」「地域」「都市」「産業」「文化」「環境」「教育」「福祉」「社会意識」などと多様である。それゆえ社会調査の設計・実施にあたっては、研究目的の明確化とともに、調査研究しようとする「特定の社会事象」（調査対象）を、研究目的との関連から絞り込み、研究目的に応じて調査対象を選定する必要がある。

調査方法と調査対象ということでいえば、一般に調査対象の範囲が広く、対象者の数が多い場合には、量的調査が用いられ、全数調査よりもサンプル調査が用いられる場合が多いし、ある限られた地域や集団を対象にした調査なら、量的調査であれば全数調査が、質的調査ならフィールドワークや事例調査が用いられる場合が多い。またさらに限定された少数の人びとが調査対象であるならば、質的調査の面接法や観察法が用いられる場合が多い。社会福祉調査の対象は、社会調査の対象と比べればその範囲はかな

り限定される。それでも社会福祉の範囲はかなり広く、その実践も個別支援のレベルから、社会福祉制度の改善や政策立案レベルまで広範囲にわたっている。それゆえ調査研究者の研究目的に適した調査対象が何なのかという観点から、調査対象を選定する必要がある。クライエントなのか、家族なのか、地域住民なのか、福祉サービスを提供するNPOなのか、社会福祉法人、企業、行政なのか、その目的も、福祉ニーズの把握なのか、社会資源の調査なのか、福祉サービスの効果測定なのかという目的に応じて、調査対象の絞込みと選定が行われなければならない。社会調査にとっては、「事例やサンプルの選択が、調査研究の目的や問いに対して適切かどうか」ということが重要なのであり、目的や問いに対して適切でない対象の選択は、その調査研究そのものを台無しにしてしまう。「調査研究目的にとって**適切な対象を選ぶ**」ということと、「**調査研究目的を深めていく**」ということは相互補完的な関係にある。

B. 社会調査の種類

　社会福祉調査も含めて社会調査の概要を知るには、いくつかの観点から社会調査を分類してみることも重要である。ここでは①接近方法に沿った分類、②データの質に沿った分類、③対象の範囲に沿った分類という3つの視点から社会調査を分類することにする。

[1] 接近方法に沿った分類
　接近方法に沿った分類は、調査研究者が調査対象に対してどのようにアプローチするのかといった視点からの分類であり、社会調査の目的や問いの立て方と深く結びついた分類である。

(1) 基礎資料的接近型
　この**基礎資料的接近型**のアプローチは、「事実・実態はどうなっているのか」「どのような現状なのか」といった「**What型の問い**」に対応した「**記述的な**」アプローチで、事実や実態、現状をより深く理解するために行われる調査である。こうした社会調査は基礎的資料の収集を目的とした社会調査であり、問題解決や理論構築を目的とした社会調査ではない。国勢調査や労働力調査といった官庁統計や、各種の世論調査、意識調査、実態調査などがこれに該当する。

(2) 問題解決的接近型
アクション・リサーチ
action research

　問題解決的接近型のアプローチは、社会福祉領域では**アクション・リサーチ**と呼ばれてきたものがその典型であり、福祉問題を解決するために生

活環境などの現状を調べ、そのデータをもとに問題解決へ向けてのアクションを展開するという手法である。「どうすれば」という「How 型の問い」に対応した問題解決型のアプローチであり、問題と知識の共有化を通じて問題解決を図ろうとする実践的な動機に基づいている。多くの社会福祉調査も、福祉領域における問題や課題を規定している諸要因を実証的に解明することから、問題や課題の予防や解決に役立つデータを提供するという意味では、問題解決的なアプローチに基づく調査であると語れよう。

(3) 理論構成的接近型

　理論構成的接近型のアプローチは、研究者が学問的な関心に沿って行う調査であり、「なぜそうなっているのか」という「Why 型の問い」と結びついて展開される調査である。収集された諸々のデータ間の関連やデータと理論や説明図式との関連等が吟味され、新たな知見の提出や新たな理論の構築を目指したアプローチであると語れよう。

[2] データの質に沿った分類

(1) 量的調査と質的調査

　データの質に沿って社会調査を分類すると、**量的調査**と**質的調査**に大別できる。量的調査は、数多くあるいは比較的多数の調査対象者から、定型化された調査票などを用いて数量的なデータを幅広く集め、その対象の状態や特性などを量的に把握し、分析する方法をいう。量的調査は、統計的にデータ解析を行うので統計調査とも呼ばれている。他方、質的調査は、限定された比較的少数の事例や調査対象者に対して、柔軟かつ非定型的な、面接法、観察法、フィールドワークなどの方法を通じて、調査対象者の主観的な意味の了解や事例の持つ多様な側面を全体的に把握し、調査課題の質的構造の解明を図ろうとする方法である。質的調査は、事例研究を重視するという意味から事例調査とも呼ばれている。

　また量的調査と質的調査を組み合わせた方法を、**ミックス法**という。各方法の持つ強みの相乗効果を発揮させようとする試みである。

(2) 横断調査と縦断調査

　時間軸の観点から社会調査を分類すると、**横断調査**と**縦断調査**に大別できる。横断調査とは、ある1時点で実施した調査データを用いて、ある特定時点での集団や社会の状態を調査するという方法である。横断調査は、1時点で調べたデータをもとにしているため、要素間の相関は見出せても、時間的な前後関係が判断できないため、因果関係を見出すことは不可能である。他方、縦断調査は社会や集団の変化を捉えるため、特定調査対象を継時的に調査するという方法である。継時調査には**トレンド調査**や**パネル**

量的調査
統計調査とも呼ばれる。

質的調査
事例調査とも呼ばれる。

ミックス法
mixed method

調査があり、トレンド調査は、調査時期の変化によって集団内部の調査対象者は変化するが、調査対象の定義（たとえば65歳以上の高齢者）を固定化することで、集団の時系列的データや社会全体の変化を追跡しようとする調査法である。パネル調査は、調査対象集団内部の調査対象者（その名簿をパネルという）を固定化し、その調査対象に対して継時的に調査を実施していく調査法である。時間の経過とともに結果がどう変化したか等も知ることができ、調査対象の継時的変化をより深く追跡することができる。だが長期間の追跡パネル調査では、病気、死亡、転居等による**パネルの摩耗（または脱落）**（調査対象者の減少）という事態も生じたりする。

［3］調査対象の範囲に沿った分類

　調査対象の範囲に沿った分類としては、全数調査、標本調査、典型調査がある。これらはすべて量的調査（統計調査）の一部である。

全数調査
悉皆調査（センサス）とも呼ばれる。

（1）全数調査

　全数調査は、調査対象全体を悉く調べる方法で、悉皆調査（センサス）とも呼ばれ、量的調査の1つである。ブースのロンドン市調査や、ラウントリーのヨーク市調査も全数調査であり、国勢調査などもこれに該当する。

標本調査
サンプル調査とも呼ばれる。

（2）標本調査

　調査対象全体を調査することは、大変大掛かりで困難であるため、対象集団（**母集団**）の中から調査対象を選び出して（**標本抽出**）調査を行い、全体の統計を推定する方法をいう。標本抽出の方法としては、標本（**サンプル**）をランダムに抽出する「**無作為抽出法（確率抽出法）**」と、母集団を代表すると思われる標本を作為的に選ぶ「**有意抽出法（非確率抽出法）**」とがある。

典型調査
有意抽出法の1つ。

（3）典型調査

　典型調査は、有意抽出法の1つで、母集団の中から母集団にとって典型的とみなされる範囲の標本（サンプル）を抽出し、分析を行う方法をいう。

C. 調査の実施方法

　社会調査の実施方法としては、質問紙法、観察法、面接法などがある。

［1］質問紙法

　量的調査は、定型化された質問紙を用いて実施される。質問紙法には、郵送調査法、配票調査法（留置調査法）、集合調査法、個別面接調査法、電話調査法などがある。

（1）郵送調査法

　量的調査で用いられる**自計式調査**（**自記式調査**）の１つで、調査対象者が回答を自ら調査票に記入し、調査票の配布や回収を郵送によって行う方法をいう。調査対象者が広範囲にわたる場合に有効であるが、回収率が低下する場合がある。

自計式調査
自記式調査とも呼ばれる。

（2）配票調査法

　留置調査法ともいわれ、量的調査で用いられる自計式調査の１つである。調査票の配布・回収が調査員の訪問を通じて行われ、調査票の記入は調査対象者が自ら回答するという方法である。一般に回収率はよいが、誤記入や記入漏れが生じやすい。

配票調査法
留置調査法とも呼ばれる。

（3）集合調査法

　量的調査で用いられる自計式調査の１つで、調査対象者を特定の場所に集合させ、調査員の指示に従って調査票に回答を記入させるという方法である。短時間での実施が可能であるが、調査対象が限定される場合がある。

（4）個別面接調査法

　訪問面接調査法とも呼ばれ、量的調査で用いられる**他計式調査**（**他記式調査**）の１つである。調査員が調査対象者のもとに直接訪問し、調査票に従って口頭で質問し、調査員が調査票に調査対象者の回答を記入する方法である。一般に回収率は高く、回答者への負担や誤記入や記入漏れが少ない方法であるが、プライベートな質問の場合は調査員の存在が回答に影響を及ぼすことがある。

個別面接調査法
訪問面接調査法とも呼ばれる。

他計式調査
他記式調査とも呼ばれる。

（5）電話調査法

　量的調査で用いられる他計式調査の１つである。調査者に対して電話で回答を求め、調査員が調査票に調査対象者の回答を記入する方法である。電話調査法の難点は、途中放棄が非常に多いということである。

　またサンプリングにおいて電話帳を抽出台帳に用いるのではなく、コンピュータがランダムに生成した電話番号を用いる方法を **RDD** という。マスコミの世論調査などに多用されている。

RDD
Random Digit Dialing

［2］観察法

　観察法は、観察者が観察対象に対してどのような位置を取るかということから参与観察法と非参与観察法に区分される。また観察者が行動の発生する状況に対して何らかの人為的な操作を加えるか加えないかという観点から自然的観察法と統制的観察法に区分される。

（1）参与観察法と非参与観察法

　参与観察法は、観察者が観察対象と一緒に行動しながらデータを収集す

る方法である。参与観察法を用いる時は、調査対象者に同化しすぎないよう注意しなければならない。非参与観察法は、ワンウェイ・ミラーなどを通じて、観察者が観察対象に対して干渉しない形でデータを収集する方法である。

統制的観察法
実験的観察法とも呼ばれる。

（2）自然的観察法と統制的観察法

自然的観察法は、行動の発生する状況に対して何らかの人為的操作を加えずに、自然的状況の中で生起する観察対象の行動をありのままに把握しようとする方法である。統制的観察法は、観察対象を取り巻く状況を統制し、統制された状況の中で生起する観察対象の行動を記録する方法である。

［3］面接法

面接法は、調査者が調査対象者と直接面接を行い、直接的な会話を通じて、調査テーマについてのデータを収集する方法である。その面接状況の構造化の視点から、非構造化面接法、構造化面接法、半構造化面接法の3つに区分することができる。

（1）非構造化面接法

調査対象者との自由な会話の中で調査テーマに関するデータを収集しようとする方法であり、問題発見型の調査研究やパイロットスタディに使用される場合が多い。調査対象者との信頼関係（ラポール）の形成や面接過程の中での質問の構造化など、面接者の力量に左右される場合が多い。

信頼関係（ラポール）
rapport

（2）構造化面接法

あらかじめ構造化された質問方法や質問項目に沿って順序よく面接を進め、その構造化されたプロセスの中で調査対象者から調査テーマに関するデータを収集しようとする方法である。調査対象者からの回答が、調査者が構造化した枠組みに制約を受ける場合が多い。

（3）半構造化面接法

構造化面接法と非構造化面接法の中間に位置する方法で、質問項目などの大枠はあらかじめ想定され、準備されてはいるが、面接調査の詳細に関してはそのプロセスの中で臨機応変に判断され、調査対象者の話の内容や様子に応じてより詳細な質問なども行われ、その半構造化したプロセスの中から調査テーマに関するデータを収集しようとする方法である。

D. 統計法

［1］「行政のための統計」から「社会の情報基盤としての統計」へ

2007（平成19）年5月に統計法が全面改正され、公的統計は「行政の

ための統計」から「社会の情報基盤としての統計」へと変化した。

　それまでの公的統計は、各行政機関が施策実行のための基礎資料として統計を活用していたため、「行政のための統計」という性格を持っていた。だが「証拠に基づく政策立案」への要求や、個人や企業における公的統計の利用ニーズの高まり等の動きから、公的統計には「国・企業・個人が合理的な意思決定を行うための重要な情報基盤」という新たな役割が求められ、そうした要請に基づき改正が行われた。

[2] 統計法の主な改正ポイント

(1) 社会の情報基盤としての統計

　公的統計の作成および提供に関する基本事項を定め、公的機関が作成する統計を体系的・効率的なものへと整備し直すことを通じて、国民経済の健全な発展および国民生活の向上に寄与することを目的としている。

　公的統計とは、国の行政機関・地方公共団体などが作成する統計のことで、統計調査により作成される統計（**調査統計**）のほか、業務データを集計することにより作成される統計（**業務統計**）や他の統計を加工することにより作成される統計（**加工統計**）も公的統計に含まれる。

(2) 基本計画

　統計法では、公的統計の総合的・計画的な整備を政府全体で進めていくために、政府としての統計の整備方針、すなわち「公的統計の整備に関する基本的な計画」（おおむね5年ごとに見直し）の作成を定めている。

　第1期**基本計画**は2009（平成21）年3月に、第2期基本計画はその5年後の2014（平成26）年3月に、そして第3期基本計画は1年前倒しして2018（平成30）年3月に策定された。

　第3期基本計画の基本的視点および方針は「統計の体系的整備・有用性の確保・向上」のために、①**証拠に基づく政策立案（EBPM）**や統計ニーズへの的確な対応、②国民経済計算・経済統計の改善を始めとする府省横断的な統計整備の推進、③国際比較可能性や統計相互の整合性の確保・向上、④ユーザー視点に立った統計データ等の利活用促進、⑤統計改善の推進に向けた基盤整備・強化を掲げ、「公的統計の整備に関する事項」としては①より正確な景気判断に資する統計の改善、②人口減少社会をより的確に捉える統計の整備、③国民経済計算を軸とした横断的な統計整備、④政策ニーズを反映した統計の整備、⑤グローバル化に対応した統計の整備を掲げ、遂行している。

証拠に基づく政策立案
（EBPM）
Evidennce-Based
Policy Making

(3) 基幹統計調査

　国勢調査によって作成される「国勢統計」や内閣府が作成する「国民経

国民生活基礎調査
保健、医療、福祉、年
金、所得等の国民生活の
基礎的事項に関する調
査。3年ごとに大規模調
査を実施し、中間の各年
は簡易調査を実施してい
る。

済計算」、その他国の行政機関が作成する統計のうち、総務大臣が指定する重要な統計を「**基幹統計**」として、そしてそれ以外を「**一般統計**」として位置づけ、基幹統計を中心に公的統計の体系的整備を図っている。厚生労働省による国民生活基礎調査から作成される「**国民生活基礎統計**」もこの基幹統計の1つであり、2017（平成29）年4月現在の基幹統計は56統計である（詳細は、統計局ウェブサイト「基幹統計一覧」を参照）。

（4）調査対象者の秘密保護の強化

統計調査によって集められた個人の情報を守るための罰則が強化された。統計調査を実施する者、調査結果から統計を作成する者、行政から委託を受けて調査や統計の作成を行う民間事業者等で守秘義務規定に違反した者に対する罰則は「2年以下の懲役または100万円以下の罰金」である。

国の統計調査に見せかけて情報を収集しようとした者への罰則も新設され、違反した者は未遂も含め「2年以下の懲役または100万円以下の罰金」である。

（5）統計データの有効利用の促進

一般からの委託に応じ、行政機関等が実施した統計調査に関わる調査票情報を利用して「委託による統計の作成（オーダーメード集計）」を行い、提供することや、統計調査によって集められた情報を特定できない形に加工し、一般の利用に供することを目的として「匿名データ」を作成、提供することも可能となった」（統計法施行令で定める手数料納付が必要）。

行政機関との共同研究など高度な公益性を有する研究などに限り、各府省の判断によって「**調査票情報の提供**」を行うことが可能となった。

基幹統計や一般統計の調査結果のインターネット（政府統計の総合窓口e-Stat）や冊子での速やかな公表や、統計の所在に関する情報も明らかにすることになった（統計の所在は総務省統計局のウェブサイトで確認）。

（6）統計整備の司令塔としての統計委員会

専門的で中立公正の調査審議機関として「**統計委員会**」が設置される。この組織は学識経験者によって構成され、基本計画の立案、基幹統計の指定、国民経済計算の作成基準、法律の施行状況などに関する審議を行うとともに、関係する大臣に必要な意見を述べることができ、公的統計整備の「司令塔」的役割を担っている。

［3］公的統計と政策決定

事実やエビデンスに基づいて、個々の福祉ニーズに対応する政策決定がなされなければならない。そのためには、展開されている福祉施策が、地域の福祉課題や潜在的福祉ニーズを明らかにし、個人レベルの福祉ニーズ

に対して、最適化されつつ、効率的に供給されているのかまでの一連の政策決定による効果を、客観的現実の検証に至るまで行う。つまり、社会福祉調査で、それらを社会的事実として見える化しようとするものである。

なお、政府は内閣府を中心に**証拠に基づく政策立案（EBPM）**に取り組んでいる。

2. 社会調査の科学

A. 調査研究の基本的なプロセス

［1］科学の方法

(1) 科学の方法とその問題

社会調査あるいは社会福祉調査についての定義はさまざまあるが、「科学的にデータを収集し分析する過程である」という点では異論はないであろう。その科学的研究を実践するにあたって2つの方法がある。**枚挙的帰納法**と**仮説演繹法**である。両者とも、観察や実験あるいは調査を通して集めた個々のデータから、それらに共通する一般法則を求める**帰納法**であることに変わりない。ただし、枚挙的帰納法が「Aのカラスは黒い」「Bのカラスも黒い」「Cのカラスも黒い」……というように個々のデータから「すべてのカラスは黒い」という一般法則を引き出す論法であるのに対し、仮説演繹法は既存の知識から導出された「すべてのカラスは黒い」という仮説を、観察や実験を通じて検討することによって、その仮説が一般法則であるか否かを吟味する論法である。

この2つの帰納法は、一見、正しい結論の導き方のように思える。しかし、詳細に検討すると、問題があることに気づくであろう。枚挙的帰納法であれ仮説演繹法であれ、世界中のカラスを調査し、それらがすべて黒かったときに、初めて「すべてのカラスは黒い」と結論づけることができるのだが、実際にすべてのカラスを調査することは難しいし、100年前に死んだカラスや100年後に生まれてくるカラスを調べることは不可能である。したがって、帰納法では「すべてのカラスは黒い」という**命題**が一般法則であると結論づけることはできない。

(2) 科学と蓋然性

前述したように、帰納法、つまり科学の論法では、一般法則を求めるこ

証拠に基づく政策立案（EBPM）
Evidence-Based Policy Making
平成30年度内閣府本府EBPM取組方針では「政策の企画立案をその場限りのエピソードに頼るのではなく、政策目的を明確化したうえで政策効果の測定に重要な関連を持つ情報やデータ（エビデンス）に基づくものとすること」としている。

枚挙的帰納法
enumerative induction

仮説演繹法
hypothetico-deductive method

帰納法
induction

命題
proposition
意味に不明瞭なところがない文章。命題が正しいときには、その命題は真といい、命題が正しくないときはその命題は偽という。

蓋然性
probability
ある事柄が起こる確実性や、ある事柄が真実として認められる確実性の度合。確からしさ。これを数学的に定式化されたものを確率と呼ぶ。

とも、仮説を明らかにすることもできない。しかし、観察や実験によって
データを収集し同様の結果が蓄積されていけば、命題や仮説の**蓋然性**は高
くなる。このことから、科学とは、多くの実験や調査を通じて法則や仮説
の蓋然性を追求し、それらを一般法則に近づけていく試みであるといえる。
今日、科学的研究によって得られた種々の理論や法則が普遍性や一般性を
帯び、現実場面で応用することが可能なのは、先人たちが実験や調査を繰
り返す努力を怠らず、それらの蓋然性を高めてきたからにほかならない。

(3) 科学原則

科学には**表1-2-1**に示したような諸原則がある[1]。これらのいくつかは
蓋然性の追求と関連する。たとえば、その1つの**反証可能性**は、科学的方
法で見出された理論や法則が反証される可能性をもつ必要があることを示
しているので、一見、おかしく感じられるかもしれない。しかし、科学に
おける理論や法則は、蓋然性が高いだけのものなので、否定される可能性
をもつのも当然である。それにもかかわらず、多くの観察や実験を通じて
反証されずに生き延びれば、その蓋然性は高まることになる。

また、**実証性**では客観的データが重視されるが、このデータの客観性も
蓋然性と関連する。蓋然性を高めるには、さまざまな研究者によって行わ
れる多くの観察や実験を通じて得られたデータを積み重ねていく必要があ
る。しかしそのデータが研究者によって異なる解釈が可能なものであれば、
データを積み重ねることはできない。したがって、科学的に得られるデー
タは誰が見てもそれと同定できるような客観性をもたねばならないのである。

反証可能性
falsifiability

実証性
positivity

表1-2-1　科学原則

1.	単純性	現象の説明はできるだけ単純であること
2.	整合性	説明には、一貫性があり、矛盾が含まれていないこと
3.	反証可能性	他の説明による反証の可能性
4.	実証性	説明は、客観的データによって証明されること
5.	再現性	実証は、2回以上行われること

［2］科学と社会調査

前述したように、社会調査および社会福祉調査は科学的手法を採用して
いる。したがって、社会調査で検討する仮説や理論は、調査を繰り返すこ
とによって蓋然性を高めていく必要がある。以下に科学原則に沿って、蓋
然性の高い社会調査の条件を整理してみよう。

(1) 反証可能性

社会調査で検討する仮説や理論は、反証可能性をもつ必要がある。後述
するように、仮説や理論を検討するためだけに社会調査が実施される訳で

はない。しかしその場合でも、調査の結果が他の調査研究によって反証される可能性を持つ必要がある。

(2) 実証性と客観性

社会調査では、調査によって収集されたデータのみを研究の対象にしなければならない。また、結果の解釈もデータによって示された範囲内で行わなければならない。つまり、データという事実に従って、可能な限り主観的な意見を排除しつつ客観的に語る必要がある。

(3) 説明の責任

社会調査では、仮説設定、データ収集、データの分析やその解釈では調査者の主観的意見が入りやすい。そのためにも次章以降で解説されるデータ分析の手順、結果の解釈の原則に従い、「どうして、このような仮説を設定したのか」「なぜ、このような分析を行ったのか」「このような解釈をした理由は何か」という問いについて説明する責任がある。

(4) 再現可能性

社会調査では、再現性の担保が難しい場合がある。**一回性**の事象について調査を2度実施することはできないからである。しかし、**再現性**のない調査であっても、**再現可能性**を持たせることは可能である。ここでいう再現可能性とは、ある調査の追試を実施したならば、同一の結果が得られる可能性や性質をもつことを意味する。より具体的にいえば、調査の方法が追試可能なように詳細に記述されていること、調査結果と後の追試結果との比較ができるように記述されていることである。現実的に、1人の研究者が調査の再現性を検討することは難しい。だからこそ、他の研究者によって追試を行ってもらう必要がある。そのために調査に再現可能性を持たせなければならない。

(5) 公共性

どんなに素晴らしい調査であっても、その内容が他の研究者の目に触れることがなければ、追試されることはない。結果、その蓋然性は、いつまでたっても高まらない。このようなことを回避するために、調査は報告書として公表する必要がある。ここでいう公共性とは、調査結果を文書化し、公にすることをいう。また、これは公にすることに耐えうる内容と形式を備える必要があることも意味する。

[3] 社会調査のプロセス

科学的方法には、仮説演繹法と枚挙的帰納法の2つがあることを前述した。これらと対応するように、社会調査においても**直線的プロセス**と**循環的プロセス**の2つがある[2]。

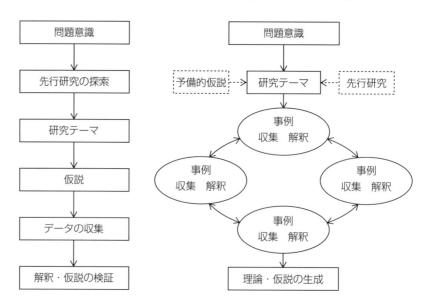

図1-2-1　直線的プロセス（左）と循環的プロセス（右）

　直線的プロセスは、研究テーマについての先行研究を探索し、そこで得られた理論や情報から仮説を導出し、その仮説が支持されるか否かを調査によって検討する（**図1-2-1**）。このことから、前述した仮説演繹法に相当する。このプロセスの場合、反証可能性を備えた仮説と、それを検討するための方法が必要である。一方、循環的プロセスは、個々のデータや事例を循環的に収集、解釈しながら、より具体的な仮説や理論を探索し、生成していく（**図1-2-1**）。このことから、前述した枚挙的帰納法にあたる。このプロセスの場合、仮説を設定すべきか否か、先行研究をあらかじめ探索するか否かという点については意見が分かれている。

［4］社会調査の基本プロセス

　同じ社会調査のプロセスでも、直線的プロセスと循環的プロセスとでは大きく異なる。しかしその一方で、共通点も多い。まず、いかなる調査であってもある種の**問題意識**がなければ始まらない。この問題意識を持つことが調査の第一歩になる。続いて、問題意識を、研究テーマとして明確にしていく必要がある。そのためには、当該の問題意識に関する先行研究を精査し、問題意識の問題の部分を焦点化していかなければならない。そして、明確化した研究テーマで扱う**概念**や**変数**を整理し、それらを定義する。さらに、当該研究テーマで仮説を設定できるか否か、設定できた場合には反証可能性を持つか否か、変数の数値化が可能か否かを検討する。これらの検討を通じて、どのような**調査設計**を行うか、つまり直線的プロセスを

問題意識
research question

概念
concept
事物の本質を捉える思考の形式、あるいは物事の総括的・概括的な意味のことをいう。

変数
variable
変化する値をとる概念。意味内容が分類可能ならば、すべて変数となる。

調査設計
research design

採用するか循環的プロセスを採用するかが決まる。そして、それら調査設計による分析の結果を示し、最後に当初の問題意識を踏まえながら、結果についての考察を行う。

　以下に、調査設計までのプロセスについて段階的に解説する。

B. 問題目的の設定と先行研究の探索

[1] 問題意識の発見

　社会調査や社会福祉調査の研究テーマは、われわれの個人や社会、あるいは社会福祉領域に対する「なぜ?」「どうして?」といった問題意識から生まれる。問題意識がどのような領域から生まれてくるかは、**表1-2-2**の通りである。

表1-2-2　問題意識の源

1. 研究者自身の個人的な体験に基づいた関心事
2. 各種メディアが取り上げる社会上の諸問題
3. 先行研究での問題点や実証的検討が不十分な理論
4. プログラムの評価や実践の効果測定
5. ソーシャルワーカーとしての実践的経験から生じた関心事

[2] 問題意識から研究テーマへ

　社会調査では、問題意識のすべてが研究テーマになり得るわけではない。問題意識を研究テーマとして設定するにはいくつかの条件がある。

　第1は、科学的に検討可能であるか否かである。たとえば、信仰や宗教に関する内容は科学では扱うことができないため、研究テーマにはできない。第2は、倫理的問題である。たとえば、調査によって個人や特定の集団のプライバシーが露呈してしまうようなテーマは、設定してはいけない。第3は、調査は現実的に実施可能かどうかである。規模が大きすぎたり費用がかかりすぎる調査は実施できないので、このような調査を必要とする研究テーマは設定できない。そして、第4は、学問的・社会的意義である。学問的にも社会的にも意義がなく、誰も関心を示さないものであるならば、研究テーマに掲げる必要はないであろう。このように方法論的、倫理的、あるいは経済的に実施可能か否かという条件と、学問的・社会的意義の条件から研究テーマを適切に設定する必要がある。

[3] 先行研究の探索

　問題意識があるからとはいえ、その問題に対する知識や経験が豊富であ

るとは限らない。知識や経験に乏しい場合、研究テーマは具体性に欠け、何をどのように調査したらよいのかわからなくなってしまう。また、具体的な研究テーマを設定できたとしても、すでに多くの先行研究が存在していたならば、その研究の意義は著しく低くなるであろう。そのために、おおよその研究テーマが決定したら、それに関する先行研究を探索し、その中の知識と照らし合わせる必要がある。これらの作業を通じて、研究テーマは明確なものになっていく。

　また、先行研究の探索は、自分が考えていなかった新たな視点や意義について教えてくれる場合がある。その場合、問題意識から再出発し、新たに先行研究の探索を行わなければならないことになるが、このプロセスを何度も繰り返すことによって、研究テーマは洗練されたものになっていく。

C. 操作的定義と仮説の設定

[1] 概念の操作化と変数化

　研究テーマが明確になったら、その研究テーマで取り上げる概念を明確に定義する必要がある。なぜならば、われわれは概念を言葉で表現するが、それが万民に共通した意味内容であるとは限らないからである。また、社会調査などの社会科学で扱われる概念の多くは、「地位」や「役割」、あるいは「幸福感」などのような、人為的に作られた**構成概念**であるため、直接的に測定することができない。したがって、社会調査では、概念の定義を行う際に、概念の**操作化**と**変数化**に着目する。以下に、これらについて説明しよう。

(1) 概念の操作化

　概念を実証的に検討できるように定義することを、概念の操作化、あるいは概念の**操作的定義**という。「高齢者」を「ある一定以上の年齢で、社会の第一線から退いている人」と定義し、この定義に従って高齢者を調査対象者にしようとする場合、「ある一定以上の年齢」「社会の第一線から退いている」という基準が曖昧であるため、調査対象を選定することができない。しかし、「ある一定以上の年齢」を「65歳以上」「社会の第一線から退いている」を「職業生活から引退している」と置き換えた場合、調査対象者を容易に選定でき、データを収集することが可能になる。

(2) 概念の変数化

　2つ以上の変化する値をもつ概念を変数という。たとえば、「年齢」は5歳も65歳も含む概念なので変数である。また、「性別」も男性と女性の区分を示す概念なので変数といえる。したがって、すべての変数は概念であ

構成概念
construct
仮説構成体(hypothetical construct) ともいう。観察可能な現象を説明するために人為的に抽象化して措定される概念。実在性は問題にされない。

操作化
operationalization

変数化
variablization

操作的定義
operational definition

る。しかし、概念のすべてが変数というわけではない。たとえば、「高齢者」などは、これ以上分類することができない概念なので、変数とはいえない。しかし、「健常高齢者」と「認知症高齢者」、あるいは「前期高齢者」と「後期高齢者」というように、新たな観点を導入することによって、変数に操作化することができる。このように、変数ではない概念を分類可能な変数に操作化する手続きを概念の変数化という。

[2] 仮説と研究プロセス

　概念の操作化および変数化が整ったならば、次は調査のための仮説を設定する。仮説とは、先行研究や文献研究から検証可能な命題を導き、その命題に含まれる2つあるいはそれ以上の変数の関係を推測することをいう。

　もし、反証可能な仮説を設定できる研究テーマならば、前述した直線的プロセスによって研究を進めていくことができる。しかし、明確な仮説を設定できない研究テーマの場合、それについての仮説を作り上げなければならないため、仮説や理論の探索・生成に重きを置く循環的プロセスで研究を進めていかなければならない。あるいは、事実の記述のみに関心があるならば、事例の詳細な記述の意味解釈に重きを置く循環的プロセスが採用される。

[3] 仮説の要件

　たとえば、「高齢者についての理解が深いほど、介護者の介護負担感は軽減する」という仮説を設定したとしよう。それに対する反証は、「高齢者についての理解が深くても、介護者の介護負担感は軽減しない」である。

　仮説が仮説として成立するためには、このように反証可能性をもつことが必要である。もし、仮説が反証可能性をもたなければ、調査によって仮説を検討する意義が失われてしまう。また、前述したように、仮説が実証的検討を通じて一般法則に近づくことができるのは、反証可能性をもちつつ、反証されずに生き延びたからである。この意味で、仮説を検証する直線的プロセスの研究では、研究全体の要となる。

　その他、仮説の要件には、以下のものがある。

(1) 独立変数と従属変数

　2つ以上の変数が含まれ、その関係が明示されていることである。変数は変数間の関係によって、**独立変数**と**従属変数**に分類される。独立変数とは、研究者が設定・想定する変数で、因果関係における原因に相当する。先の例でいえば「高齢者についての理解」にあたる。一方、従属変数は、独立変数の値に従属して値が変化すると期待される変数で、因果関係の結

独立変数
independent variable

従属変数
dependent variable

果に相当する。先の例でいえば「介護者の介護負担感」にあたる。

(2) 理論仮説と作業仮説

理論仮説
theoretical hypothesis

仮説で扱われる変数は、抽象的である場合が多い。このような仮説を**理論仮説**という。この理論仮説を実証的に検討したいのだが、変数が抽象的であるため測定することができない。したがって、前の節で概念を操作的に定義したように、仮説も観測可能なデータのレベルにする必要がある。

作業仮説
working hypothesis

理論仮説を実証的検討が可能なように具体的な記述にした仮説を**作業仮説**という。**図**1-2-2 のように、調査では作業仮説を通じて理論仮説を明らかにするという検討方法を取る。ただし、留意しなければならないのは、この検討方法が成立するためには、作業仮説の具体的な変数が理論仮説の中の抽象的な変数と正しく対応しているという前提が必要である。この前提

補助仮説
protective belt

を**補助仮説**という。もし、この前提がない調査であれば、その調査によって作業仮説が支持されたからといって、理論仮説が支持されたことにはならない。

図 1-2-2　理論仮説と作業仮説

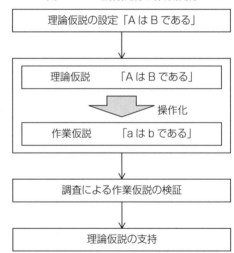

(3) 仮説の説明

その仮説を導出した根拠や理由が論理的に説明できることも重要である。もし、その説明ができなかったり、説明できたとしても論理的飛躍があったり、先行研究とに離齲(そご)があったりしたならば、その仮説や調査結果は科学的意義を持たない。たとえば、仮に血液型と性格とに相関があるという仮説を設定し、その調査を実施したところ、仮説が支持されたとしよう。しかし、この仮説の根拠を説明できなければ、この調査結果は何ら意義がないのである。

D. 調査設計とそのガイドライン

　仮説についての検討ができたならば、次に調査設計を決定する。調査設計とは、ある調査の計画の枠組みであり、データの収集、分析、論証方略のガイドラインとなるものである。調査設計は、前述した直線的プロセスと循環的プロセスとに大別されるが、そのほかに以下の観点からいくつかに区分される。

[1] 調査目的による分類

　調査設計は、研究テーマの目的によって、**仮説検証的調査、探索発見的調査、個性記述的調査**に区分される。

　第1の仮説検証的調査は、先行研究などによって反証可能性をもつ仮説を導出し、その仮説が正しいか否かを検討することを目的とする調査設計である。したがってこの調査設計は、前述した直線的プロセスを経て調査が進行することになる。第2の探索発見的調査は、「何が問題となっているのか」「どのような仮説や理論を導出できるか」を探索し、発見することを目的とする際の調査設計である。この場合、前述した仮説や理論の生成を主眼とする循環的プロセスを経る。第3の個性記述的調査は、個人や集団といった分析の単位の実態を把握し、それを記述することを目的とする。この場合、事例の収集とその解釈に重きを置く循環的プロセスがとられる。

[2] データの種類による分類

　また、調査設計は、社会調査で収集されるデータが数値化できるか否かによって**量的調査**と**質的調査**に区分される。

　量的調査は、定量調査ともいう。調査によって数値化されたデータを収集し、その数値を記述あるいは分析することで、事象を明らかにすることを目的とする調査である。この調査では、単にデータを記述するだけでなく、統計的手法を用いて結果を明示できるため、仮説検証的調査には不可欠である。また、大量のデータを効率的に処理できるため、質問紙法には最適である。ただし、この調査方法が用いられるためには、研究で扱う概念や変数が操作化でき、さらに数値化できることが必要である。また、統計的処理を必要とするため、統計学についての知識やそれらを使いこなすスキルが必須である。

　しかし、非構造化面接法によって収集された言語データや参与観察法によって得られた映像データのように、調査データのすべてが、数値化でき

仮説検証的調査
hypothesis testing research

探索発見的調査
exploratory or heuristic research

個性記述的調査
idiographic research

るわけではない。また、探索発見的調査や個性記述的調査の場合、データを数値化するよりも、それがもつ意味を詳細に記述し、その意味を解釈することで循環的に分析を進めていく方が生産的であることが多い。質的調査は、このような数値化できないデータを意味解釈法的に分析していくことを目的とする。この調査法は、データが数値化できない場合だけでなく、データが少数の場合、研究の対象の全体を把握したい場合、分析結果より分析の過程に関心がある場合に有効である。しかし、データを分析する方法が確立されていないため、分析結果の分類や解釈が調査者個人の主観や性格に依存する傾向がある。また、得られるデータが限られたものであるため、一般化することが極めて困難である。

3. 社会調査の倫理

A. 学問としての倫理

文部科学省は、2015（平成27）年3月に「科学の健全な発展のために——誠実な科学者の心得」を発表し、研究者の新たな倫理指針を発表した。それによれば、fabrication（ねつ造）、falsification（改ざん）、plagiarism（盗用）などの不正防止のほか、さらには利益を説明しないこと、守秘義務違反、インフォームド・コンセントの欠落、被験者の虐待や材料の乱用のような明確な倫理的かつ法的必要条件からの逸脱、不正の隠蔽の試み、告発者に対する報復などまで詳細な倫理違反に言及した。

実証研究を遂行していく上で、倫理とは、「実際道徳の規範となる原理」とある。この倫理に反する行為は、研究者として、またその学問として多くの損失がある。ショアーによれば、科学研究において、7つの不正があるとしている[3]。「盗用」「ねつ造と変造」「データの非公開」「誤ったデータ収集」「不十分なデータ管理」「ふさわしくない著者の資格」「公正さに欠ける論文発表」である。これらの項目について、以下に論議する。

ショアー
Shore, E. G.

［1］盗用

盗用
plagiarism
学問における「盗用」は、他人のアイデア、文章、図表、データ等を無断で使うことである。

研究の遂行上で重要なのは、「研究のオリジナリティ」である。研究は、一個人またはチームの知的財産であり、研究自体には、著作の権利がある。それらの権利を侵害することは、研究者としてあるまじき行為、不正行為である。盗用は、一連の研究過程において、さまざまな場面で発生する。

研究遂行上、他人のアイデアを使う、他人の研究計画を使う、他人の文章を使う、他人の図表を使うことはあるが、盗用とは、「自分のものとして使う」行為である。つまり、先人たちの研究から多くのことを学び、レビューすることと盗用は異質なものである。先行研究を検討する場合や、文献や図表を引用したり参考にする場合には必ず、そのことを明示する必要がある。

さらに、実験系の研究では、実験手法や使った資料（マテリアル・アンド・メソッド）を記載する際に、既発表の論文から出典を明記せずに用いることも問題となる[4]。

[2] ねつ造

ねつ造
fabrication and
falsification

研究を進めていく上で客観的な議論を行うために、多くのデータを収集することがある。研究過程において、仮説が棄却されたり、望まない結果が出ることがある。その結果は「結果」として議論できるが、一部で研究者に都合のよい結果に恣意的にデータを改ざんすることがある。これは、完全に非倫理的であり、研究とはいえない。

また、文献研究でも同様である。ある研究者の文献を他の人が解釈して、あたかも最初の研究者の解釈のように用いることがある。これもねつ造の一種である。必ず、原書論文にあたることが重要である。

[3] データの非公開

データの非公開
no publication of data

分析を行う上で、データを意図的に加工することがある。これ自体は、間違った行為ではない。しかし、データに**異常値（アウトライヤー）**が出たとき、自動的に分析から外す場合がある。本来、すべてのデータに意味があり、その異常値の存在を解釈することも忘れてはならない。もし、異常値があるならば、収集時にある一定の条件を設定して、分析前に異常値を排除しておくことが重要である。また、異常値が出た場合や設定した仮説に結果が合致しないとき、データを公表しないことがある。この行為も、学問上の非倫理的行為といえる。

異常値（アウトライヤー）
outlier
得られたデータの一部が、極端な結果を示すデータ。

[4] データ収集時の非倫理行為

データ収集時に、そのデータに恣意的な意味を持たせたり、データ収集条件が研究計画段階と異なったり、被験者に対して不適切な対応があったりする場合がある。たとえば、質問紙項目の設定自体が主観レベルであったり、設問方法が恣意的であったり（**キャリーオーバー効果**や**ダブルバーレル**）、被験者の状態が代表的意味をなしていない場合（被験者の健康状

キャリーオーバー効果
調査などの段階で、前後の質問が、他の回答に影響を受け、誘導される効果。

ダブルバーレル
ひとつの質問で、どちらともとれるような2つ以上の意味を持つ。

態などにも左右される）がある。

［5］データ管理の倫理的配慮

　収集したデータには、そのデータの所有権や著作権などが存在する。複数の研究者が参加する共同研究などは、収集したデータの使途を明確にしておく必要がある。収集したデータは、ある目的において同意した被験者から得たものであり、他の目的での使用は許されない。研究者として、データの取扱いは十分に留意しなければならない。

　また、データの取扱いの際に、その使用に関して暗黙の内にルールができてしまう場合がある。研究グループのメンバーには、「指導教授と学生」や「上司と部下」といった関係が存在し、データ使用に関して、悪しきルール（権威的使用）ができてしまうこともある。収集したデータは、研究グループにおいて、平等に使用する権利が存在する。

［6］研究の公表に関する倫理的配慮

二重掲載
dual publication

　研究を公表する場合、気をつけなければならないのは**二重掲載**である。つまり、同じ論文を複数の学術雑誌に発表することはできない。これは、同じデータから複数の論文を作成することができないという意味ではない。1つのデータから異なる分析を行うことにより、異なった議論をすることもあったり、また、既存のデータを再検討したり、追試などのように同じ研究設定で行うこともある。

［7］著作権に関する倫理的問題

　それぞれの論文や資料には、著作権が設定されている場合がある。それらを使用する場合には、適正な使用方法であれば使用可能である。もし、他の文献の図表を使うのであれば、著作権者の許諾を得て、その旨を必ず明記することが必要である。

B. 社会調査に特有な倫理

　社会調査においては、以下の倫理的配慮が必要である。

［1］被調査者への配慮

　調査者はデータを収集する際、被調査者の権利を侵害してはならない。被調査者のもつ、①調査内容を知る権利および調査を受けない権利、②プライバシーの権利、③匿名の権利、④守秘義務の権利、⑤調査者が責任を

負うことを期待する権利などを守らなければならない。

（1）調査内容を知る権利および調査を受けない権利

調査を行うときには、調査の目的や内容を十分に説明してから、内容に対して理解を得て、調査をすることに同意してもらうことが大切である。当然内容に対して疑義がある場合、調査を拒否できる権利があることを理解しておかなければならない。調査に応じるか、拒否をするかは、被調査者の権利である。また、被調査者が未成年の場合、その説明は保護者に行い、その判断は保護者が行うべきである。

（2）プライバシーの権利

調査者は、被調査者に不必要な情報を尋ねるべきではない。個人情報は、研究目的に沿って設定され、それ以外には使用しないことが重要である。

（3）匿名の権利

研究において得られた情報やデータは、母集団を代表するサンプルとして取り扱われ、一個人としての情報として取り扱うべきではない。事例研究などのように被調査者の個人的情報を取り扱う場合でも、個人が特定できないように配慮する（氏名や地名などの記号化）。調査用紙には、「調査データや結果はすべて統計的に処理をされ、学術研究のみに用いられます」などを記し、被調査者にその旨を伝えることが必要である。

（4）守秘義務の権利

調査者は被調査者に対して、実際に誰が、どのように個人のデータを取り扱うかを知らせるべきである。得られたデータは、研究目的のみに使用されて、調査者はその情報の守秘義務があることを忘れてはならない。

日本では、**個人情報保護法**が「個人情報は、個人の人格尊重の理念の下に慎重に取り扱われるべきものであり、その適正な取扱いが図られなければならない」という基本理念のもと制定されている。本法では、情報を以下のように定義している。

①個人情報…生存する個人に関する情報（識別可能情報）

②個人情報データベース等…個人情報を含む情報の集合物（検索が可能なもの。一定のマニュアル処理情報を含む）

③個人情報取扱事業者…個人情報データベース等を事業の用に供している者（国、地方公共団体等のほか、取り扱う個人情報が少ない等の一定の者を除く）

④個人データ…個人情報データベース等を構成する個人情報

⑤保有個人データ…個人情報取扱事業者が開示、訂正等の権限を有する個人データ

また、個人情報の取り扱いに関しても「利用目的による制限（16条）」

個人情報保護法
正式名称は「個人情報の保護に関する法律」（平成15年5月30日法律第57号）。個人情報の適正な取扱いに関し、基本理念及び政府による基本方針の作成その他の個人情報の保護に関する施策の基本となる事項を定め、国及び地方公共団体の責務等を明らかにするとともに、個人情報を取り扱う事業者の遵守すべき義務等を定めることにより、個人情報の有用性に配慮しつつ、個人の権利利益を保護することを目的とする。

「適正な取得（17条）」「安全管理措置（20条）」「第三者提供の制限（23条）」「開示・訂正・利用停止（25〜27条）」など詳細に規定されている。

(5) 調査者が責任を負うことを期待する権利

タックマン
Tuckman, Bruce Wayne
1938-2016

タックマンは、「調査者は、人間の尊厳に対して善意を持ち敏感であるべきである」と述べている[5]。調査者は調査に対して責任を持ち、最後まで被調査者に対しては真摯な姿勢で取り組むべきである。被調査者が望まないことや不道徳な対応は慎むべきである。実際の調査の場面でも、被調査者の声の録音や写真を撮ること、そして個人の内面的な問題（心理的、身体的、経済的側面）についても、配慮すべき問題であることを忘れてはならない。特に社会福祉研究の実証研究では、対象者が個人的問題を抱えているケース（障害者、ホームレス、被災者、薬物常用者など）も多く、緻密な配慮が必要である。

[2] 調査に関するインフォームド・コンセントとその手順

インフォームド・コンセント
informed consent

インフォームド・コンセントとは、「説明・理解」と、それを条件にした「合意・同意」である。社会調査における「合意・同意」とは、調査者と被調査者の調査に対する双方の意見の一致もしくは同調を意味しており、必ずしも調査者側から提案された調査目的を被調査者が受け入れるわけではない。

このインフォームド・コンセントの過程では、以下の点に留意しなければならない。①調査手順を含む研究手順の説明、②被調査者の不利益および期待される利益に関する説明、③被調査者が選択可能な他の手続きの公示、④手続きに関して、いかなる質問に対しても回答が得られること、⑤被調査者は、調査に際して拒否や中断ができることの告知などがある。これらの事項について、同意書（図1-3-1）を記録として残しておく必要がある。

[3] 調査における秘密保持とその手順

秘密保持（コンフィデンシャリティ）
confidentiality

調査に際しての**秘密保持**は、秘密保持権利者（被調査者）と秘密保持義務者（調査者）の両者の利益にかかわる問題である。調査者は調査過程において得られたデータの秘密保持の義務があるが、被調査者と調査者の立場によって、その捉え方が違う場合がある。そのデータのどこまでが機密なのか、秘密保持がいつまでなのか、さらには公表方法や得られた知的財産についての取扱いなど、双方の合意を得ておくことが必要である。場合によっては、**秘密保持契約書**を交わしておく必要もある。

図1-3-1　同意書の例

```
                    同意書（例）
研究テーマ  「○○○○○○○○○○○○○○○○○○○○」
研究目的    本調査の目的は、△△△△△△△△△△△△△△△△
            △△△△△△△△△△△△△△△△△△△△△△△
            △△△△△△△である。
                    【調査者】
            ○○大学△学部　　学科　　文京　太郎
        ※卒業論文や修士論文など指導的立場の人がいれば明記する
                            指導教授　　○○教授
        連絡先：○○○○○○○大学
            〒○○○-○○○○
                    埼玉県△△△△△△△△番地　○○研究室
            TEL:              e-MAIL
```

1. 本研究のテーマおよび目的の説明を調査者より受けています。
2. 私が同意した研究（調査）目的は、「△△△△△△△△△△△」であると理解しています。
3. 研究および調査に対する疑問・要望は調査の前後にかかわらず、調査者（または指導教授）に対して行うことができるということを理解しています。
3. 本研究における面接内容は公にされるが、私の名前や私と示されることはいっさい示さないと理解しています。私のデータに関しては○○（調査者）が責任を持って管理し、秘密は守られます。
4. 調査を拒否する権利および調査途中での中断または中止する権利を有していると理解しています。
5. 研究に参加することによって、手当はないと理解しました。

平成　年　月　日

本人氏名　　　　　　　　　　　　印

C. 社会福祉の調査に特有の倫理

　国際ソーシャルワーカー連盟（IFSW）のソーシャルワークの定義の中に「ソーシャルワークは、社会変革と社会開発、社会的結束、および人々のエンパワメントと解放を促進する、実践に基づいた専門職であり学問である。社会正義、人権、集団的責任、および多様性尊重の諸原理は、ソー

国際ソーシャルワーカー連盟（IFSW）
International Federation of Social Workers

シャルワークの中核をなす。

　ソーシャルワークの理論、社会科学、人文学および地域・民族固有の知を基盤として、ソーシャルワークは、生活課題に取り組みウェルビーイングを高めるよう、人々やさまざまな構造に働きかける。この定義は、各国および世界の各地域で展開してもよい。」(6)とある。社会福祉領域には、さまざまな問題を抱えている人びとが存在している。社会福祉の社会調査は、それぞれの抱えている問題解決のための基礎資料を得ることが多い。それぞれの問題に対して、客観的かつ中立的・平等的に対応することが大切である。その対象になる事項は、歴史的なもの、宗教的なもの、信仰的なもの、人種問題的なものなど多岐にわたる価値観の中に存在する。それらは、文化的、歴史的、および社会経済的条件の違いにより、国や時代によって異なってくる。社会調査が非倫理的対応にならないためにも各国別並びに国際的な倫理綱領を見ておくことも必要である。

注）

　　ネット検索によるデータの取得日は，2022 年 12 月 5 日.

(1)　中丸茂『心理学者のための科学入門』北大路書房，1999.

(2)　フリック，U. 著／小田博志・山本則子・春日常・宮地尚子訳『質的研究入門─〈人間の科学〉のための方法論』春秋社，2002.

(3)　Shore, E. G., *Analysis of a multi-in-situational series of completed cases*. Paper presents at Scientific Integrity symposium. Boston; Harvard Medical School, 1991.

(4)　日本学術振興会「科学の健全な発展のために─誠実な科学者の心得【テキスト版】（平成 27 年 3 月 31 日）」文部科学省ウェブサイト，p.54.

(5)　Tuckman, B. W., *Conducting Educational Research*, 2nd ed., NEW York; Harcourt Brace Jovanovich, 1978.

(6)　社会福祉専門職団体協議会国際委員会＋日本福祉教育学校連盟による日本語定訳。

引用参考文献

●盛山和夫『社会調査法入門』有斐閣ブックス，有斐閣，2004.

●坂田周一『社会福祉リサーチ─調査手法を理解するために』有斐閣アルマ basic，有斐閣，2003.

●立石宏昭『社会福祉調査のすすめ（第 2 版）─実践のための方法論』ミネルヴァ書房，2010.

●畠中宗一・木村直子『社会福祉調査入門』ミネルヴァ書房，2004.

●北側隆吉監修／佐藤守弘他編『現代社会学辞典』有信堂高文社，1984.

●原純輔・海野道郎『社会調査演習（第 2 版）』東京大学出版会，2004.

●平山尚・武田丈・呉栽喜・藤井美和・李政元『ソーシャルワーカーのための社会福祉調査法』Minerva 福祉専門職セミナー 9，ミネルヴァ書房，2003.

●伊勢田哲治『疑似科学と科学の哲学』名古屋大学出版会，2003.

●Royse, D. D., *Research Methods in Social Work*, Thomson books, 2004.

●Thomas, J. R. & Nelson, J. K., *Research Methods in Physical Activity*, Human Kinetics, 1996.

■理解を深めるための参考文献

●田村秀『データの罠─世論はこうしてつくられる』集英社新書，集英社，2006.

データは、取扱いを間違えると、全く逆の結果が出てしまう。本書は、さまざまなデータを検証し、データの罠を見抜き、それらに振り回されない正しい情報の読みとり方を解説している。客観的なデータ分析の方法や、有意な結果を導き出す過程を解説している。

●戸田山和久『科学哲学の冒険─サイエンスの目的と方法をさぐる』NHKブックス，日本放送出版協会，2005.

社会調査は科学である。しかし、科学とはいったい何者なのか。この哲学的問題について、学生と教師との対話形式で、わかりやすく解説している。なぜ、社会福祉にエビデンスが必要なのかという疑問について、偉大なヒントを与えてくれるだろう。

●今田高俊編『社会学研究法・リアリティの捉え方』有斐閣アルマ，有斐閣，2000.

社会調査とは、われわれのリアリティを捉えるための技法の1つである。本書は、そのリアリティを捉えるための社会学的アプローチを簡潔に網羅し、比較しながら解説している。自分が研究したいことに、どのようにアプローチしたらよいかがわかるガイドブックである。

 コラム1　データの解釈の仕方

　ある調査で「賛成の人が60％、反対の人が40％」という結果が出た。皆さんは、この結果をどのように解釈するだろうか。きっと「60％の人も」と感じる人もいれば、「60％しか」と感じる人もいることだろう。また、ある調査で「ある運動をしたら、1ヵ月で2kg痩せた」という結果が出た。この結果でも「2kgも」と解釈する人、「2kgしか」と解釈する人が出てくるだろう。解釈によって、全く両極の結果が導き出されてしまう。これが、主観である。科学研究で大切なことは、その解釈が「誰が聞いても納得する」考察である。この「誰が聞いても」というのが曲者（くせもの）で、全員が納得するはずはない。そこで用いるのが「有意水準」である。この有意水準があれば、客観的に評価できる……。しかし、この有意水準もその水準値を危険率10％にするのか、危険率5％にするのか、1％にするのかを決めるのは、研究者であり、最後は研究者の主観になっていく。ただし、その主観的な有意水準が多くの人の納得を得なければならないのも事実であり、そのために、研究者は、多くのレビューをしていき、その判断を間違わないようにすることが大切である。

コラム2 **社会調査における価値観**

　社会福祉は、生活がベースにある。『あなたは、「お金」「愛情」「学歴」「名誉」「誠実」「健康」「権力」の7項目で、生活する上で大切なものは何か、優先順位の高いものから順番をつけなさい』と質問されたら、どのように答えるだろうか。多くの人が優先順位の高い項目に「健康」「愛情」「お金」と答え、一方で「学歴」「名誉」「権力」は低くなる傾向がある。しかし、対象者が異なると全く違った答えが出る。たとえば、ホームレスや生活保護者が対象であれば「お金」であったり、教育環境が整備されていない国（識字率などが低い地域など）であれば「学歴」であったりする。つまり、それぞれの人が、それぞれの価値観の中で生活をしており、どれが正しいわけでもない。社会調査では、価値観を固定することで本来の姿を見えなくしてしまうこともある。「名誉」といえば、否定的な項目になるが、「誉められること」といえば、優先順位が高くなったりもする。「学歴」と言わず「学ぶこと」と言えば、やはり優先順位が高くなったりする。だからこそ、ワーディングには十分留意しなければならない。研究者として、多くの価値観を認め、中立的に研究を進めることが求められる。

第2章 量的調査の手順と調査技術

バイステックはケースワークの7原則の中で個別化を重視しているが、一方で人間性には共通の特徴や特質があると述べている。広く調査を行い、「共通性」を見出すことは「個別性」を把握することにつながる。また、社会福祉の歴史の中では、個人の中に生活問題の原因があると考えられていたものが、広く調査を行うことで実は社会に原因があるとわかり、これは社会福祉政策のベースになる。それに必要な、さまざまな量的調査の技術を学ぶ。

1

量的調査とはどのようなものか。どのように行われるのか。量的調査の基本的な特徴や手順について学ぶ。調べたい事象を的確に測るための尺度水準、および信頼性と妥当性のある尺度とはどのようなものかを理解する。

2

量的調査では、テーマや分析目的、データの質、予算や時間の制約などを考慮しながら調査をデザインすることが必要となる。どのような基準に基づいて、どのように調査対象を決定し、データ収集の方法を選択するのかについて理解する。

3

標本調査では、調査する対象の選び方（サンプリングの方法）が重要となる。調査の設計や準備および実施にあたっての適切なサンプリングの方法について理解する。

4

量的調査ではどのようにデータを整備し、分析を行うのか。データ入力やデータ・クリーニングの仕方、さまざまな分析手法、統計的検定について解説する。多様な分析によって、問題をより深く理解できる。データ分析を理解すれば、既存の調査結果の読解にも役立つ。

1. 量的調査の性質

A. 量的調査の特徴

量的調査
quantitative research

　量的調査とは、多数の対象に調査を実施し、大量のデータを収集し、計量的な分析を行う調査である。量的調査の主な目的は、人間の行動や意識、社会の状況について実態を把握すること、および、問題の背景や原因について仮説を検証することである。とりわけ、社会福祉にとっての意義としては、どのような問題が起こっているのか、その問題の背景にはどんな要因が存在しているのかを明らかにすること、人びとがどのようなニーズをもっているのか、どのような社会資源が存在しているのか、政策や援助を実施した場合にどのような変化が生じたのかを評価することが挙げられる。

　量的調査には、調べたい対象すべて（**母集団**）に調査を実施する「**全数調査（悉皆調査）**」と、母集団から一部の対象（**標本**）を選んで調査を実施する「**標本調査**」がある。標本調査では、一部の対象について分析した結果を、母集団全体に当てはめて考えようとする。そのため、標本は、母集団の姿をできるだけ忠実に再現するものを選ばなければならない。したがって、標本は母集団から正しい方法で無作為に抽出する必要がある。

　また量的調査では、定形化された**質問紙**を用い、どの対象に対しても、同一の質問形式および同一の回答形式によってデータが収集される。その調査が**信頼性**と**妥当性**をもつよう、質問・尺度・選択肢は入念に練り上げられる必要がある。

変数
抽象的な概念を、調査可能な項目へと具体化したもの。

　量的調査のデータを分析する手法にはさまざまなものがある。まず、単純集計により対象の基本的な特性を把握する。次いで、2つの**変数**間の関連を分析し、グループによる差異を明らかにする。さらに、多変量解析を用いて、3つ以上の変数の関連について分析する。どの分析でも、扱うデータが質的な性質か量的な性質かによって、異なる手法が用いられる。また、標本調査において特に重要なのが、「**統計的検定**」である。この検定では、調査結果が母集団に関しても一般化できるのかを推測する。「**統計的に有意である**」という検定結果が出れば、標本と母集団が同じ傾向をもっていると判断される。

　多数の対象について収集したデータをもとに、いろいろな分析手法を用いてさまざまな変数間の関連を見ることで、人びとの生活や意識、社会福

社の課題について、詳しく多角的に理解することができる。

B. 量的調査と質問紙法

　量的調査は、**質問紙**を用いて実施される。**質問紙法**の主なものとして、**配票調査法・郵送調査法・個別面接法**がある。配布・回答・回収の仕方がそれぞれ異なり、実施の費用や**回収率**などの面で、それぞれに長所と短所がある。どの方法でも、定型化された質問文や選択肢に基づいて回答がなされる。

　質問紙法は、次のような手順で実施される。

（1） 調査の企画

　まず、どのようなテーマや内容で調査を行い、何を明らかにしたいのか、どんなことに役立てたいのかを検討する。テーマは、十分な対象数が確保でき、一般的な傾向を分析しうるものを選ぶ必要がある。調査テーマが決まれば母集団も定まるので、どのような調査対象なら実施可能かを考慮し、具体的な対象やサンプリングの方法を決定する。また、調査にかかる費用や作業スケジュールを考慮し、どの調査方法で実施するのかを決定する。

（2） 仮説を立てる

　次に、調査のテーマに基づき、どのような問題が起きているのか、その背景にはどんな要因が存在するのかを予想し、**仮説を立てる**。仮説では、影響を与える要因を**独立変数（説明変数）**、影響を受ける要因を**従属変数（被説明変数）**として想定する。たとえば「仕事の内容が仕事のやりがいに影響する」という仮説では、独立変数は「仕事の内容」、従属変数は「仕事のやりがい」となる。

（3） 質問紙の作成

　仮説で想定した変数を質問項目とし、質問紙を作成する。調べたいこと的確に調べるため、最も適切な尺度（後述）を採用し、具体的な質問文や選択肢を考えていく。個々の質問を作成したら、全体的な質問の流れを検討する。あわせて**事前調査（プリテスト）**を行い、答えにくい質問がないか等を確認する。必要に応じて修正し、質問紙を完成させる。

事前調査（プリテスト）
pretest

　知的障害者や高齢者を対象とする場合は、ふりがなをつけたり、文字を大きくする等の工夫を行う。対象者にとって理解しやすく、答えやすい質問紙になるよう心がける。

（4） サンプリング

　質問紙の作成と並行して、**サンプリング**を行う。まず、標本の大きさと**抽出方法**を決定するとともに、母集団の名簿（**抽出台帳**）を用意する。近

サンプリング
sampling

年では、母集団の名簿が閲覧しにくくなっているが、名簿が用意できない場合でも、できる限り標本を無作為に選ぶことができるような手段を検討する。次に、決めておいた抽出方法の手順に従って標本を抽出する。選ばれた標本について、氏名・住所・年齢・性別など、許可された範囲で情報を得る。

（5）調査の実施

　調査を実施するにあたり、調査方法や調査対象などに応じて、さまざまな準備が必要となる。関係機関への協力依頼や連絡調整、調査員の確保や研修、謝礼の用意、封筒や切手の購入、質問紙の封入といった作業を行う。実施当日や期間中は、対象者や調査員からの質問や苦情などに対応できるよう、事務局を設けるなど、責任者へ連絡が取れる体制を整えておく。

（6）データの整備

　質問紙を回収できたら、まずは回収原票すべてに目を通し、記入漏れや不明な点がないかを確認する（**エディティング**）。同時に、個々の回収原票や質問に番号をつけ、回答や**欠損値**の入力の仕方を決める（**コーディング**）。そして、回収原票と質問の番号を記した入力表を作成し、個々の回答の値を入力していく。データ入力が終了したら、入力ミスや矛盾した回答がないか、データをながめたり単純集計を行うなどして確認する。データに誤りがあれば、回収原票に戻って確認し、データを修正したり、必要に応じて無効票として除外したりする（**データ・クリーニング**）。

（7）データの分析

　データの分析では、まず、個々の質問について単純集計を行い、データの基本的な特性を把握する。次に、あらかじめ立てておいた仮説をもとに、クロス集計や相関係数など複数の変数を関連づけた分析を行う。標本調査では、統計的検定によって変数同士が母集団で関連しているといえるのかを判断する。さまざまな分析や検定を通して仮説が検証され、問題をより深く理解することへつながる。得られた分析結果については、なぜそのような問題が生じているのか、要因間になぜそのような関連があるのか、その意味を解釈するとともに、問題解決のために何が必要かを考察していく。

　ただし、分析結果は慎重に解釈する必要がある。仮説では独立変数を原因、従属変数を結果として因果関係を想定しているが、他の要因が介在しているのではないか、逆の因果関係があるのではないかなど、さまざまな可能性を検討し、分析結果を多角的に捉える必要がある。

（8）結果の公表

　データの分析や結果の解釈、考察を行ったら、それらをまとめて**報告書**を作成する。報告書では、読み手の関心を意識しつつ、調査結果を的確に

エディティング
editing

欠損値
無回答（回答していない場合）や非該当（回答しなくてよい場合）。

コーディング
coding

データ・クリーニング
data cleaning

伝えることが重要である。読み手にとって必要だと思われる情報や、調査テーマにとって重要な分析結果を取り上げ、表やグラフとともに掲載する。できあがった報告書は、調査に協力してくれた調査対象者や機関などに配布する。加えて、協力者や関心のある人を招いて**報告会**を開催できるとよい。

　社会福祉に関する調査では、人びとが直面している何らかの問題がテーマとなる。そのため、調査結果を政策や援助に反映させていくことも視野に入れて、量的調査に取り組みたいものである。

C. 尺度水準

　質問紙における質問の仕方や回答の形式には多様なものがあり、質問紙の作成やデータ分析において重要となるのは**尺度水準**である。尺度とは、調べたい事柄の性質も数値化して把握したり、数量そのものを測定したりする手段のことであり、量的な意味の程度に応じて次の４つに分けられる。

[1] 名義尺度

　ある事象を何らかの性質によって区分し、それに数字を当てはめるものを「**名義尺度**」という。たとえば、仕事の有無に関して、仕事をしている人を１、仕事をしていない人を２とする場合や、職業について「1. 会社員」「2. 公務員」「3. 自営業」といった選択肢で答える場合である。この尺度で測定された数値は、対象の性質を便宜的に区分しているのであり、量的な意味をもたない。

[2] 順序尺度

　ある事象を程度や順位の差をつけて測定する形式を「**順序尺度**」という。たとえば、生活の中で重視していることについて「1. 仕事」「2. 家族」「3. 趣味」などの選択肢から「最も重視しているもの」と「2番目に重視しているもの」「3番目に重視しているもの」をそれぞれ選ぶ場合である。ただし順序尺度では、数値の間隔のもつ程度の差は必ずしも等しくない。たとえば、1番目に仕事、2番目に家族、3番目に趣味と答えた人にとって、仕事こそが何よりも大切であり、家族と趣味の重要度の差はあまりないかもしれない。

[3] 間隔尺度

　これに対して、数値の間隔が程度の差を表しているものが「**間隔尺度**」である。たとえば「仕事にやりがいを感じますか」との質問に対し「1.

そう思う」「2. どちらかといえばそう思う」「3. どちらかといえばそう思わない」「4. そう思わない」の4段階で答える場合である。ここでは1と2、2と3など数値間の表す程度の差は同じであることが想定されている。たとえば、仕事のやりがいの差は、1と2、2と3、3と4でおおむね同じと考えられる。

また、絶対原点（ゼロ）をもたないことも間隔尺度の特徴である。気温（摂氏）やテストの点数も間隔尺度に区分される。ここでは、測定された値が「0」であっても、調べたい事象が「何もない」ことを意味しない。

［4］ 比例尺度（比率尺度）

ある事象の数量を測定する形式が「**比例尺度**」であり、これにより測定された値の差が数量的な差を示している他、値に比例して数量も大きいことを意味している。たとえば、年齢や収入の額を実際の数値で記入してもらう場合である。40歳の人は20歳の人よりも、2倍の年月を生きていることになる。また、ここでは、数値が「0」であれば「何もない」ことを意味している。たとえば、収入の額が0円であれば、収入がまったくないということになる。

名義尺度と順序尺度は**質的変数**の測定に用いられ、測定された値は**質的データ**として扱われる。間隔尺度と比例尺度は**量的変数**の測定に用いられ、測定された値は**量的データ**として扱われる。また、間隔尺度と比例尺度によるデータは、名義尺度や順序尺度に変換することが可能である。たとえば、先述のように仕事のやりがいを4段階で聞いた場合でも、選択肢1と2を仕事のやりがいを感じるグループ、選択肢3と4を仕事のやりがいを感じないグループに統合して分析することができる。

D. 信頼性と妥当性

これらの尺度を用いて、明らかにしたい事柄をできるだけ的確に測定したい。そのために尺度に求められる条件は、信頼性と妥当性が確保されていることである。とりわけ、満足感や孤独感のような抽象的な概念を測定しようとするとき、これらが問われることとなる。

［1］ 尺度の信頼性

信頼性の高い尺度とは、同じ対象に同じ質問形式と同じ回答形式で、複数回にわたって測定を行ったとき、同じ結果が得られる尺度である。また、

類似の質問をした場合に、同じ対象から一貫した回答が得られる尺度も、信頼性が高いといえる。

尺度の信頼性を検討する方法としては、同じ対象に一定期間をおいて再び同じ測定を行い、相関係数などを算出する「**再検査法**」がある。これによって回答の一貫性が示されれば、その尺度は時間的安定性をもつものであるといえる。また、同様の質問項目を複数用意し、質問紙の中でそれらを2群に分けて配置する「**折半法**」や、同じ対象に類似の尺度を同時に用いて測定を行う「**平行検査法**」もある。さらに、複数の質問項目が同じ概念を測定しているかについては、「**クロンバックのα係数**」を算出することで確認できる。

[2] 尺度の妥当性

妥当性の高い尺度とは、測定したい事象を的確に、過不足なく把握できる尺度である。妥当性の問題には、主に次のようなものがある。

(1) 内容的妥当性

抽象的な概念はいくつかの領域から成り立ち、それぞれの領域はさらにいくつかの要素から成り立っているものである。測定したい概念のさまざまな領域や要素がくまなく包摂されている尺度は、**内容的妥当性**が高いといえる。また、その概念に関係のない領域や要素が含まれていないことも、尺度の条件となる。たとえば生活の満足感を測定しようとするとき、仕事や家族関係、余暇活動など、各領域の満足感に関する質問がバランスよく含まれている必要がある。世界平和に関する満足感は、生活に直接かかわる領域ではないため、質問項目に含めないほうがよいだろう。

(2) 基準関連妥当性

測定したい概念に関連する別の基準によって測定した結果が、作成した尺度による測定結果と相関する場合、その尺度は**基準関連妥当性**が高いといえる。たとえば福祉職のバーンアウト尺度を作成したとき、それによる測定結果と、抑うつ尺度による測定結果との間に相関がみられればよい。また、測定の結果、バーンアウト得点が高かった職員が数ヵ月後に仕事を辞めていたなら、作成した尺度の妥当性がある程度確かめられたことになる。

(3) 構成概念妥当性

概念を構成する各領域・各要素についての質問が、その概念を的確に測っていることも、尺度に求められる重要な条件である。複数の質問項目によって同じ概念を測定しており、また、各項目が互いに別の事柄を測定している尺度は、**構成概念妥当性**が高いといえる。たとえば、先述の生活満

足感のうち、仕事の満足感について、収入の面や仕事内容、職場の人間関係といった複数の質問群によって測定する場合、個々の質問はいずれも仕事に関する事柄でありながら、それぞれ別の事柄について問うものである。

(4) 妥当性の検討方法

尺度の妥当性を検討するには、まず、その概念がどのような領域や要素からなるのか、理論的に吟味する必要がある。その上で、各要素の内容を的確に表現した質問文を作ることである。また、事前に聞き取り調査を行い概念の構成要素を抽出する方法や、**事前調査（プリテスト）**を実施し（できなければ事後的に）**因子分析**などを行い、質問項目を取捨選択する方法も有効である。

尺度の信頼性や妥当性を高めるためには、尺度の構成や質問内容を入念に練り上げる必要がある。測定を何度も繰り返す中で尺度が修正され、信頼性と妥当性が高まっていくものでもある。抽象的な概念を測定したいときには、具体的な領域や要素に分けて質問を作成することが重要である。その際、既存の調査で用いられており、すでに信頼性と妥当性が高められている尺度を活用することをおすすめする。

2. 量的調査の企画と準備

A. 調査の規模・費用・スケジュール

［1］規模

調査の規模は、①調査テーマや仮説、②調査の精度をどの程度要求するか、③予算をどの程度確保できるか、によって決定する。

調査テーマは調査の範囲に関係する。ある町内の住民意識に関心があれば比較的狭い範囲の調査で済むが、市区町村、都道府県、全国のレベルに関心が及べば、そのぶん調査地点を広げる必要がある。

調査の精度は**標本の大きさ**に関係する。標本調査は、標本が大きいほど母数を推測する精度が高まる（**本章4節**参照）。調査から得られる結果に高い信頼性を要求するならば、それだけ多くの対象者に調査を実施することが必要になる。

標本の大きさ
sample size

もちろん、調査範囲と標本の大きさはいずれも予算の制約を受ける。予

算を確保できなければ、範囲を狭めたり標本を縮小したりすることを検討
しなければならない。

[2] 費用

　調査にかかる主な費用は、調査員の人件費・交通費・教育費、回答者へ
の謝礼、調査票の印刷費、対象者リストの作成費である。このうち最も大
きな割合を占めるのが調査員関係の費用であるが、これは主に標本の大き
さと調査方法によって左右される。

　標本を大きくすれば、そのぶん多くの調査員が必要になり費用が上昇す
る。しかし、費用を抑えるために標本を小さくすれば調査の精度が低くな
ってしまう。したがって、予算の許す範囲でなるべく大きな標本を確保し
たいところである。ただし、調査員の数は調査方法によって異なる。詳し
くは後述するが、**面接調査**のように調査員が大勢必要な調査方法はそれだ
け人件費がかかる。反対に、調査員が不要な**郵送調査**や**インターネット調
査**などは人件費がかからないぶん低い予算でも実現可能である。

　なお、対象者リスト作成費は、**抽出台帳**の種類によって異なる。たとえ
ば、抽出台帳として一般的に利用されている住民基本台帳を利用するには、
各自治体の設定する閲覧料がかかる。一方、各自治体の選挙管理委員会が
管理している選挙人名簿の閲覧は無料である。ただし選挙人名簿は、世論
調査や学術研究など、公益性の高いと認められる調査でなければ閲覧が許
可されない。

[3] スケジュール

　調査の主な工程は、企画・設計、調査票の作成、標本抽出、実査、デー
タ作成、集計・分析である。調査対象者と調査主体の都合を考慮しつつ、
各工程にどの程度の期間を要するかあらかじめ綿密に計画を立てる。とり
わけ、調査対象者が忙しいと思われる時期に実査が重ならないように注意
しなければならない。たとえば一般的な勤労者が調査対象の場合、年末の
実査は避けるべきである。

　なお、実査に要する期間は調査方法によって異なる。たとえば、**電話調
査**、**集合調査**、**インターネット調査**は短い期間で実査が完了するが、回答
者の返送を待たなければならない**郵送調査**、調査員が調査対象者を訪問す
る**留置調査**や**面接調査**は長期間を要する。

実査
選ばれた調査対象に実際
の調査を行うこと。

B. 調査対象の決定

　問題意識が調査可能な形にまで具体化し、仮説が確定したら、適切な調査対象（母集団）を決定する。一般に調査対象は、①構成単位（個人、世帯、企業、団体、事業所）、②構成単位の属性（個人であれば性別や年齢、世帯であれば家族構成、企業であれば上場の有無や従業員数など）、③構成単位が位置する地域（市区町村、東京 40 km 圏など）に基づいて決定する。

　調査対象の特徴を調べるためには、すべての構成単位を調査する**全数調査（悉皆調査）**が最も確実である。たとえば、入所者数 50 人の介護老人福祉施設の利用満足度を知りたい場合、50 人全員を対象に調査を行えばよい。しかし調査対象が大規模な場合、費用・時間・労力の点で全数調査を行うことは非常に困難である。たとえば、東京都民の投票行動を調べるためには東京都の有権者約 1,000 万人を調査することになり、大勢の調査員、長い調査期間、莫大な費用が必要になる。

　こうした場合、調査対象全体（**母集団**）から比較的少数の対象（**標本**）を選び出して調査することで費用・時間・労力を節約することができる。このような調査を**標本調査**という。投票行動の例では、有権者 1,000 ～ 3,000 人といった規模の標本を抽出する。標本調査では、標本から得られた調査結果をもとに母集団の状態を推測する。有権者 1,000 人のうち 500 人が選挙で投票したという結果が得られれば、母集団の投票率も 50％程度ではないかと推測するわけである（**本章 4 節**参照）。

　なお、ある調査対象を 1 回だけ調べることを**横断調査**、繰り返し調べることを**縦断調査**という。縦断調査はさらに、調査のたびに対象を決定する継続調査と同一対象を追跡する**パネル調査**に分けられる。横断調査は、調査対象のある時点における状態を分析するために実施される。継続調査は調査対象の全体的な変化を知ることができる。これに対し、パネル調査は個々の対象者の変化を知ることができるため因果関係を分析するのに適している。たとえば、年齢とある価値観に相関関係が認められたとき、横断調査や縦断調査では世代による価値観の違いと解釈されるのに対し、パネル調査では加齢による価値観の変化として考察することができる。しかしパネル調査では、実施回数を重ねるごとに調査対象者が減少していく「パネルの摩耗（脱落）」という問題が生じる傾向にある。

C. 調査方法の決定

　調査票を用いた調査におけるデータ収集の方法には以下のようなものが

あり、それぞれが固有の長所・短所をもっている。予算、スケジュール、調査票の内容などの観点から適切な調査方法を選択しなければならない。

[1] 郵送調査法

調査対象者に調査票を郵送し、回答済みの調査票を期日までに返送してもらう方法（自計式）。一般に、利用頻度の高い調査である。

長所 調査員が不要なため、費用が少なくて済む。調査員を派遣する必要がないため、広い地域で調査を実施することができる。**自計式調査**のため、プライベートな質問にも正直な回答を期待できる。回答者の都合のいいときに記入できるため、比較的多量の質問も可能である。

短所 対面で調査を依頼できないため、調査協力の動機づけが弱く、回収率が低い。したがって、何度か督促状を送付して回収率を高める努力が必要である。本人確認が難しく、本人の家族が回答していることも多々ある。第三者の影響も排除できない。調査員が補足説明できないため、複雑な質問には向かない。記入漏れ・記入ミスのチェックができない。

[2] 留置調査法

調査員が調査対象者を直接訪問し、調査票を配布する。一定期間後再度訪問して回答済みの調査票を回収する（自計式）。国勢調査はこの方法である。

長所 回答に時間がかかるような質問や資料を見ながら回答しなければならないような質問に適している。面接調査の欠点であったプライベートな質問もある程度可能である。記入漏れ・記入ミスも回収時にある程度チェックすることができる。

短所 調査員のいないところで回答者自身が記入する自計式のため、対象者本人が記入しているかどうかを確認するのが難しい。また、回答時に家族や友人などの第三者が回答に影響を及ぼす可能性もある。費用は面接調査と同程度かかる。

[3] 集合調査法

特定の場所に集まった対象者に調査票を配布し、調査員による説明後、一斉に記入してもらう（自計式）。

長所 対象者を一箇所に集めるため、個々にアクセスする方法に比べて費用・時間・労力を節約できる。回答者の疑問に調査員がその場で対応することもできる。複雑な質問、多量な質問もある程度可能である。

短所 回答者に集合してもらうため、ごく狭い地域でしか実施できない。

自計式調査
自記式調査とも呼ばれる。回答者自身が調査票に記入する方法。

留置調査法
配票調査法とも呼ばれる。

周囲の影響で回答が偏る可能性がある。調査票を一斉に回収するため、回答チェックも難しい。

個別面接調査法
訪問面接調査法とも呼ばれる。

［4］個別面接調査法

調査員が調査対象者を直接訪問し、調査票に従って口頭で質問する。これに対する回答を、調査員が調査票に記入する（他計式）。本格的な学術調査や政府の世論調査に多い。

長所 回答者が調査対象者本人であるかどうか確認することができ、第三者の影響を受けない。調査員が口頭で質問するため回答者の負担が少なく、多量の質問も可能である。誤解されそうな質問や複雑な質問は、その場で説明を補うこともできる。回答者ではなく調査員が調査票に記入する**他計式調査**なので、記入漏れ・記入ミスも少ない。

他計式調査
他記式調査とも呼ばれる。調査員が回答者から聞き取った回答を調査票に記入する方法。

短所 大規模な調査を実施すると人件費や交通費がかかる。また、調査員の存在が回答に影響することもあり、とりわけ収入や学歴などプライベートな質問は回答が得られにくい。

［5］電話調査法

調査員が対象者に電話をかけ、調査票に従って口頭で質問する。これに対する回答を、調査員が調査票に記入する（他計式）。マスコミの内閣支持率調査に多い。

長所 直接調査協力を依頼するため、ある程度回収率が高い。調査員の派遣が不要なため、広い地域で調査を実施することができ、面接調査ほど費用はかからない。1対1の会話になるため、第三者の影響は受けにくい。コンピュータでランダムに電話番号を生成する**RDD法**で無作為抽出が可能である。

短所 電話越しでの質問になるため、複雑な質問、多量な質問には向かない。他記式なので、プライベートな質問は難しい。

［6］インターネット調査法

インターネットを通じて電子調査票などで回答を収集する（自計式）。インターネット上の不特定多数の人びとを対象として実施する方法と調査会社などが保有する調査モニターに対して実施する方法がある（**第7章2節**参照）。

長所 郵送調査法の長所をそのままに、さらに少ない費用で実施することが可能である。加えて、回答を短期間で効率よく収集することができる。電子調査票では、記入漏れ・記入ミスについてエラーチェック機能を活用

することができる。回答収集後にデータ入力をする手間も省ける。

　短所　不特定多数のユーザにせよ**モニター調査**にせよ、母集団に対する回答者の代表性が担保できない。また、事前に設定した回収数に達した時点で調査を終えることが多く、この場合、回収率を計算することができない。

3. 調査票の作成

A. 調査票とは

　社会学や心理学、教育学といった社会科学の分野における研究データの収集に質問紙を用いた調査（**質問紙調査**）は多く利用されている。なぜならば、たとえば施設の環境についての入居者・利用者の満足度や職員の職務疲労感などを量的データとして集めるための手法に質問紙調査は適しているからである。質問紙調査の際に、事前に質問を準備し、文章として紙面上に表示したものを**調査票**あるいは**質問紙**という。以下では、調査票作成の基礎として、その構成要素、作成の流れについて説明する。

［1］調査票の構成要素
（1）表紙
　調査票の表紙（フェイス・シート）には実施する調査のタイトルをわかりやすく表記することが求められる。その他表紙を構成する要素として、以下の内容を含める必要がある。

● 調査依頼文
　どのような調査であっても、調査対象者への依頼文の作成は必須である。依頼文は、調査を依頼する事業所等へ送付するだけでは不十分である。質問紙調査では、実際に調査票へ回答する職員個人やサービス利用者個人が、安心して回答できるように配慮しなければならない。そこで、調査を実施する場合には、各調査票の表紙に依頼文を掲載することが望まれる。依頼文の中には人権への配慮、調査が公的機関の倫理委員会の承認を得ていること、得られたデータの処理方法なども明記する必要がある。

● 調査実施期間および調査に関する問い合わせ先
　問い合わせ先については特に注意しなければならない。調査票回答者か

らの問い合わせに対して、大幅に返答が遅れることは、その調査や調査者の所属機関の信頼を失うことにもつながるので十分な注意が必要である。

(2) 質問項目

質問項目は個人や調査対象機関の属性を聞く項目と調査の主要部分を聞く項目に分けて設定することが望まれる。特に、前者を**フェイス・シート項目**、後者を**主テーマ質問**という。

● フェイス・シート項目

個人の属性や調査対象機関の属性などが項目となる。個人であれば、基本的な属性として、性別、年齢、学歴、家族構成などが挙げられる。フェイス・シート項目は、表紙に記載する場合が多いが記名式調査のようにプライバシーに配慮しなければならない場合は、記入欄を調査票の表紙ではなく、最後に記載する。

● 主テーマ質問

調査対象の職業に対する満足感やストレス度など、その研究で調査したい具体的な内容がここに含まれる。主テーマ質問に含まれる項目は**指標化**され、尺度として一般化されているものがあれば、それを使用することが望まれる[1]〜[4]。新たな尺度を作成する場合は、尺度としての信頼性、妥当性を十分に検討する必要がある。また、主テーマ質問の項目だけでは捉えきれない内容を補助的に質問する、**副次質問**の項目を設ける場合もある。

［2］ 調査票作成の流れ[5]

(1) 測定対象の明確化・具体化

調査票を用いて何を測定したいのかを明確にする。測定する対象が構成概念であれば、その構成概念を定義する必要がある。構成概念を定義することによって、調査票が捉えようとする内容を具体化することが可能となる。

(2) 質問項目の候補の収集

質問項目は、調査したい対象や概念を測定できる指標でなければならない。そのような質問項目を作成するためには、候補となる項目をできるだけ多く収集する必要がある。その方法には、①自分で考える、②人に尋ねる、③関連文献をあたる、がある。②の場合、一般の人や専門家に直接尋ねるという方法だけでなく、自由記述形式の質問紙調査を実施する方法もある。

(3) 予備データの収集

収集した質問項目の候補のうち、どの項目が測定したい対象や概念の指標として適切であるか検討しなければならない。そのための予備的な調査を実施する必要がある。

(4) 質問項目の決定

　最終的に調査票に採用する質問項目を決定するために、まず作成した各項目に反応した分布を調べ、その分布に偏りがないかどうか検討する。偏りがあるなら、その項目は**識別力**がないので再検討しなければならない。より詳細に質問項目の識別力を検討するためには、**項目分析**などを行う必要がある。

(5) 内容的妥当性の検討

　以上の流れによって質問項目は作成されるが、作成された項目がそのまま使用できるとは限らない。それらの質問項目が、測定したいと考えている対象や概念を的確に網羅的に捉えているかどうかわからないからである。これを**内容的妥当性**の問題という。内容的妥当性を検討するには、その概念について詳しい専門家にチェックしてもらうか、同僚や上司2～3名に測定しようとする概念とその定義を説明した上で判定してもらうというのも1つの方法である。

識別力
それぞれの質問項目が対象者の意見や特性の違いの具合をどの程度表わしているかということ。

項目分析
それぞれの質問項目の識別力を吟味するための統計的な手続き。代表的なものに G-P(Good-Poor)分析がある。

B. 質問形式と選択肢

　質問項目の回答方法の形式には、多くの種類がある。そのうちのどれを用いるかは、調査の目的や調査対象者の年齢などによって異なる。回答方法の性質を吟味し、最も適切な形式を選ぶ必要があるだろう。以下に、それらのうち代表的なものを挙げて解説する。

[1] 自由回答法と選択肢法

> **例文1**　高齢社会ではさまざまな問題が山積していますが、あなたは高齢社会のどのようなことに不安を感じていますか。自由にお書き下さい。
> 　回答：＿＿＿＿＿＿＿＿＿＿＿＿＿＿＿＿＿＿＿＿＿＿＿

　質問紙調査の回答方法の形式は、大きく分けて自由回答法と選択肢法の2つがある。**自由回答法**は、**例文1**のように選択肢を設けないで、調査対象者が思いついたことを文章、言葉、数値によって自由に記述してもらう方法である。この方法は、回答があまりに多岐にわたっていたり、選択肢を示すことによって調査対象者に先入観やバイアスを与えてしまう危険がある場合にも有効である。

　そうして得られた回答結果は、分析が可能な値にコード化される必要がある。数値の場合はそのままの値を用いればよいが、文章や言葉の場合はいくつかのカテゴリーに分類しなければならない。この作業を**コーディング**という。

コーディング
coding

> 例文2　高齢社会ではさまざまな問題が山積していますが、あなたは高齢社会のどのようなことに不安を感じていますか。当てはまる番号をすべて選び、番号に○を付けて下さい。
>
> | | | |
> |---|---|---|
> | 1. 年金 | 4. 介護 | 7. 地域との関係 |
> | 2. 医療 | 5. 友人との関係 | 8. 子どもとの距離 |
> | 3. 住宅の改修 | 6. 単身世帯になったとき | 9. その他（　　　　　） |

これに対して、**例文2**のような、調査者があらかじめ用意した選択肢の中から、ふさわしいものを回答する方法を**選択肢法**という。これは選択肢の数によって、**二項選択法**、**多項選択法**などがある。選択肢法は、回答者の大ざっぱな意見の傾向を知りたいときや、自由回答結果のコーディングに要する手間を省きたいときなどに適した方法である。

二項選択法
賛成・反対や対立概念など、2つの選択肢からどちらか一方を選んでもらう方法。意見が曖昧なときであっても、どちらかの選択肢を選ばなければならないため、無回答が増えるおそれがある。

多項選択法
多肢選択法とも呼ぶ。

単一回答法（SA）
Single Answer
複数の選択肢から1つだけ選んでもらう方法。

複数回答法（MA）
Multiple Answer
当てはまる選択肢をいくつでも選んでもらう方法。

限定回答法（LA）
Limited Answer
選択できる数を2つまで、3つまでといった形で限定する方法。

［2］多項選択法

選択肢法において、選択肢の数が3つ以上あり、その中から回答を選んでもらうものを多項選択法という。多項選択法は選択できる数によって、**単一回答法（SA）**、**複数回答法（MA）**、**限定回答法（LA）**に分けられる。回答結果から調査対象者をいくつかのタイプに分けたい場合などにはSAが適している。選択肢が多かったり、いくつかの選択肢が同じくらい当てはまるため、1つだけ選ぶことが難しいときなどはMAやLAが適している。また、1つの選択肢に対して回答が集まることが予想されるときもMAやLAを用いるべきであろう。

［3］順位法

複数の選択肢に対して、順序づけをしてもらう方法である。1位から順番にすべての選択肢に対して点数をつけてもらう**完全順位づけ**や、「3位まで」というように、上位数項目に対して点数をつけてもらう**部分順位づけ**などが用いられる。この方法を利用する際は、選択肢の数に関して注意が必要である。選択肢の数が多すぎると回答者が混乱するおそれがあるため、せいぜい10項目を上限と考えるべきであろう。

［4］一対比較法

複数の選択肢の可能な組み合わせすべてのペアを提示して、どちらか1つを選んでもらう方法である。これによって得られた回答結果に基づき、選択肢の順序づけが行われる。この方法はペアごとの比較が面倒であり、項目数が増えると組み合わせも膨大になり、調査対象者の負担も大きくなるため注意が必要である。

［5］評定尺度法

例文3のように、程度や頻度をいくつかの段階で示し、その中から自分に最もよく当てはまると思うものを選んでもらう方法である。量的な質問紙調査の中では、最も使用頻度の高い質問形式である。各段階を表現する形容詞としては、5段階評定の場合「とても」「やや」「どちらともいえない」「あまり」「まったく」などが利用される。

例文3　あなたは当施設が提供するサービスに満足していますか。
1. とても満足している
2. やや満足している
3. どちらともいえない
4. あまり満足していない
5. まったく満足していない

例文3は5段階での評定尺度法を示したものであるが、その他の7段階、9段階も調査票ではよく用いられる。9段階では**再検査法**による信頼性がやや低く、5段階では両極の選択肢が選ばれにくいことから、7段階評定が多く用いられる。評定尺度法を利用する際「ふつう」「どちらともいえない」などの中間項を用意すると、そこに多くの回答が集中してしまい、分析が困難になるという問題が生じる。回答者にはっきりとした意見を求めたいときは、中間的な選択肢は用意しないほうがよい。

このようにして社会的態度を量的に測定する構成法は、**リッカート法**または、評定加算法といわれる。

また、ある事象に対する態度は1つの質問に対する答えだけから導き出されるとは考えにくい。こうした考えから、評定尺度法ではある事象に対する態度の諸側面を反映する複数の質問項目から尺度を構成し、それに対する回答パターンから態度を測定しようとする。したがって、**例文4**が示すように、評定尺度法では通常多くの質問について同じ選択肢による回答をしてもらう。その場合、複数の質問項目の**内的整合性**を統計的に検討する必要がある。その検討方法には、**折半法、クロンバックのα係数**などが用いられる。

［6］SD法

オズグッドらが考案した心理計測法（psychometrics）である。**SD法**は「意味微分法」とも訳され、色、音、手ざわり、商品、芸術作品などの感情的なイメージ測定に広く用いられる。SD法では、「明るい－暗い」、「大きい－小さい」といった反対の意味をもつ形容詞を尺度の両極に置いた評定尺度法を用いる。得られたデータは因子分析により評価次元を抽出

再検査法
test-retest method
尺度の信頼性のうち安定性を検討するための方法。同一調査をある時期をおいて2度実施し、両得点の間の相関係数を求める。

リッカート法
Likert scaling

評定加算法
method of summated ratings

内的整合性
internal consistency
尺度内部で各質問項目が同じものを測っているかどうかについての概念。

折半法
split-half method
同一尺度項目を2分し、両者別々に採点した得点を用いて内的整合性を検討する方法。

クロンバックのα係数
Cronbach's coefficient alpha
内的整合性を検討する信頼性係数の1つ。1に近いほど質問項目信頼性が高い。

SD法
Semantic Differential method

オズグッド
Osgood, C. E.
1916-1991

例文4　以下に聞くような事柄について、あなたはどれくらい自分に当てはまると思います　最も当てはまるものに1つだけ○をつけてください。	4 とても当てはまる	3 やや当てはまる	2 あまり当てはまらない	1 まったく当てはまらない
1　自分の意見と違っていても強く主張されると、それに従ってしまう。	4	3	2	1
2　流行に左右されず、自分が気に入った服を着ている。	4	3	2	1
3　周囲の指示にただ従うのではなく、自分の考えを貫く。	4	3	2	1

していく。オズグッドらは、評価性（evaluation）、力量性（potency）、活動性（activity）の3次元の意味空間が言語圏や文化圏を超えた共通性をもつと主張している。

［7］回答方法選択の留意点

　以上に挙げたものが調査票の回答方法の代表的なものである。それぞれの回答方法には一長一短があるため調査対象者の年齢、項目数、そして調査目的に応じて適切な方法を選択する必要がある。

　自由回答法は自分の意見を記述することが苦手であったり、回答が面倒だと思ったため表面的な回答や、無回答の項目が増える危険がある。また、調査者側の問題としては、コーディングの作業に多大な労力を要すること、そもそも自由回答法は**質的分析**には向いているが、**量的分析**には向かないなどといった点に留意する必要がある。このことから自由回答法は予備調査の段階で、対象者がどのようなことを考えているのかを質問し、その回答結果に基づいて本調査の選択肢を構成するといった利用方法が有効であろう。

　一方、選択肢法では、選択肢に含まれた項目が適切に設定されているかどうかが最も重要である。大事な項目が抜けていた場合、回答に偏りが生じてしまう危険がある。もし事前に類似した内容についての調査が行われていた場合、そこで用いられた選択肢と同じものを使用するとよいだろう。そのことで以前に実施された調査と比較することが可能となる。

　評定尺度法における選択肢は「とても」「かなり」「やや」といった程度

質的分析
対象の属性、性質などの数値化できないデータに対して行われる分析。代表的なものはχ^2検定、コレスポンデンス分析、数量化III類など。

量的分析
対象の属性を数値化したデータに対して行われる分析。代表的なものはt検定、分散分析、重回帰分析、因子分析などであり、多くの統計解析がこれに該当する。

を表すものや、「いつも」「時どき」「たまに」といった頻度を表すものがある。評定尺度法では選択肢それぞれに、5段階評定であれば1〜5（もしくは0〜4）という数値を与え、それに基づいて量的分析をするのが一般的である。そのため、形容詞に与えられた各得点間の距離はそれぞれ一定であることが前提とされている。しかし、現実には研究者によって想定されている選択肢間の距離と被調査者が考えるそれとの間には隔たりがあることが示唆されている[6]。また、大学生に比べて小学生は、程度や頻度を表現する形容詞の間の差を明確に区別できないことから、低年齢の子どもを対象にした調査を実施する際にはこの点について留意する必要がある。

C. ワーディング

ワーディング
wording

質問紙調査において、調査票の質問文や選択肢の表現方法あるいは言葉づかいを、**ワーディング**という。質問文や選択肢の内容に実質的な違いがなくても、ワーディングによって回答が左右されることがある。したがって、ワーディングには、すべての回答者に質問文や選択肢の意味が適切に伝わるように十分に配慮する必要がある。以下に、注意しなければならないことを解説する。

［1］ 曖昧な表現

質問文の意味が曖昧であると、回答者によって想定する回答が異なる可能性が生じる。

たとえば「問題行動についてお尋ねします…」といった質問文の場合、認知症高齢者についての問題行動なのか、青年期における問題行動なのか、判断できないだろう。また、問題行動という用語自体が専門的であるため、回答者が調査者の意図する意味通りに解釈してくれないことも考えられる。したがって、専門用語の使用は避け、誰にでもわかる言葉や言い回しを使って具体的に示す必要がある。

［2］ 誘導的な質問

例文5 貴施設ではサービス評価を施設外第三者機関に依頼していますか。
1. はい　　　2. いいえ

誘導的な質問とは、回答者に誘導的な答えを導いてしまう質問のことを指す。質問文の内容が社会的に当然そうしていなければならない内容を質問するとき、回答者はそれと違う回答をしにくい。このような場合には、

質問文を工夫する必要がある。**例文5**であれば、「依頼していますか」という質問文だけでは、「1. はい」の回答を誘導してしまう結果になりかねない。「いませんか」という内容が質問文に入ることで、どちらに答えてもいいのだという安心感がうまれるだろう。

また、「一般的には正しいが…」「研究結果によると…」「法律上は…」などという言い回しを用いた質問文は、回答者に必要以上の情報を提供してしまい、回答を進めていく上での先入観につながり回答を誘導する危険が生じる。このような、匿名による権威、社会的な権威、規範事項などの記載には、質問に対して肯定的に回答するといった**威光暗示性効果**にも注意が必要である。

［3］ ダブルバーレル

ダブルバーレルとは、1つの質問の中に2つ以上の論点や事柄を含むことを指す。たとえば「育児と介護についてお尋ねします…」などと問われた場合、回答者は育児について回答したらいいのか、介護について回答したらいいのか困惑してしまう。加えて、このような質問では、回答者がどちらについて回答したのか調査者も判別できない。さらに「X市での介護保険制度についてA制度を廃止して、B制度を導入することについて賛成ですか、反対ですか」といった質問もダブルバーレルの質問になる。A制度の廃止に賛成だが、B制度の導入に反対の意見をもつ回答者は回答に困ってしまうだろう。

［4］ インパーソナルとパーソナル

インパーソナルな質問とは、「未来のために資源をリサイクルするべきだと思いますか」のように、世間一般的な意見などについて聞く質問である。一方、**パーソナルな質問**とは、「自宅でゴミを分別しリサイクルしていますか」のように、回答者自身の行動や意見などについて聞く質問である。前者が客観的な一般論にあたる質問で、後者が個人的（主観的）な質問にあたる。調査票では、両者のうちどちらを質問したいのかを明確にした上で、それに合わせたワーディングをしなければならない。

［5］ イエス・テンデンシー

イエス・テンデンシーとは、回答者がどのような質問に対しても「はい」と肯定的な回答をしてしまう傾向を指す。たとえば「…についてAだと思いますか」といった質問には「Aだと思う」と回答する傾向が高くなる。また「…はよいと思いますか」といった質問にも「よいと思う」

威光暗示性効果
prestige suggestion effect
信頼したり、好意を抱いていたり、尊敬する人物や社会的地位の高い人物の言葉に対し、迷ったり、抵抗することなくそれを受容してしまうことをいう。

ダブルバーレル
double-barreled

インパーソナルな質問
inpersonal question

パーソナルな質問
personal question

イエス・テンデンシー
yes-tendency
黙従傾向。

と回答する傾向が高くなる。そのため、このような場合は「…について
Aだと思いますか、それともBだと思いますか」「…についてよいと思い
ますか、それとも悪いと思いますか」というように賛否両論の意見を併記
した質問文の作成が望まれる。また、質問に対して何の意見ももたない場
合や、内容がわかりにくい質問に対しても「イエス」の意見が多くなる傾
向があることも留意しておく必要がある。

［6］キャリーオーバー効果

　ある質問の回答が引き金となって、後の質問の回答へ影響を与えてしま
う現象がある。このような現象を**キャリーオーバー効果**という。たとえば、
始めに**例文6**の「女性の権利があらゆる分野で確立されはじめていると感
じていますか、いませんか」といった質問に対して「感じている」と回答
した人は、次に**例文7**のような質問をされると、「夫婦別姓も受け入れら
れる」でよいだろうと考えてしまいがちになる。

キャリーオーバー効果
carry-over effect

　キャリーオーバー効果を防ぐには、質問の順番を逆にすることが一般的
である。本来、質問紙調査では、建前を聞くのではなく、個人の本音を引
き出すことに意義がある。そのためには、質問項目の内容や順序を注意深
く検討することが求められる。

例文6	女性の権利があらゆる分野で確立されはじめていると感じていますか、いませんか。 　1. 感じている　　　　　2. 感じていない
例文7	夫婦別姓についてどう思いますか。 　1. 受け入れられる　　　2. 受け入れられない

 コラム　集団内の人間関係を明らかにする「ソシオグラム」

　統計学的仮説に基づいて作成した質問紙では、特定の対象（たとえ
ば人、団体、商品、など）に対する個人の意見や感情を主に扱う。こ
れに対し、ソシオグラムではある集団に属する個人同士が、互いをど
のような感情で捉えているかということを図として視覚的に明示で
き、その集団の全体像を把握することに有効である。これはソシオメ
トリック・テストを行うことによって得られ、同一集団内の他者に対
し、好意をもつ場合は"選択"、嫌悪している場合は"排斥"をそれ
ぞれ選ぶ。このテストによって、集団成員間の感情関係を示す表（ソ
シオマトリクス）ができ上がり、この関係を矢印で結合した図として

描くことでソシオグラムが完成する。教育場面で用いることが多い方法で、たとえば下図のようなソシオグラムを描くことで、どの児童が中心的か、あるいは孤立しているかなどといったクラス内の感情的構造を知り、教師が児童らの関係を健全に維持するための方略を考える手がかりとなる。

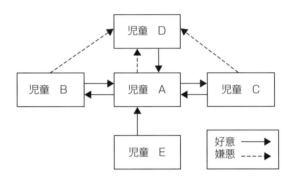

4. 調査の実施

A. 母集団と標本

[1] 母集団と標本の関係

　社会調査を代表する各種の統計調査は個々の要素の特質ではなく、対象集団全体の傾向を問題にする。そこでまず前提となるのが**母集団**という概念である。これはデータを採取する上で対象となる集団のすべての構成員のことである。たとえば、子どもの学力調査や体力調査で問題となる「平均」は、「日本のすべての子ども」という母集団を前提として成立する概念であり、その向上や低下といった現象も母集団との関係から語られるものである。繰り返しになるが、社会調査が問題とするのは、対象集団の**集団的特性**であり、基本的にはその対象集団が母集団である。

　集団的特性とはいっても、それは母集団における個々の構成員の特性の集合にほかならない。言い換えれば、集団的特性を明らかにするためには個々の構成員からデータの採取を行わなければならないわけである。こうした場合、国勢調査のような全数調査であれば、母集団のすべての構成員からデータを採取する方法をとるが、標本調査の場合は、母集団から代表者を選出してデータを採取する方法をとる。**標本**とは、まさにこの代表者

母集団
population
調査対象の全集合。

標本
sample
母集団を代表する部分集合。

のことであり、全数調査が不可能、あるいは困難な場合に母集団から選出される構成員のことである。

[2] 標本抽出法―無作為抽出法と有意抽出法

　全数調査が不可能、あるいは困難な場合に実施されるのが標本調査であるが、ここで問題となるのが、どのように個別の調査対象者を選出するかということである。たとえば、前述のように「子どもの学力」を問題にする場合、ある都道府県のある地域だけでデータを採取して平均値を算出したのでは、「日本のすべての子ども」という母集団の特性を推定するには不十分であるとの指摘を受けかねない。社会調査ではこうしたデータのかたよりを防ぐために、標本の選出にかなりの工夫をこらした方法を用いる。こうした方法を総称して、**標本抽出法**、あるいはサンプリングと呼ぶ。社会調査の実際では、住民基本台帳や選挙管理委員会の選挙人名簿などが抽出台帳として利用されることが多い。

　標本抽出法には、大別して、標本として抽出される確率が母集団のすべての構成員において等しくなるように客観的な手段を用いる**無作為抽出法**と、調査者の意図で主観的に母集団に適していると判断される標本を抽出する**有意抽出法**[7]とがある。無作為抽出法については次項において詳しく扱うので、ここでは有意抽出法について簡単に紹介することにしたい。

　有意抽出法[8]は、無作為抽出法が困難な場合などに用いられる標本抽出法で、調査者が調査項目（例：性別、年齢、職業、学歴、居住地域）に関係が深いと思われる属性ごとに母集団を分けて標本を抽出する**割当法（クォータ・サンプリング）**、知人等の紹介をつないで標本を大きくしていくスノーボール法、新聞や雑誌、インターネットなどで告知を行い、応募者を募って標本を抽出する応募法などがある。比較的容易に標本抽出が行えるため、しばしば用いられる方法であるが、いずれの方法も抽出をかける対象集団のかたよりが避けられないため、母集団を代表する標本が抽出できる保証はない。予備調査のように調査票や回答の精度の確認を行う際には便利だが、質の高い調査を実施したい場合は検討を要する方法である。

B. 無作為抽出法の原理

[1] 無作為抽出法の考え方

　質の高い調査を行い、信頼度の高いデータを採取するためには、無作為抽出法を用いるのが賢明である。この方法は**等確率性**と**独立性**という確率論の原理を採用しているため、母集団の構成員をかたよることなく抽出す

標本抽出法
sampling
標本の選定法。

無作為抽出法
random sampling
確率抽出法とも呼ばれる。

有意抽出法
purposive sampling
非確率抽出法とも呼ばれる。

割当法（クォータ・サンプリング）
quota sampling
割当標本抽出法とも呼ばれる。

等確率性
equiprobability

独立性
independence

ることができる。等確率性とは標本として抽出される確率がすべての構成員において等しいということであり、独立性とは抽出される標本間に何の規則性もないということである。サイコロの目を例に考えるならば、1から6のいずれの目が出る確率も等しいということが等確率性である。そして6の目が出たとしても、次にどの数字の目が出るかわからない、つまり、目の出方に規則性がないことが独立性である。もう少しイメージしやすい日常の例を挙げるならば、無作為抽出法は、「くじ引きのような偶然性」で抽出される方法といえる。ただしここで大切なのは、抽出される確率が等しくかつ独立となるように検討して標本抽出を行うという営みのほうであり、単に偶然に任せているわけではないということを理解したい。

［2］標本誤差

標本調査は標本のデータから母集団の特性を推定する調査法である。このとき、前提となる母集団の特性値を**母数**といい、標本のデータから計算される値（例：比率や平均値）を**統計量**という。統計量は母数の「推定値」として用いることができるが、この推定値は無作為抽出が厳密になされているほど信頼度が高いものとなる。先の「子どもの学力」の例で考えると、47都道府県ごとに標本を抽出し、そのデータから平均値を算出すれば、1地区のみの推定値よりも高い精度で「日本人のすべての子ども」の特性を反映する推定値が得られるはずである。しかしながら、どんなに厳密に無作為抽出を行っても、統計量と母数との間には一定のずれが生じてしまう。これを**標本誤差**という。つまり無作為抽出を行っても、なお生じる誤差であり、これが小さいほうが、調査の信頼度の観点からも望ましいとされる。

標本誤差は標準誤差によって評価できる。標準誤差は、一般に**標本の大きさ**の平方根（$\sqrt{n}$）に反比例して小さくなることが知られている[9]。標本誤差を最小化するための対応策の1つとしては、なるべく大きな標本を確保することを挙げることができる。

［3］標本の大きさの設定

上述のように、標本の大きさに依存して標本誤差は小さくなり、結果として調査の信頼度は高くなる。では、どのくらいの標本の大きさを設定すればよいのかという問題が浮上するわけであるが、それに対する網羅的な基準が存在しているわけではない。また、標本が大きくなるほど調査に要するコストが大きくなってしまうことも痛手である。これに対する実際的な対応としては「回収率」との関係で標本の大きさを設定するという方法

母数
parameter：θ
パラメータ。母集団の特性値。全数でも分母でもない。

統計量
statistic
標本統計量とも呼ばれる。標本の特性値。

標本誤差
sampling error
統計量と母数の差。

標本の大きさ
sample size
標本に含まれる要素（対象）の個数。標本数（the number of samples）とは異なる。標本数は母集団（全集合）から抽出した標本（部分集合）の数。

がある。調査の形式（例：面接調査、郵送調査、留置調査、集合調査）にもよるが、調査票の回収率は大体40〜60％といったところである。どのくらいの精度の推定値を望むかを検討した上で回収率との比率で対象とする標本の大きさの設定を行うのである。たとえば、回収率50％で200人分の標本データを確保したいのであれば、単純計算で2倍の400人の標本を設定すればよいわけである。また、回収できる見込みが小さい場合、性別や年齢、その他の属性などで詳細な比較を行いたい場合などは、それを見越した設定を要することになる。これに関して、たとえば、社会調査で用いられることの多い因子分析のような多変量解析を適用する場合は項目数の5〜10倍程度のデータ数を確保しないと適切な解が導けないことがある[10]。調査の目的を加味した上での設定も肝要であろう。

C. 無作為抽出法の意義と種類

[1] 無作為抽出法の意義

　前項において述べてきたように、質の高い調査を実施し、信頼度の高いデータを採取するためには、無作為抽出という手続きは欠かせない手法である。そこで本項では、無作為抽出法の種類の概説を通じて、その具体的な方法論を解き明かしたい。

[2] 無作為抽出法の種類

　無作為抽出法には、その方法論から、単純無作為抽出法、系統抽出法、二段抽出法（多段抽出法）、層化抽出法などのいくつかの種類が存在する。ここではよく使用する上記の手法について順に解説していく。

（1）単純無作為抽出法

　単純無作為抽出法とは、無作為抽出を標本に必要な人数を取り出すまで繰り返し行う方法である。具体的には、母集団の構成員を番号などの数値で処理し、乱数表（数値がランダムに並んだ表）を用いて、無作為抽出を行い、標本を取り出す。無作為抽出の原理に則した最も基本的な方法ではあるが、100人の標本が必要な場合、100回の無作為抽出を要するため、標本に必要な人数が多い場合は効率的ではない。小規模の標本で、母集団の構成員に一連の番号処理がなされている場合（例：顧客名簿、会員番号、学籍番号、社員番号）に適した方法である。

単純無作為抽出法
simple random sampling
無作為抽出の原理を最も忠実に実行する抽出法。

（2）系統抽出法

　系統抽出法とは、母集団の構成員数を抽出する標本の大きさで割って、抽出間隔値（インターバル）を算出し、その抽出間隔値の範囲で乱数表を

系統抽出法
systematic sampling
等間隔抽出法とも呼ばれる。

用いて等間隔で標本を抽出する方法である。たとえば、100人の標本が必要な場合、単純無作為抽出法では、100回乱数表を引くことになるため、多くの時間や労力を要することになる。このように標本に必要な人数が多い場合は系統抽出法を用いる。乱数表を用いて最初に抽出された数値をスタート番号とし、以下、その値に順に抽出間隔値を足した値を抽出する方法を用いたほうがコストを要しないわけである。具体的には、1000人の中から100人の標本を抽出する場合ならば、1000 ÷ 100 = 10という抽出間隔値を算出し、スタート番号が6であれば、6, 6 + 10 = 16, 16 + 10 = 26, 26 + 10 = 36, 36 + 10 = 46……と100人に至るまで抽出を行えばよいのである。

　なお、番号に一定の周期性がある場合（例：クラス番号のように学年内・学校内で重複する場合や部署別にID番号があるなど）は注意を要する。

(3) 二段抽出法（多段抽出法）

二段抽出法
two-stage sampling
第2次抽出単位を最終単位とする抽出法。

　二段抽出法とは、副次的抽出法とも呼ばれる。母集団から、最初に、第1次抽出単位を抽出し、さらにその中から、第2次抽出単位を抽出する方法である。たとえば、A県に居住する人を標本とする場合、最初にA県の中からいくつかの市区町村（投票区や学区などでもよい）などの単位を抽出し、その後、抽出された市区町村から10名ずつ標本を抽出するといった方法である。この際、最初の市区町村が第1次抽出単位であり、続く10名ずつの抽出が第2次抽出単位である。多段抽出法は、第3次抽出単位以上を設定する場合のことをいう。多段抽出法とはいっても実際には第

多段抽出法
multi-stage sampling
第3次抽出単位以上を最終単位とする抽出法。

2〜第3くらいの抽出が一般的である[11]。この二段抽出法（多段抽出法）は、他の方法に比べてコストを抑えられるため、調査予算が少ない場合に便利な方法である。しかしながら、無作為抽出を原理にしているとはいっても、最初に抽出された単位に限定される制約があるため、結果的に標本誤差が大きくなるというデメリットもある。

(4) 層化抽出法

層化抽出法
stratified sampling
層別抽出法とも呼ばれる。

　層化抽出法とは、母集団を地点や調査対象者の属性などのカテゴリーで層化（層別）し、その層ごとに標本を抽出する方法である。層ごとに構成員数が異なるため、一般には層の人口規模に比例して標本の大きさを各層に割り当てる**比例割当法**が用いられる。具体的には、市区町村、組織内の

比例割当法
proportional allocation
比例配分とも表現される。

各部署のような層を抽出し、その中から無作為に比例割当式に個人を抽出する方法である。単純無作為抽出法と異なり、最初の時点でさまざまな層を設定し、その層の規模に応じて、無作為抽出を行うため、母集団の特性としては最も個々の構成員の特性を反映できる方法であり、結果的に推定値の信頼度も高くなる。しかしながら、設定した層が適切でない場合、層

内の構成員の特性が等質でない場合などには有益な情報を引き出すのは難しくなる。実施の際は、母集団をどのように層化するかという作業を丁寧に行うことが調査を成功させる秘訣である。層化が適切で、その後の手続きに滞りがなければ、標本誤差を最小化することが可能である。二段（多段）抽出法と組み合わせて用いられることが多い（層化二段抽出法）。

D. 調査実施上の注意点

[1] 予備調査

調査実施に移る前に作成した調査票（質問項目）をもとに予備調査を行う。これは調査票に不備や設問の間違いがないかをあらかじめチェックするためのテストであり、調査対象者の回答によっては修正を施したり、作成上のミスを訂正する目的で実施される。加えて、意味が把握しづらい表現や回答しにくい箇所などを指摘してもらうことにより、より優れた調査票の作成にもつながるため、実施が望ましい作業である。

また、完成した調査票を用いて、採取されるデータの傾向を見積もる場合にも行われる作業である。

[2] 調査マニュアル

大規模な調査のように、調査者が複数名いる場合、個々の調査者の意思統一を徹底しておかないと、無作為抽出した標本を用いてもデータにかたよりが生じかねない。たとえば、実査にあたっての調査対象者への教示や質問が挙げられた場合の対応などを調査者が各々の裁量で行っては、得られるデータにも影響が出てしまうということである。こうしたことを未然に防ぐために、調査者が複数名いる場合は、調査のプロセスをあらかじめ検討し、マニュアル化して共有しておく必要がある。

また、小規模な調査で、調査者が単独の場合でも、不測の事態への対応をスムーズに行えるよう、マニュアルを準備しておくことが望ましい。

[3] 依頼状

社会調査の場合、無作為抽出の結果として抽出された個人、あるいは団体に調査への協力を依頼する形式になる。そこで、調査の概要を記した依頼状の作成を行う作業が生じる。依頼状の形式は調査対象者の属性によっても変わることがあるが、最低でも以下の4点を押さえる必要がある。
①調査者の氏名・所属・連絡先
②調査の意義（調査を行うに至った経緯など）

予備調査
pretest
プリテスト。

③調査の目的

④プライバシーへの配慮などの責任事項への言及

　もちろん、これだけで十分というわけではないが、最低限の必要事項として理解したい。また、調査者側も個人である。不用意な個人情報の提示・流出は、可能な限り避けることが望ましい。そこで、調査者が学生であるならば、個人の住所や連絡先を記載するのではなく、所属している大学や研究室の連絡先などを記載するといった工夫をしたい。社会人の場合も同様に考えるのが望ましい。

［4］ 調査対象者への対応

　依頼状の項目と重複する部分があるが、調査対象者には、まず何よりも十分な説明を行わなければならない。社会心理学的調査のように特殊な学術調査においては、実査に際して最初は真意を伏せる場合もあるが、事後に説明を行うといった、真摯な対応を心がける必要がある。

［5］ 調査員への教育

　調査員が当該調査の当事者である場合は、先の調査マニュアルのように意思統一が比較的容易であるが、部外者に委託する場合は注意を要する。特にプライバシーへの配慮事項については、徹底した教育的指導をあらかじめ行う必要がある。必ずしも法的拘束力があるわけではないが、統計法（平成19年法律第53号）における罰則事項（第7章 罰則）などを読ませるのもその1つの対応策であろう。また、調査員の選出においては、単に仕事が迅速な者を選ぶのではなく、責任感の強い者を選ぶといった工夫も必要である[12]。

5. 調査結果の集計と分析

A. エディティングとコーディング

［1］ エディティング

エディティング
editing
検票。

　エディティングとは、回収された調査票の中で、明らかに間違っている、あるいは矛盾していると判断できる回答に対して、必要に応じた修正や取捨選択を行う作業のことをいう。この際の修正は、調査者が勝手にデータ

をねつ造したり加工したりする（「メイキング」という）ことではなく、一定の基準に則して行われるものである。ここで採用される基準は調査の目的や方法などによっても変わりうるが、設問の意図に反する回答がなされている場合は無効回答とするといったことが一般的である（例：単数回答の設問に対して複数回答がなされている場合など）。

　ただし、多数箇所に修正を要する調査票や欠損値（データの記入漏れ）が多い調査票は、回答内容の信頼度に問題があることも少なくないので、思い切って破棄し、データ処理の対象外とする決断も時には必要である。

［2］ コーディング

　コーディングとは、性別や居住地域、職業などのように数値ではなく言葉として収集されたデータを便宜的に数値に置き換える作業のことをいう（例：「男性＝1、女性＝2」）。この作業は数値にすることによって、調査結果をデータとして扱いやすくすることを目的に行われる。このコーディングには、設問の選択肢にあらかじめコード（数値）を割り当てておく**「プリコーディング」**と、自由記述や事前に数値化が困難な回答に対して調査者が後からコードを割り当てる**「アフターコーディング」**との2つの方法がある。いずれの方法についても、コードによる分類基準が統一されるよう、あらかじめ対応表などを作成して、リスト化しておくとよい。また、性別や居住地域のような基本的な人口統計的属性については、プリコーディング形式を採用して、調査実施の段階で回答を求めておいたほうが事後の処理も容易である。

コーディング
coding
数値化。

［3］ データの入力

　パーソナルコンピュータの普及に伴い、調査データの分析を手作業で行うことは現代では少ない。そこで、表計算ソフトや統計ソフトなどにデータを入力する必要が生じるわけであるが、この段階で特に注意を要することは調査票と入力データとの対応関係の把握である。入力後にミスが発覚した場合などに備えて、あらかじめ調査票に通し番号を記入しておき、入力データとの整合性を押さえておくとよい。この作業は**「ナンバリング」**という。

［4］ データ・クリーニング

　コンピュータへのデータ入力が終了したら、次に入力データにミスがないかどうかをチェックするという作業に入る。これは厳密に計画して調査を行い、収集したデータであっても、入力ミスがあっては正確な情報を引

き出せなくなってしまうためである。この作業を「データ・クリーニング」といい、次の2つの方法がよく知られている。

なお、このデータ・クリーニングには、表計算ソフトの機能や、単純集計表や基本統計量などの出力が可能な統計ソフトを用いることが多い。

(1) 単数チェック

単数チェックとは、一つひとつのデータについて、単純集計表の作成や基本統計量の算出（本節後項において解説）を行い、チェックするという方法である。この作業によって、たとえば、5段階評定（1～5のいずれかの数値で回答を行う）の回答にありえない値（6など）が混入しているといった入力ミスを発見することができる。発見したミスは入力データの通し番号からもとの調査票を特定し、再度入力を行えばよい。

(2) クロス・チェック

クロス・チェックとは、たとえば、病歴なしと回答しておきながら、後に入院体験の設問に回答を行う場合など、回答上の論理矛盾を発見するためのチェックのことをいう（そのため、論理チェックともいう）。エディティングの段階で矛盾回答を発見できれば、その時点で対応を図ればよいが、設問数が多くなるほど確認漏れの危険性も高まるため、分析に入る前に再度確認を行う必要がある。しかし、調査者側に論理矛盾のように判断されても必ずしもそうであるとは限らない場合もあるので、慎重な検討を要する作業である。たとえば、未婚という属性と実子の数のようなデータの場合がその具体例として挙げられる（未婚だからといって、子どもがいないとは限らない）。

B. 量的データと質的データ

[1] データの区分

データには「**量的データ**」と「**質的データ**」と呼ばれる区分がある。量的データは、所得や世帯構成員数のように回答が数量としての性質を有するデータであり、加減乗除の四則演算が可能なものをいう。これに対して、質的データは、性別や居住地域のように言葉（カテゴリー）として収集されるデータであり、本来的に数量としての性質を持たないものをいう。その

ため、特に**カテゴリカルデータ**とも呼ばれる。

[2] 尺度水準との関係

(1) 質的データと尺度水準

質的データは、「名義尺度」と「順序尺度」の2つに対応する。

名義尺度とは、たとえば「男性＝1、女性＝2」のようにデータを数値で分けるものであり、割り当てられた数値は文字通り名義（名前）としての意味しか持たない。言い換えれば、「分類」のための尺度であり、可能な処理は該当するデータの個数を集計するといった単純なものになる。

　順序尺度とは、数値で分けるという名義尺度の性質に「順序性」を導入したものである。割り当てられた数値は、たとえば、成績の5段階評価（1＜2＜3＜4＜5）のように数値間の順序性に意味を持っている。言い換えれば、「順序をつけて分類する」ための尺度であり、順序性があることを除けば、名義尺度と基本的には同じ性質を有するものである。

(2) 量的データと尺度水準

　量的データは、「間隔尺度」と「比例尺度」の2つに対応する。

　間隔尺度とは、順序尺度までの性質に数値間の「等間隔性」が加わったものをいう。たとえば、温度計の1度と2度の間の間隔の1度と、50度と51度の間の間隔の1度はともに1度として等しい間隔を持っている。数値の配列に着目すると、先述の順序尺度と混同しやすいが、間隔尺度においては数値間の間隔も等しく設定されているという点で異なっている。

　比例尺度とは、間隔尺度までの性質に「原点0の性質」が加わったものをいう。原点0の性質とは、当該データに"無（量が0の状態）"が存在することを意味しており、たとえば、年齢や人数、長さや重さなどのデータが該当する。摂氏の温度のように原点0を任意に設定できる（摂氏の温度は水の凍結点をもって0度としている）間隔尺度とはこの点で異なっている。

　ただし、社会調査をはじめとする社会科学系の研究では、両尺度を厳密な意味で区別する必要はほとんどない[13]。加えて、近年の統計学においては尺度の細分化をあまり重視しないことが一般的である[14]。名義尺度や順序尺度のように「分ける」ためだけの尺度とは異なり、数値間に量的差異を反映する一次元性が仮定された「連続尺度」であるとの理解でも十分であろう。

[3] 四則演算との関係

　四則演算、すなわち加減乗除の計算との関係は先述した事項にもあるように、量的データのみにおいて可能である。厳密には、原点0が任意である間隔尺度水準においては加減まで、原点0が存在する比例尺度水準においては加減乗除すべての計算が可能になる（間隔尺度では原点0が任意であるため、厳密な意味での「比」を問題にすることができない）。

　ただし、名義尺度のような質的データではあっても、ダミー変数（0/1

データ）化や最適尺度変換を行うことで、量的データとして扱える方法も
ある。

C. 度数、平均と分散

［1］ データの整理—記述統計

社会調査は社会科学の一分野である。当然、科学である以上はその結果
の提示を客観的な方法で行わなければならない。こうした際に有力な手段
となるのが統計学の方法である。本項では、収集したデータを客観的に整
理するための「**記述統計**」の考え方と、その具体的な数値である「**基本統
計量**」について解説を行う。

［2］ 度数と度数分布

度数とは調査などによって収集されたデータの個数のことである。社会
調査の場合、調査の対象となるのは人間であることが多いため、度数は基
本的には人数を指していると考えて差し支えない。一般に n（小文字イタ
リック体）記号で表現するが、対象集団の全調査対象者（母集団）を表す
場合は N（大文字イタリック体）記号を用いる。たとえば、「小学6年次
の学力」を調査するために、全国から2,000人の該当児童を集めた場合で
あるならば、$n = 2000$ であり、N は日本の小学6年次児童の総人口に相
当することになる。

度数分布とは、データを該当する属性・分類枠（「**階級**」という）ごと
に度数の出現頻度を整理したものであり、一般に「度数分布表（単純集計
表ともいう）」と呼ばれる数表やグラフなどで提示される。また、度数分
布表は、階級ごとの単純度数のほか、その度数が全体（総度数）のどのく

記述統計
descriptive statistics
データの要約を目的とし
た統計学。

基本統計量
basic statistic
1変数の記述（要約）統
計量のうちの基本的なも
の。どの統計量が基本な
のかの定義はない。一般
にはデータ数、代表値、
散布度などが挙げられ
る。

度数
frequency

度数分布
frequency distribution

階級
class

表2-5-1　度数分布表（単純集計表）の例

項　目	度数（人）	相対度数（%）
1. 不満	38	31.7
2. やや不満	23	19.2
3. どちらでもない	52	43.3
4. やや満足	5	4.2
5. 満足	2	1.7
合　計	120	100.0

設問）あなたは，今の生活に満足していますか。
出典）黒田宣代・東巧『新版 よくわかる社会調査法—基礎から
　　　統計分析まで』大学教育出版，2008，p.67．より，一部
　　　表現を改変して記載.

らいの割合を占めるかという「相対度数」も合わせて提示することが多い。表2–5–1に例を示す。

相対度数
relative frequency

[3] 平均

平均値[15]とは、データの総和をデータ数（n）で割った値であり、一般に記号 M（大文字イタリック体）、あるいは $\bar{x}$（エックスバー）で表される（**式2–5–1**）。平均値は、**式2–5–1**に示した算術平均（相加平均）のほかにも、幾何平均（相乗平均）や調和平均、加重平均などがあるが、最もよく使用されるのは算術平均である。

平均値
average
mean: M、$\bar{x}$

$$\bar{x} = \frac{\sum_{i=1}^{n} x_i}{n}$$ [式2–5–1]

なお、平均値はデータが正規分布（中心の度数が最も多く、左右対称の分布型）でない場合は適切な基本統計量ではなくなるので注意を要する。

[4] 分散と標準偏差

分散と**標準偏差**はともに、個々の観測値が平均値からどのくらいの距離で散らばっているかを表す統計量であり、分布の広がり具合を示している。算出方法は、各観測値と平均値との差（「偏差」という）を2乗して合計し、その平均値を求めたものが分散、計算過程での「2乗」の影響を除去するために、分散の平方根を求めたものが標準偏差である（**式2–5–2**、**式2–5–3**）。

分散
variance: s^2

標準偏差
standard deviation: s

$$s^2 = \frac{\sum_{i=1}^{n} (x_i - \bar{x})^2}{n}$$ [式2–5–2]

$$s = \sqrt{\frac{\sum_{i=1}^{n} (x_i - \bar{x})^2}{n}}$$ [式2–5–3]

分散も標準偏差も値が大きいほど、分布に広がりが大きいことを示し、小さいほど広がりが小さいことを示している。言い換えれば、データにさまざまな値が含まれているほど大きい値になり、同じような値が多いほど小さい値となるわけである。

また、統計学では、本段落で扱った分散の定義のほかにも、単にデータの散らばり具合それ自体を「分散」と呼ぶ[16]。「分散が大きい」というこ

とは狭義の分散だけでなく、標準偏差をはじめとした散らばり具合の指標
それ自体が大きいことを意味しているので、文脈に応じた理解が必要である。

［5］歪度と尖度

　平均値と分散・標準偏差を算出することで、データの特徴をあらかた理
解することができるが、より詳細に検討する場合は、本段落で述べる**歪度**
と**尖度**の2指標を確認するとよい。歪度は分布の左右対称性に関する指標
であり、データの値が小さい極方向にかたよっている場合（例：テストで
低得点者が多いケースなど）は正の値を示し、逆に大きい極方向にかたよ
っている場合（例：テストで高得点者が多いケースなど）は負の値を示す
統計量である。また、尖度は正規分布と比べて中心部が尖っているかどう
かを示す指標であり、中心部分が正規分布よりも突出している場合は正の
値を示し、逆に一様分布に近くなるほど負の値を示す統計量である。詳細
な原理や算出方法は他の専門書に譲るが、データ分布を確認する際の1つ
の視点として理解しておく必要はある。

［6］その他の記述統計量

　ここまで述べてきた、平均値、分散・標準偏差、歪度、尖度のほかにも
記述統計量は存在する。以下、主要な統計量を列挙する。

（1）中央値

　データを大小順に並べた際に、ちょうど真ん中に位置する値。正規分布
でない場合は平均値よりも優れた指標になる。データ数が奇数個の場合は
ちょうど中央に位置する値が、偶数個の場合は中央2値の平均値が、それ
ぞれ中央値となる。

（2）最頻値

　すべてのデータの中で最も個数が多い値。複数ある場合、または1つも
存在しない場合もある。

（3）範囲

　最大値から最小値を引いた値。分散・標準偏差同様に散らばり具合の指
標である。

（4）四分位範囲

　データを昇順に並べた際、小さいほうから1/4の点の値を第1四分位数
（25％点）、大きいほうから1/4の点の値を第3四分位数（75％点）とい
い、この第3四分位数から第1四分位数を引いた値を四分位範囲という。
外れ値の影響が除外された範囲である。

歪度
skewness

尖度
kurtosis

中央値
median: *Me*

最頻値
mode: *Mo*

範囲
range: *R*

最大値
maximum: *Max*

最小値
minimum: *Min*

四分位範囲
inter quartile range

[7] クロス集計表

　平均値や標準偏差のような記述統計量が算出できない質的データの場合は、度数分布表（単純集計表）に整理するほかにも、データ間の関連を見るために「クロス集計表」にまとめるという方法がある。このクロス集計表の分析に関しては、次項 **D** **[6]** の「独立性の検定」を参照されたい。

[8] グラフの種類

　基本統計量でデータの全体的な特徴を把握した後は、グラフを作成してデータの視覚化を行うとよい。本段落では、社会調査における主要なグラフを紹介する[17]。

(1) 棒グラフ

　棒グラフ（**図 2-5-1**）は、質的データ（主に名義尺度データ）の分布を把握するためのグラフであり、後述のヒストグラムと類似しているが、棒の長さが量（度数・比率）を表すように描かれるものである（棒の幅は一定）。縦軸の数値の取り方で視覚的に得られる印象が変わるので注意を要する。

(2) ヒストグラム

　ヒストグラム（**図 2-5-2**）は、量的データ（連続尺度データ）の分布を把握するためのグラフであり、長方形の面積が量（度数・比率）を表すように描かれるものである（そのため長方形の幅が異なる場合もある）。連続した量を表現する関係から、長方形の間には隙間を入れずに描かれる。

(3) 円グラフ

　円グラフ（**図 2-5-3**）は、質的データ（主に名義尺度データ）に対して用いられ、全体における各項目の割合（構成比）を、円状に面積で表したグラフである。一般に割合の大きい順に配するが、「その他」などの項目は、割合が大きい場合でも最後に配置するように描かれる。

(4) 折れ線グラフ

　折れ線グラフ（**図 2-5-4**）は、変化するデータを線の傾きによって表したグラフであり、時系列で現象がどのように変化するかを把握したい場合に便利である。また、棒グラフと同様に縦軸の数値の取り方で視覚的に得られる印象が変わるので注意を要する。

(5) レーダーチャート

　レーダーチャート（**図 2-5-5**）は、項目の数量や割合を円状や正多角形状に表したグラフであり、複数の項目について、相互間の関係やバランスを把握するのに便利である。単位が異なる項目を同時に扱う場合は値を割合で表すことが多い。

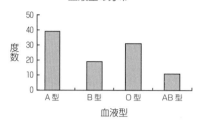

図2-5-1　棒グラフの例
血液型の分布

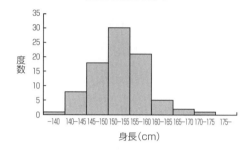

図2-5-2　ヒストグラムの例
児童の身長の分布

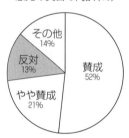

図2-5-3　円グラフの例
意見の賛否の内訳（%）

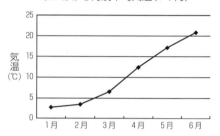

図2-5-4　折れ線グラフの例
A市における月別平均気温(1-6月)

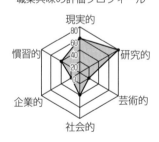

図2-5-5　レーダーチャートの例
職業興味の評価プロフィール

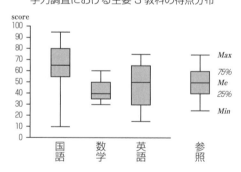

図2-5-6　箱ひげ図の例
学力調査における主要3教科の得点分布

(6) 箱ひげ図

　　箱ひげ図（**図2-5-6**）は、量的データ（連続尺度データ）の分布を把握するためのグラフであり、一般には、最小値、第1四分位数（25%点）、中央値、第3四分位数（75%点）、最大値の5数要約による統計量で描かれることが多い。中央値や四分位数のほか、平均値や標準偏差が用いられることもある。

D. 統計的検定

[1] 記述統計と推測統計

前項 C. 以降において扱った記述統計は、収集されたデータそのものの特徴を整理するための方法であった。本項で扱う**統計的検定**は、収集されたデータにおいて確認された特徴が母集団全体の特徴を反映しているかどうかを吟味する「推測統計」の一手法である（母集団の傾向を標本から推測するためこの名で呼ばれる）。以下、その具体的な考え方・手法について解説を行う。

[2] 統計的検定の考え方

母集団から抽出した各標本間に、何らかの関連や違いがあるかどうかを確率論的に検証し、その傾向が母集団全体にも適用できるかどうかを吟味することを統計的検定と呼ぶ。この統計的検定は「**背理法**」と呼ばれる論理に基づいて行われる。この方法は、たとえば、変数間に何らかの"関連がある"ことを主張したい場合、その反対の論理である"関連がない"という仮説を設定して、その仮説では論理的に矛盾する事実があることを提示することで、"関連がない"という仮説を否定し、"関連がある"ことを証明するというものである。統計学では、この反対の論理のことを無に帰する（否定する）目的で設定することから、「**帰無仮説**」と呼び、主張するべき研究上の仮説を帰無仮説に対立する仮説の意味で「**対立仮説**」と呼ぶ。以下、この2者をめぐる手順について解説する。

(1) 有意水準の設定

帰無仮説が正しいと仮定した場合、その前提では低い確率でしか起こりえない（起これば帰無仮説の前提が崩れる）とする対立仮説の出現確率の基準を設定する必要が生じる。統計学ではこの基準のことを「**有意水準**」、または「**危険率**」といい、「α（アルファ）」という記号で表現する。有意水準自体には絶対的な目安は存在しないが、統計学では慣例的に5%（$\alpha = 0.05$）が採用される（検出力をより厳しく設定したければ、1%（$\alpha = 0.01$）、0.1%（$\alpha = 0.001$）とすればよい）。これは、帰無仮説が正しいと仮定した場合、5%未満の確率でしか起こりえない事象が観測されたとき、対立仮説のほうが正しいと判断する。統計学ではこの有意水準によって仮説を退けることを「**棄却**」といい、採用することを「**採択**」という。この際、有意水準の設定が甘すぎたために、本当は帰無仮説を棄却できないのに誤って棄却してしまうことを「**第1種の過誤**」といい、逆に有意水準の設定が厳しすぎたために、本当は帰無仮説が棄却できるのに誤って採択し

統計的検定
statistical test

推測統計
inferential statistics
母集団の推測を目的とした統計学。

背理法
reductio ad absurdum
ある命題 A を証明するのに、当初 A が偽であることを仮定して、A が偽であっては矛盾が生じることを示すことで行う証明法。

帰無仮説
null hypothesis: H_0

対立仮説
alternative hypothesis: H_1

有意水準
significant level: α

危険率
critical rate

第1種の過誤
type-I error

第2種の過誤
type-Ⅱ error

検定統計量
test statistic

臨界値
critical value

自由度
degree of freedom: *df*
自由に変動できるデータ
の個数。統計量によって
異なるが、一般的には
n−1となる。

有意確率
significance probability
p value：*P*
あるいは*P*値とも呼ば
れる。帰無仮説が真であ
るとした場合の検定統計
量の実現確率。ゆえに小
さい（P＜*α*）ほど有意
性がある。

（2）検定統計量の算出

　帰無仮説が成立するかどうかを吟味するために、収集されたデータの基本統計量などから、検定に必要な指標として算出される統計量を特に「**検定統計量**」という。検定の種類によってさまざまな統計量が存在するが、よく用いられるものに *t* 統計量、χ^2 統計量、*F* 統計量などがあり、帰無仮説に反して対立仮説に適合するほど大きな値を示すものである。その基準となる値は「**臨界値**」と呼ばれ、統計学のテキストには巻末に資料として用意されていることがほとんどである。具体的にはその値との比較で判断を行うことになる。なお、この際に**自由度**と呼ばれる値も必要になるが、こちらは検定によって算出方法が異なるため、検定ごとに説明する。

（3）結果の記述

　検定統計量と臨界値の比較の結果、対立仮説が採択された場合は、「検定の結果は5%水準で統計的に有意であった」と記述する。ここでいう5%水準というのは有意水準を5%（$\alpha = 0.05$）に設定しているという意味である。

　また、近年では統計パッケージの進歩により、検定統計量ごとの「**有意確率**」を算出してくれるものも多い。その場合は検定統計量に合わせて、その有意確率も提示するとよい（例：$P = 0.025$）。

［3］有限母集団の検定の精度

　対象とする母集団の構成員数が有限である場合を特に有限母集団と呼ぶ。標本誤差の段落においても述べたように、データの信頼度は標本の大きさに従って高まるものである。しかしながら、統計的検定は大規模な標本になるほど第1種の過誤を犯しやすくなるという制約があるので、その点を考慮に入れた使用が大切である。また、統計的有意性だけに振り回されない判断の視点も肝要である。

［4］*t* 検定

t **検定**
t test

独立2標本の *t* 検定
independent two-
sample *t* test

　t **検定**とは、2つの平均値に差があるかどうかを検定する方法であり、独立な2標本に適用される場合と対応のある標本に適用される場合とで大別される[18]。まず、**独立2標本の *t* 検定**は次の**式2-5-4**で定義され、帰無仮説は「H_0：2群の平均値に差はない」となる[19]。

$$t = \frac{|\overline{x_A} - \overline{x_B}|}{\sqrt{\dfrac{(n_A - 1)s^2_A + (n_B - 1)s^2_B}{n_A + n_B - 2}\left(\dfrac{1}{n_A} + \dfrac{1}{n_B}\right)}}$$

[**式2-5-4**]

$\overline{x_A}$、$\overline{x_B}$ は各群の平均値、s^2_A、s^2_B は各群の分散、n_A、n_B は各群のデータの個数を表している。独立2標本の t 検定における自由度は「（群 A のデータの個数＋群 B のデータの個数）－2」で定義される。たとえば、群 A と群 B の合計データ数が8ならば、「$8-2=6$」となり、6であることになる。これは各群のデータの個数からそれぞれ1ずつ引いて合計しても同じである。後は算出された検定統計量 t を当該自由度における5%水準の臨界値と比較して判断すればよい。

続く、**対応のある標本の t 検定**は次の**式2–5–5**で定義され、帰無仮説は「H_0：対応のある平均値に差はない」となる。

対応のある標本の t 検定
paired sample t test

$$t = \frac{\overline{x-y}}{\frac{s_{x-y}}{\sqrt{n}}}$$

[式2–5–5]

$\overline{x-y}$ は2つのデータの差の平均値、s_{x-y} は2つのデータの差の標準偏差、n はデータの組数を表している。対応のある標本の t 検定における自由度は「データの組数－1」で定義される。たとえば、5組の対応データの自由度ならば「$5-1=4$」となり、4であることになる。この後の手続きは、先述の独立2標本の t 検定と同様であるので、ここでは割愛する。

[5] 分散分析

t 検定は2つの平均値の差の検定法であり、3つ以上の平均値の差を検定することはできない。そうした場合に用いられるのが**分散分析**と呼ばれる検定である。この分散分析は扱うデータの条件数によって一元配置、二元配置と分析スタイルを変えていく方法である。社会調査では単純に3つ以上の平均値を比較する際に一元配置分散分析を用いることがあるが、大規模な標本の場合や扱う条件数が多い場合は、後の項で述べる相関係数や重回帰分析を用いたほうが検定の限界や解釈の容易さを考える上でも適切な方法である。

分散分析
analysis of variance:
ANOVA

[6] 独立性の検定（χ^2 検定）

独立性の検定とは、クロス集計表を用いて変数間の関連の有無を分析するための検定である。一般に、「χ^2 検定」と呼ばれる検定の一種である[20]。本書では2つのデータを各2カテゴリーずつに分割した「2×2 のクロス集計表」（**表2–5–2**）に限定して解説を行う。

クロス集計表は集計されたデータの度数のかたよりから、その関連を検討するものである。変数間に関連があれば、セル $a \sim d$ の度数は対角線上

独立性の検定
test of independence

χ^2 検定
単純集計表における観測度数と期待度数のずれを検定する「適合度の検定」も χ^2 検定と呼ばれている。また、χ^2 分布を用いた検定はほかにもあるので、注意が必要である。

表2-5-2　2×2のクロス集計表の構造

		従属変数		行計
		分割1	分割2	
独立変数	分割1	a	b	$a+b$
	分割2	c	d	$c+d$
列計		$a+c$	$b+d$	n

に収束する傾向を見せ、逆に関連がなければいずれのセルも一様に近い分布となる。独立性の検定は、この性質を利用して、収集されたデータ（「観測度数」という）が、理論上、分布の一様性を仮定した場合とどのくらいずれているかを計算して、検定統計量を求める方法である。なお、理論上の一様性を仮定した値を特に「**期待度数**」と呼び、算出方法は以下の**表2-5-3**の通りである。

観測度数
observed frequency
観測値、実側値とも呼ばれる。

期待度数
expected frequency
期待値とも呼ばれる。

表2-5-3　期待度数の算出方法

		従属変数	
		分割1	分割2
独立変数	分割1	$(a+b)(a+c)/n$	$(a+b)(b+d)/n$
	分割2	$(c+d)(a+c)/n$	$(c+d)(b+d)/n$

　ここまで準備ができたら後は次の**式2-5-6**を用いて、検定統計量 χ^2 を算出すればよい。

$$\chi^2 = \sum \frac{(O-E)^2}{E}$$

[式2-5-6]

　O は観測度数、E は期待度数である。独立性の検定の帰無仮説は「H_0：2つのデータは独立である（関連がない）」、自由度は「（行の分割数 -1）（列の分割数 -1）」で定義される。したがって、2×2のクロス集計表の場合は $(2-1)(2-1) = 1$ で、常に1となる。検定統計量を求めた後の手続きは、他の検定と同様に当該自由度における臨界値と比較し、有意性の判断を行えばよい[21]。

オッズ比
odds ratio
見込み比とも呼ばれる。

　また、2変数間の関連の強さを測る指標としては、**オッズ比**がある。オッズとは「事象が起こる確率／事象が起こらない確率」で表される統計量であり、この際のオッズ比は**表2-5-2**に従えば、$(a/b)/(c/d)=ad/bc$ で算出することができる。オッズ比は0から無限大（∞）の間の値を取り、オッズ比が1の場合は2つの事象（変数）間に関連がない（独立性がある）

ことを意味する。

E. 相関係数と回帰分析

[1] 散布図と相関

　2つの量的データ間の関連を調べたい場合は、「ピアソンの積率相関係数（以下、相関係数）」を用いる。相関係数は一般にr（小文字イタリック体）で表され、2つの変数間の関連の「強さ」と「方向（正・負）」を示す統計量である。この係数は$-1 \leqq r \leqq 1$の範囲の値をとり、係数が絶対値で1に近いほど関連が強く、0に近いほど関連が弱いことを表す。加えて、正の相関（変数xが増加を示すと、変数yも増加傾向を示す）の場合は右上がりの散布図、負の相関（変数xが増加を示すと、変数yは減少傾向を示す）の場合は右下がりの散布図を示す。また、無相関（変数間に関連がない）の場合は、$x-y$軸間においてまとまりのない散布図を示すものになる。以上の事柄を散布図とともに示すと以下の**図2-5-7**のようになる。

ピアソンの積率相関係数
Pearson's
product-moment
correlation coefficient

図2-5-7　相関の方向（正・負）のモデル図

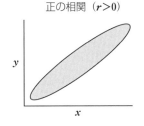

正の相関（$r>0$）

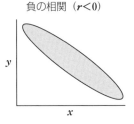

負の相関（$r<0$）

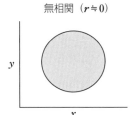

無相関（$r \fallingdotseq 0$）

[2] 相関係数の性質と検定

　先述のように相関係数には、「強さ」と「方向」がある。基本的にはこの両事項であらかたの説明はつくのだが、もう一方の付加的性質として「相関係数の有意性」というものがある。これは前項で解説した統計的検定の考え方を相関係数にも導入したものであり、算出された係数に対して、「H_0：母集団における相関係数は0である」との帰無仮説を検定するものである（「無相関の検定」という）。しかしながら、比較的小規模の標本で母集団の推測を行うことを目的とした統計的検定と異なり、相関係数は要約データであるため、原則的にその信頼度は標本の大きさに依存することになる。そうした事情から調査においては係数が小さくても、有意な相関が確認されることが多くなるが、それを直ちに信頼度の高い相関関係が

確認されたと判断するのは早計である。係数の絶対値による「相関の強さ」と、無相関の検定による「有意な相関」の区別は正確に理解しておく必要がある。もちろん、関連の分析においては「強くて有意な相関関係」が得られるに越したことはない。

［3］順位相関

ピアソンの積率相関係数は、原則的に量的データ（間隔尺度以上）間の関連を調べるためのものである。では、順序尺度以下の尺度においてはこれに相当する統計量がないのかというとそんなことはない。順序尺度データにおいては**順位相関係数**があり、スピアマンとケンドールの方法がよく知られている。本書での詳述は控えるが、特にスピアマンの順位相関係数（ρ）はピアソンの相関係数と同じように解釈できるのでデータが順序尺度の場合は便利な指標である。

順位相関係数
rank correlation
coefficient

［4］偏相関係数と疑似相関

2変数の相関関係を分析する場合、それぞれの変数が第3の変数と相関を持っているため、観測された相関が真の相関関係を表さないことがある。こうした場合に第3の変数の影響を除いた2変数の相関係数を求めたものが**偏相関係数**である。たとえば、子どもの学力と体力には見かけ上の相関が観測されることがあるが、それは年齢（成熟）という第3の変数にそれぞれが影響を受けているためである。この見かけ上の相関は**疑似相関**と呼ばれ、偏相関係数を求めることでその真偽を確認することができる。

偏相関係数
partial correlation
coefficient

疑似相関
spurious correlation

［5］回帰分析と最小二乗法

相関係数による分析は2つの変数間に関連があることを調べるためのものであり、その因果の方向を同定することはできない。そこで、一方の変数からもう一方の変数を予測する（因果の方向を同定する）場合には「**回帰分析**」を用いる。この分析は、散布図上のすべての座標から最も距離の近い直線（「回帰直線」という）を一次関数式（$y = a + bx$）の要領で「回帰式」として定義し、その式に変数 x の値を代入して、変数 y の値を予測するというものである。しかしながら、観測値の多くはこの回帰直線から距離を持っているので、予測にはどうしても誤差が生じてしまう。そこで、回帰分析では以下のようなモデル（**式2-5-7**）を設定する。

回帰分析
regression analysis

$$y_i = a + bx_i + e_i \qquad \text{［式2-5-7］}$$

e_i は、観測値（座標）と回帰直線 $y = a + bx$ の差（「残差」という）を表している。このとき、予測に用いる変数 x を説明変数、予測される変数 y を目的変数、a を切片、b を**回帰係数**、そして e_i を残差項と呼ぶ。また、この残差項 e_i を除いた部分を特に予測式という。計量モデルを表す**式2-5 -7**のようなモデルにおいては、それを具体化する a、b のような未知の定数（パラメータ）を決めなければならないわけであるが、回帰分析では、この残差項 e_i を可能な限り小さく推定するという基準を用いる。具体的には**式2-5-8**で示される残差平方和を最小にする方法を用いる[22]。

回帰係数
regression coefficient

$$Q = \sum_{i=1}^{n} e^2_i = \sum_{i=1}^{n} [y_i - (a + bx_i)]^2 \qquad \text{[式2-5-8]}$$

この方法を**最小二乗法**という。詳細な原理に関しての説明は他の専門書に譲ることにするが、大枠的に述べるならば、観測値と予測値の隔たりをなるべく小さくするように、パラメータを推定する方法であるといえる。

最小二乗法
least square method

F. 多変量解析

これまで解説してきた統計的検定や相関係数のように少数の変数間の分析とは異なり、多数の変数間の関係について分析する手法を、総称して「**多変量解析**」と呼ぶ。近年では統計パッケージの普及により比較的容易に多変量解析を行うことが可能になった。本項では、社会調査でよく用いられる重回帰分析と因子分析の2つを取り上げ、その目的と方法についての概要を簡単に解説することにしたい。

多変量解析
multivariate analysis

[1] 重回帰分析

重回帰分析とは、前項において解説した回帰分析を応用したものであり、複数の説明変数によって目的変数を予測するための方法である。たとえば、「学生の授業理解度 (y)」を「出席率 (x_1)」と「授業への関心度 (x_2)」の2変数から予測を行いたい場合などに適用される方法である。この方法の最も優れた点は、扱う説明変数間の相互影響力をコントロールした（除去した）結果を求められることである。上記の例に当てはめれば、「授業への関心度 (x_2)」に影響を受けない「出席率 (x_1)」の「学生の授業理解度 (y)」への影響力、「出席率 (x_1)」に影響を受けない「授業への関心度 (x_2)」の「学生の授業理解度 (y)」への影響力がそれぞれ分析できることになる。

重回帰分析
multiple regression
analysis

重回帰分析の原理や算出方法の詳細は他の専門書に譲ることにするが、重回帰分析のモデル図は**図2-5-8**の通りであり、複数個の説明変数が仮定される点を除けば、基本的な構造は回帰分析と同じである。

図2-5-8　重回帰分析のモデル図

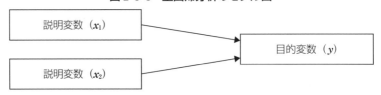

　重回帰分析は調査データの分析において有力な手法ではあるが、その適用においてはいくつかの注意点がある。まず、最も気をつけなければならないことが、**多重共線性**の問題である。これは説明変数間に強い相関がある場合、正確な予測関係を導けないという問題である。こうした問題を未然に防ぐためには、重回帰分析に先駆けて説明変数間の相関分析を行い、強い相関がある変数を除外するか、主成分分析などの他の手法を用いて1つの変数に合成してしまうといった対処をしておく必要がある。つまり、最初から重回帰分析を適用するのではなく、あらかじめ各説明変数間の相関関係を把握した上で分析を実施するのが望ましいということである。

　また、重回帰分析に限らず、回帰分析は基本的には説明変数・目的変数ともに量的データ同士の分析である。したがって、説明変数や目的変数が量的データではない場合は重回帰分析をそのまま適用することはできない。このような場合にはデータ変換を施してから、分析の目的に則した回帰分析を選択することになる。まず、説明変数が質的データの場合はダミー変数（0/1変数）化を行った上で適用するか、あるいは最適尺度変換によるカテゴリカル回帰分析を用いればよい。また、目的変数が質的データでYes or No、あるいは賛成・反対のような2値を取る場合は目的変数をロジット変換（線形変換）した上でロジスティック回帰分析を行うのが一般的である。いずれの回帰分析を適用する場合にも、データの性質と分析目的をよく確認した上で行うことが大切である。

［2］因子分析

　因子分析とは、複数の観測された変数間（いずれも量的データ）の相関関係を分析し、その構造から背後に潜む**因子**を見つける方法である。言い換えれば、因子分析は複数の観測変数の関係から、直接的にデータを収集できない（観測できない）要因を導き出すための方法である。社会調査に

多重共線性
multicolinearity

因子分析
factor analysis

因子
factor

代表される調査研究においては、観測変数を少ない要因にまとめる場合や、観測変数の背後にある潜在因子の抽出（例：意見の背後にある隠れたニーズの抽出）を行う場合によく用いられている。

因子分析のモデル図を**図2-5-9**に示す。

図2-5-9　因子分析のモデル図

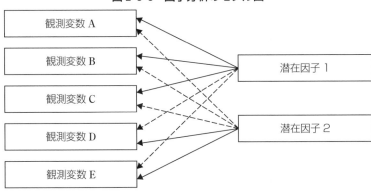

ここでいう、観測変数A〜Eは、調査票において設定された個々の質問項目への回答であり、潜在因子はその個々の項目の背後にある隠れた回答であるとみなすこともできる。

因子分析は、計算過程における作業量の膨大さ、複雑さから、かつては非常に手間のかかる手法であった。しかしながら、統計パッケージの進歩・普及により現代では容易に使用できる多変量解析の1つとなっている。

因子分析は、それぞれの観測変数が各潜在因子にどのように関係しているかという関連の強さと方向が「**因子負荷量**」という数値（これは因子と観測変数の相関係数である）で表される。上記の例では5つの観測変数が2つの潜在因子で整理できるモデルを示したが、この潜在因子がいくつ存在するか、あるいはいくつの潜在因子を用いて整理すればよいのかということに対して絶対的な基準があるわけではない。この判断は調査者に委ねられている。調査者の裁量で分析できる手法である反面、その操作性の高さゆえの判断の難しさが付随することも考慮に入れて使用する必要がある。この因子数の選定に関してはいくつかの視点[23]があるが、調査において因子の抽出を探索的に行う場合は、変数間の整理のしやすさ（解釈可能性）で選定するのが一般的である。

因子負荷量
factor loading

［3］因子分析と下位尺度

因子分析は複数の観測変数の関係から、背後にある潜在因子を抽出する方法である。したがって、観測変数が何かしらの尺度（測定ツール、ある

いは心理尺度など）である場合、それに内包される下位尺度を抽出することも可能である。因子分析における因子の同定には大別して直交回転解と斜交回転解の2つがある。前者はある因子が他の因子と相関を持たないように抽出する方法であり、後者は他の因子との相関を仮定しながら抽出する方法である。どちらの方法を採用するかは調査者の判断によるところになるが、因子の抽出を探索的に行う場合は直交回転解を採用するほうが適切である。また、斜交回転解を採用する場合は因子間に相関があることを考慮に入れながら解釈を行わなければならない。この際、相関が強すぎる因子が存在する場合、当該因子が同一概念であることの示唆である場合もあるので注意を要する。これに関して、村上宣寛・村上千恵子[24]は0.50を超える相関がある場合、解釈が困難であること、理想は因子間の相関が低い斜交回転解か、単純構造化された（特定の因子に特定の変数のみが強い因子負荷量を持っている結果）直交回転解が望ましいことを述べている。こうした視点も視野に入れた使用が因子分析には大切である。

注）

(1) 堀洋道・山本真理子・松井豊編『心理尺度ファイル—人間と社会を測る』垣内出版，1994.

(2) 堀洋道監修／山本眞理子編『人間の内面を探る—自己・個人内過程』心理測定尺度集 I，サイエンス社，2001.

(3) 堀洋道監修／吉田冨二雄編『人間と社会のつながりをとらえる—対人関係・価値観』心理測定尺度集 II，サイエンス社，2001.

(4) 堀洋道監修／松井豊編『心の健康をはかる—適応・臨床』心理測定尺度集 III，サイエンス社，2001.

(5) 前掲書 (1).

(6) 織田揮準「日本語の程度量表現用語に関する研究」『教育心理学研究』第18巻第3号，1970，pp.166-176.

(7) 一般に無作為抽出法・有意抽出法という呼称がよく用いられているが、現代ではこれに代わって確率抽出法・非確率抽出法と呼ばれることが多い。完全に同義というわけではないが、確率による抽出方法の総称として無作為抽出法、確率によらないそれ以外の抽出方法の総称として有意抽出法を用いている。

(8) 有意抽出法についての補足事項。無作為抽出法との対比で、データのかたよりが避けられない方法としての印象が強まってしまった感が否めないが、無作為抽出をしてもデータのかたよりはつきものである。それは、抽出に不備があったという無作為抽出法の失敗によるものでなく、調査法という方法論上の限界によるものである。調査票の回収率という問題ともかかわるが、この調査法は基本的に調査に協力的（好意的）な人のデータしか収集できない方法であるという限界は押さえておく必要がある。

(9) 盛山和夫『社会調査法入門』有斐閣ブックス，有斐閣，2004.

(10) 松尾太加志・中村知靖『誰も教えてくれなかった因子分析—数式が絶対に出てこない因子分析入門』北大路書房，2002.

(11) 前掲書 (9).

(12) 田久浩志・岩本晋『統計解析なんかこわくない—データの整理から学会発表まで』医学書院，2004，p.8. から援用.

(13) 岸学『SPSS によるやさしい統計学（第2版）』オーム社，2012.

(14) 村瀬洋一・高田洋・廣瀬毅士『SPSS による多変量解析』オーム社，2007.

(15) 平均値、中央値、最頻値を総称して代表値という。

(16) 前掲書 (13).

(17) 本段落で紹介したグラフ中のデータはすべて架空のものである。

(18) 独立標本とは各群のデータが互いに独立（無関係）なケースを指し、対応のない
データとも呼ばれる。ある特性値を男女別に比較するような場合が該当する。ま
た、対応のある標本とは各群のデータが互いに対応関係にあるケースを指し、対
応のあるデータとも呼ばれる。ある特性値を同一標本に対する処置の前後で比較
するような場合が該当する。

(19) 2群の等分散性が仮定されない場合には、ウェルチの検定を行う。

(20) 一般に、「適合度の検定（test of goodness of fit）」と「独立性の検定（test of
independence）」を「χ^2 検定」と呼ぶことがあるが、χ^2 分布を用いた検定はこ
の2者だけではないので適切な呼称ではない。「母分散の検定」や「等分散性の
検定（バートレットの検定）」、「2つの母比率の差の検定」などにも χ^2 分布は用
いられているので、誤解を招かない呼称を使うことが好ましい。

(21) 2×2のクロス集計表において5未満の期待度数がある場合には、フィッシャー
の正確確率検定（直接確率法）による独立性の検定を行う。

(22) 前掲書 (9).

(23) 前掲書 (10).

(24) 村上宣寛・村上千恵子『主要5因子性格検査ハンドブック―性格測定の基礎から
主要5因子の世界へ』学芸図書，2001.

参考文献

●原田勝弘・水谷史男・和気康太編『社会調査論』学文社，2001.
●平山尚・武田丈・呉栽喜・藤井美和・李政元『ソーシャルワーカーのための社会福祉調査法』
Minerva 福祉専門職セミナー9，ミネルヴァ書房，2003.
●森岡清志編『ガイドブック社会調査（第2版）』日本評論社，2007.
●坂田周一『社会福祉リサーチ―調査手法を理解するために』有斐閣アルマ，有斐閣，2003.
●島崎哲彦・大竹延幸『社会調査の実際（第13版）―統計調査の方法とデータの分析』学文
社，2019.
●南風原朝和・市川伸一・下山晴彦編『心理学研究法入門―調査・実験から実践まで』東京大学
出版会，2001.
●原純輔・海野道郎『社会調査演習（第2版）』東京大学出版会，2004.
●酒井隆『アンケート調査の進め方（第2版）』日経文庫，日本経済新聞社，2012.
●轟亮・杉野勇・平沢和司編『入門・社会調査法（第4版）―2ステップで基礎から学ぶ』法律
文化社，2021.
●豊田秀樹『調査法講義』シリーズ調査の科学1，朝倉書店，1998.
●内田治『成功するアンケート調査入門』朝倉書店，1992.
●大櫛陽一他『SPSS による看護・福祉・医学統計学入門』福村出版，1999.
●小野寺孝義・山本嘉一郎編『データ解析ミニマムエッセンス―SPSS で学ぶ統計手法』ナカニ
シヤ出版，1996.
●吉田寿夫編『心理学研究法の新しいかたち』心理学の新しいかたち3，誠信書房，2006.
●小塩真司・西口利文編『質問紙調査の手順』心理学基礎演習，ナカニシヤ出版，2007.
●鎌原雅彦・宮下一博・大野木裕明・中澤潤編著『質問紙法』心理学マニュアル，北大路書房，
1998.
●青木繁伸『基礎の統計学』開成出版，1999.
●黒田宣代・東巧『新版よくわかる社会調査法―基礎から統計分析まで』大学教育出版，2008.

■ 理解を深めるための参考文献

● 青木繁伸『統計数字を読み解くセンス―当確はなぜすぐにわかるのか？』DOJIN 選書 27，化学同人，2009.

　統計数字（データ）の本質をおおまかに理解できるようにテレビの視聴率や血液型性格診断、地球温暖化や健康診断の信頼性などの身近な題材を取り上げて解説。統計学的教養を高めたいという読者にお勧めの1冊である。

● 松原望ほか編『統計応用の百科事典』丸善出版，2011.

　入門書では学べない統計学の実際を主な学問分野ごとに応用例を用いて解説。社会調査のほか、心理、教育、保健・医療、経済分野における統計的手法の活用にも理解を深めたい読者にお勧めの1冊である。

第3章 質的調査の調査技術

ソーシャルワークの実践では個別性が尊重される。よって、現場におけるデータ収集では、利用者の置かれた社会環境による個々のデータを深く分析し、それを積み上げていくことが必要になる。そこから、実践と理論を融合させた、新しい理論を構築することも可能となり、エビデンス・ベースト・プラクティスにつながると考えられる。それに必要な、さまざまな質的調査の技術を学ぶ。

1

質的調査とは何か。「質的」とはどのような意味を持っているのか。「個」に焦点を当てることで他者理解や他文化理解は可能なのか。量的調査と質的調査は対立するものなのであろうか。質的調査のその基本的な視点について概観を試みる。

2

観察は、科学的研究の出発点ともいえる。観察は、現象と観察者の直接性という多くの利点を持つ。それだけに観察法は、さまざまな現象や、状況に合わせた方法の選択が求められる。質的調査の最も基本的な方法として、観察法の特徴と技法について説明する。

3

面接法はコミュニケーションを基礎とするデータの収集の方法である。比較的制限の少ない自由状況で調査者と調査対象者が対面し、そして、調査者が「話を聴く」ことでデータを得る。さらに、面接法は言語的に「聴く」ことだけではなく、非言語的な情報について「観察」することも求められる。面接法の特徴について理解する。

4

質的調査におけるデータは、さまざまな形式で示される。観察記録、フィールドノーツ、映像データ、音声録音など……。しかし、質的調査は常にその恣意性や主観性が問題視され、データの信頼性や妥当性に関心が集まる。ここでは、主要な分析方法や信頼性・妥当性のミニマム水準について論じる。

1. 質的調査の特徴と種類

A. 質的調査の必要性

　昨今の質的研究ブームもあり、それに対する関心が高まっている。しかし、**社会福祉調査**は量的研究を中心に発展してきたことを忘れてはならない。

　確かに、量的調査は**標本**からその**母集団**の特徴を記述し、その後を予測することに貢献をしている。しかし、調査対象の深い理解や、量的調査では見落とされたり見捨てられたりする現象に目を向けるためには、質的調査について検討することが求められる。本来、量的調査と質的調査は対立するものではなく、両者はお互いに方法論として緊張状態にあることによって調査の質を高めていく役割を果たしている。

B. 質的調査の基本的特徴

[1] 主観的見方

　量的調査は無作為に抽出された調査対象者からデータを収集し、その結果を数量的に得るという性格を持っている。それに対して質的調査は、固有の社会的体験をしている、あるいは体験をした少数の調査対象者のデータから、調査者の主観を通して、その事象の意味について解釈していく。ゆえに、質的調査は少数のケースについて、さまざまな方法を用いて多側面から全体的に把握し、事象の**主観的意味**を洞察しながら解釈することが求められる。

　しかし、質的調査の目的は自分勝手な解釈をすることではない。質的調査においては目の前で起きている現象を事実として記述し、そこから新しい概念や関係性を発見し説明するという目的を忘れてはならない。

[2] プロセスに対する関心

　量的調査は標本から母集団を推測することや、測定された変数間の相互関係を明らかにすることを目的としているのに対して、質的調査における関心は、対象となっている現象それ自体の理解というところにある。特にその現象を言語的・概念的に把握する「記述」によりデータを構成していくという特徴を持っている。

質的調査ではこの「記述」された質的なデータをもとに、その内容の解釈・分類・類型化・概念化という作業を行うことで、あるいはこれらの作業を繰り返すことで、新たな仮説を生み出し、より統合された概念的理解を進めていくことになる。このようなことから、質的調査ではそのプロセス自体に研究・調査の関心が集められることになる。

[3] 手続きの柔軟性

質的調査では、研究の出発点として曖昧に設定された研究設問をもとに柔軟な研究デザインがとられることが多い。質的調査では、データの収集と分析を切り離して考えることは難しい。それは、データの収集と分析が循環的に進行していくという、質的調査の特徴によるところが大きい。

図3-1-1　質的研究のプロセス

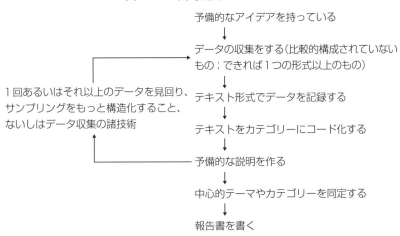

出典）オーフォード, J. 著／山本和郎監訳『コミュニティ心理学―理論と実践』ミネルヴァ書房, 1997, p.178.

質的調査のプロセスについて**オーフォード**は、幅の広いさまざまなタイプの質的研究があるとしながらも、質的研究に含まれる主要な段階には一般的な一致がみられるとして**図3-1-1**のような見解を示している[1]。このように柔軟性を持った手続きを踏むことによって、開かれた問題理解から焦点化され統合された概念的理解へと進むのである。

オーフォード
Orford, Jim
1942–

[4] 帰納的方法

質的調査は、個々の事例を深く解釈することによって、一般法則性を導き出そうとする、帰納的な研究手続きが取られる。いわゆる、理論構築のための手続きである。それは調査によって得られた質的データを通して、

新しい概念や概念間の関係性を探り、それを発展させるという性質に特徴づけられる。

　量的調査では、既存のモデルや研究者の立てた仮説の検証のためにデータが収集されるという、演繹的な手続きがとられることが多い。質的調査などで用いられる**帰納的手続き**と、量的調査や**仮説検証実験**などで用いられる**演繹的手続き**は形式的には対立関係にあるといえる。しかし、量的調査で用いられる仮説などは、質的調査など演繹的な手続きによって得られた経験的な事象をもとに理論構成がなされることが多く、実際にはこの両者は併用されているようである。

［5］研究内容の質的豊かさ

　質的調査の長所は、そのデータの**質的豊かさ**にある。質的調査では調査対象者が有する経験を、参加者自身の解釈を通してさまざまな手段を用いて表現される。そして、調査者はその表現の中から参加者が有する社会的意味について主観的に解釈をし、洞察を深めていくことになる。言い換えれば、少数の事例を通して、その調査対象（事象）を多側面から全体的に捉え、洞察的に普遍化していくことが質的データでは可能となる。

岩永雅也
1953–

　岩永雅也は質的調査の具体的な長所を次のように挙げている[2]。

①被調査者[3]の体験を調査者が追体験することにより、その行為や事象の深層まで理解することができる。

②単純化された画一的な質問を用いないため事象を多元的総合的に把握できる。

③時間を遡り、順を追って尋ねることができるため、変化のプロセスと因果を動態的に把握できる。

［6］理論の一般化の限界

　質的調査は、量的調査にはない長所を有していることは前述した通りであるが、その質的研究にも限界がある。最も大きな限界として、母集団に対する調査対象者の**代表性**を理論的に検証できないことである。少数かつ特定の経験を有する標本を対象とする質的調査では、量的調査にみられる**母集団の推定**に限界を持っている。さらに調査の成否が調査者の能力や経験、性格によって左右されること、そして同様の調査を反復して行っても結果の比較が難しいことも、その限界として理解しておくべきであろう。

C. 質的調査と量的調査の比較

[1] 目的

　質的調査と量的調査の優劣を比較することは意味がない。しかし、それぞれの調査の目的を理解することで、調査・研究を効果的に行うことが可能となる。質的研究の目的は、記述を通して概念や仮説を生み出すことであり、そこから他者や他文化を理解することである。広い意味では量的調査の目的も、他者や他文化の理解にあることは間違いない。しかし、量的調査では記述という方法ではなく、数量的データによる表現をとり、仮説検証においては、効力の高い情報を提供することが可能となる。

[2] アプローチ

　質的調査における調査対象に対するアプローチや研究姿勢について、**テイラー**と**ボグダン**は「経験的な世界へのアプローチのしかたのひとつ」として、以下のようにその特徴を挙げている[4]。

①帰納的である。

②対象となる事態と人びとを全体的に見ていく。

③研究者自身が対象者に与える影響に敏感である。

④対象者の視点から相手を理解しようと努める。

⑤対象者の信念、視点、事前の前提をいったん保留する。

[3] 対象とフィールド

　量的調査対象者の抽出には**標本抽出法**が用いられる。これにより、抽出された標本から母集団の特性を効率的に推定することが可能となる。しかし、1つのケースから得られる固有の価値を十分に生かすことは難しい。

　それに対して質的調査では、**臨床研究**や**フィールドワーク**にみられるように、そのケースそのものが調査テーマと密接に関連しており、対象の選択の基準自体が質的である。このように、質的調査では量的調査にみられる標本抽出法が用いられることはなく、後述するように、ケース選択に対して恣意的であるという批判があることも事実である。

[4] データ収集

　質的調査におけるデータ収集方法の特徴は「記述」である。**箕浦康子**が「ともかく何でもゴサーッと記録してみる」[5]と述べていることからもわかるように、それはデータの「記述」から始まる。また、質的調査においてはデータの収集と分析を分離して考えることは難しく、この2つが循環的に進

テイラー
Tailor, Steven J.
1949–

ボグダン
Bogdan, Robert C.

行するという特徴を持っている。それに対して、量的調査は検証すべき仮説に示される概念とデータのつき合わせという研究の出発点を持っている。

このことから、量的調査におけるデータ収集は「**測定**」という方法を用いて、構成概念を数値化したり、カテゴリー化したりする手続きをとることが多い。

[5] 分析

質的調査では、データ収集と分析が循環的に進行する。質的研究では「記述」を用いたデータ収集から「分析」に移行するが、すでに「記述」自体が「分析」を含んでいる。それに対して量的調査の場合、データの収集と分析が独立しており、検証すべき仮説に基づいてデータが収集され、統計的手法を用いた分析が一般的に行われる。

質的調査では、データ（記述された内容）を意味的にまとまりのある単位から分析していくことが多い。たとえば**観察記録**では**エピソード**という単位で分析が進められ、**発話記録**で**プロトコル**が分析の単位として用いられる。質的調査においては何を分析の単位とするかは研究ごとに異なる。

[6] 結果

質的調査によって得られた結果から何が求められるかという問いに対して、一義的な答えを用意することは難しい。あえて言うならば、私たちが当たり前のように接している出来事をどのように理解することができるかであり、さらにこれまでの常識を書き換えるような視点を提供することである。質的調査で示された結果は、さらなる質的調査の課題や量的調査の仮説を提供するものであり、新たな研究の視点を示すものでもある。

[7] 調査者と調査対象者との関係

質的調査を用いる調査者について**デンジン**と**リンカン**は、「ブリコルール」や「キルト職人」にならなくてはならないという例えを用いている[6]。要するに質的調査を行う者は、さまざまな方法や道具を駆使し、新しい方法を開発し、調査者が何をなし得るかを示すことが求められるのである。

調査対象者に対する2つの調査法の立場は、次のように要約できる。量的調査の場合、調査対象者は抽出された標本として母集団を推定する大切なデータを提供してくれる存在であると考えるが、その固有の特徴などに言及することは少ない。それに対して質的研究では、調査対象者に対する理解や固有の文化理解を目的としており、調査対象者と調査者の距離は必然的に近いものになるという特徴を有している。

デンジン
Denzin, Norman K.
1941-

リンカン
Lincoln, Yvonna S.
1944-

ブリコルール
bricoleur
手先の器用な職人あるいは職人もどきという意味。

キルト職人
調査者は解釈者としてデータをつなぎ合わせて新たなストーリーを構成していく存在であることを表している。

D. 質的調査の種類

[1] 質的調査の分類

社会調査法は、量的調査法と質的調査法に大別される。この場合、量的調査は一般的に**質問紙調査**を指すことが多い。それに対して、質的調査法は一義的な技法をイメージすることは難しい。さらに量的調査は**統計学的技法**と結びつき、**信頼性**や**妥当性**についての検討が一応なされているといえるが、質的調査については統一的な基準があるわけではない。

質的調査の技法は多種多様である。形式的な分類として**面接法**、**観察法**、**フィールドワーク**、**事例研究**といった方法が考えられる。また、データ収集の技法として**フォーカスグループ**や**エスノグラフィー**などの方法がある。さらにそれらの方法を用いて得られた質的データを分析・解釈し、新しい概念を生み出す分析技法として、**グラウンデッド・セオリー・アプローチ**、**KJ法**、**ナラティブ分析**、**分析的帰納法**などを挙げることができる。

そして、ソーシャルワークにおける調査手法として、量的調査、質的調査それぞれの長所を活かし、それぞれの短所を補い質的データと量的データの両方を収集する**ミックス法**（混合法）の利用も注目されている。また、データの分析方法も文字列（インタビューデータなど）を単語や文節を区切り、その頻度や共起関係を解析する方法として**テキストマイニング**（計量テキスト分析）がコンピュータ技術の解析ソフトウェアの発展にともなって活用されるようになっている。

すべての方法・技法を取り上げて説明することは困難である。ここでは質的調査・研究においても基本的な存在である事例研究、データ収集の方法としてのフォーカスグループやエスノグラフィー、分析技法としてのグラウンデッド・セオリー・アプローチについて簡潔に触れることを試みる。

> **分析的帰納法**
> 質的分析の枠組みにおいて仮説検証を行う方法。

[2] ミクロ研究とマクロ研究

質的調査の根底には、**ミクロ社会学**の基本的な志向性が備わっている。質的調査は、社会全体を対象とする**実証主義社会学**が志向するマクロ研究とは異なり、小集団や特定の状況を対象とする**ミクロ研究**を目指すものとなる。このことからも理解できるように量的調査は**マクロ研究**の志向性が強く、質的調査は個人や異文化の理解を目指す、ミクロ研究の志向性が強いといえる。

> **実証主義社会学**
> 社会学は経験され確証された事実に基づいて構築されなければならないとする考え方。

[3] 手法と視点

質的調査に求められる研究姿勢として、「行為者の視点に立つ」を挙げ

ることができる[7]。これは、1960年代のアメリカにおいて、**象徴的相互行為論**の立場から、それまでの量的調査に対する異議申し立てのためのスローガンとして用いられたものである。しかし、これは必ずしも質的調査が一枚岩としてその研究視点を統一するものではない。研究姿勢を考える場合、次の2つの視点に関心を持つことが必要であろう。

まずは、質的調査の目的の主流とされている、調査者の外部に存在している他者や他文化を理解する立場である。現場を通して、行為者の視点に立った「他者理解」「他文化理解」を目指すものであり、エスノグラフィーに代表される技法を採用しているものが多い。

それに対して、事例研究にみられるような事例の詳細な記述を通して、データ自身に内在する意味からその事象を理解していこうとする、データ内在的研究を志向する立場もある。これは1つの事例から一般性を導こうとする志向性を持つもので、事例の中にその法則性が宿っていると考える立場である。しかし、調査者にとって都合のよい事例を選んでいるのではないかという**恣意性**に対する批判が存在することもまた事実である。

[4] グラウンデッド・セオリー・アプローチ

グラウンデッド・セオリー
grounded theory

グレイザー
Glaser, Barney G.
1930-2022

ストラウス
Strauss, Anselm L.
1916-1996

グラウンデッド・セオリーとは**グレイザー**と**ストラウス**によって提唱された、研究者自身が独自の理論を発見するための方法である。彼らは社会科学の研究で、量的調査にみられるような理論検証が強調されすぎたことを批判し、調査したい領域にとってどんな概念や仮説が適切であるかを見出すことの重要性を示し、収集したデータから浮上してくる独自な理論を発見するための方法を提案した。

グラウンデッド・セオリーは、多様な質的データから概念カテゴリーを抽出するための方法として体系的なコーディングが行われ、浮上しつつある概念カテゴリーや仮説を洗練するために、「**絶えざる比較法**」と呼ばれる循環的な分析手順をとる**データ対話型理論**といえる。

グラウンデッド・セオリーは論者によって基本的な立場や分析技法に違いがみられるが、その最終目標は理論をつくりあげることにある。データから抽出された複数の概念を体系的に関連づける枠組みであるといえよう。

[5] 事例研究（ケーススタディ）

事例研究とは社会的文脈のなかで人間の問題行動を理解し、それに対する実際的処置を見出すために、該当事例に関する各種の資料を収集し、分析する方法をいう。

量的調査においては、母集団から抽出された標本から母集団の特徴を推

定することが可能である。言い換えれば、1つのケースは標本としての情報を提供するものであるが、ケース自体は固有の価値を提供するものとは考えられていない。それに対して、質的調査ではケースそのものが研究の対象として扱われ、調査テーマと密接にかかわっている場合が多く、特に事例研究は、ケースそのものが研究や調査のテーマとなる。事例研究は臨床研究やフィールドワークのような、長期にわたる研究を通してデータが収集される領域では重要な研究法である。

　事例研究は質的研究の最も代表的な研究法の1つだが、決して新しい方法ではない。さらに方法論的な選択肢としてではなく、何が研究されるべきかという「対象の選択」であるという特徴も持っている。また、事例研究は**科学的方法論**の1つとして位置づけられるが、その事例は母集団を代表するものではなく、理論的構築を促すものとしては不十分であると指摘されている。要は単一事例から何が学べ、何が理解できるかという関心に集約できる。ただし、事例研究であっても、そこから得られた質的データから一般法則性を導こうとする野心的な視点が皆無であるわけではない。

［6］フォーカスグループ

　フォーカスグループとは質的調査の手法で、**グループ対話式**で自由に発言してもらい、商品・サービス・コンセプト・アイデアなどに対する意見や情報を収集する方法として用いられる。有意標本抽出によって対象者の選定が行われることが多く、**グループインタビュー**とも呼ばれている。実施に先立ち、調査目的に合わせて質問内容、おおよその質問順序、討議のルールなどを示したインタビューガイドを決め、自然な流れでフォーカスグループが進められるようにしておくことが必要である。

　通常フォーカスグループは、10人程度の小グループで1時間〜2時間程度行われることが多く、司会進行役によってセッションが進められ、**個別面接調査**よりも自然な意見収集ができるという長所を持つ。**市場調査**では意見を取り出すための重要な手法として用いられるが、その意見は、調査対象となる標本が小さいため、母集団を代表する意見とはなりづらいという問題点を持っている。

［7］エスノグラフィー

　エスノグラフィーとは、文化人類学や社会学、心理学などで用いられる研究手法であり、文化や習慣による行動様式を詳細に記述する方法を指す。もともとは西洋文化と異なる文化圏の研究に用いられたが、今日では私たちの日常生活も対象となり、その行動の詳細な観察を通して、本質的なニ

グループインタビュー
group interview
➡ p.98
本章3節 A.［4］参照。

エスノグラフィー
ethnography
➡ p.107
本章4節 A.［6］参照。

ーズなどを推測していく方法として注目されている。

　市場調査などで日常的に行われる**定性的調査**の**フォーカスグループ**などとは異なり、調査協力者の意見を聞くのではなく、日常の生活スタイルなどから潜在的なニーズを探り出す方法であり、フォーカスグループなどにみられるバイアスなどが起こりづらいという特徴を持っている。

2. 観察法の実施と記録法

A. 観察法の特徴と分類

［1］観察法とは

観察
observation

　観察とは行動そのものを言葉を用いて確認するだけにとどまらず、物事の実態を理解するために注意してみることである。視覚・聴覚・嗅覚・味覚・触覚の5つの感覚器官のすべてを働かせ、利用者のあるがままの状態を的確に把握することである。すなわち、ありのままの条件のもとでおこりつつある事柄をそのまま記録するという、科学的研究方法の最も基本的なものであるといえる。観察法とは、人間や動物の行動を自然的・実験的な状況において観察、記録、分析し、行動の質的・量的な特徴や法則性などを解明する方法である。そこでは行動のありのままの記述を記録する「行動記述」や、姿勢、発語、パターンなど客観的に観察可能な頻度記録である「行動測定」、声の大きさ、その活動への集中度など行動の程度を評定する「行動評定」、行動から受ける印象の評定である「印象評定」のどれかが行われる。

［2］観察事態からの分類（自然的観察法と実験的観察法）

自然的観察法
naturalistic
observational method

（1）自然的観察法

　自然的観察法とは、行動の発生の状況に対して何ら人為的な操作を加えず、自然な事態の中で生起する行動をありのままに把握しようとするものであり、その現象をなるべくそのままの形ですくい取ることである。自然的観察法は、さらに「偶発的観察法」と「組織的観察法」に分類される。

①偶発的観察法

　偶発的観察法とは、あらかじめ明確な目標を設定せずに、偶然の機会において生じたさまざまな行動を観察した記録や印象をもとに、一定の人物

像を形成したり、人間関係や社会構造などを明らかにすることをいうものである。

②組織的観察法

　組織的観察法とは、たとえば子どもの喧嘩というような行動を校庭で見るというように、あらかじめ目標を設定し、観察する状況や場面を選択して対象を明らかにするものである。

　これらの自然的観察法では、観察対象の行動を自然のままで観察できるため、**生態学的妥当性**は高い。しかし、それが自然に生起する場面に偶然いあわせるか、またそれが生起するまで待たなくてはならず、さらにあくまでも行動の因果関係を明らかにすることも難しく相関的な資料しか得られないため、この方法だけでは、観察された行動の原因を明らかにすることはできない。

生態学的妥当性
ecological validity

（2）実験的観察法

　実験的観察法とは、ある特定の行動が生起しやすい状況を観察者の側で設定し、その中で生起する対象行動を短期間のうちに数多く観察することを目的とし、ターゲット行動の特質を捉えようとするものである。たとえば、プレイ・ルームでの母親と幼児との相互作用をワンウェイ・ミラーを通して観察するなど、観察対象を取り巻く状況を統制したなかで、その行動を記録する方法である。これは観察者が興味をもつ行動を重点的に観察でき、行動と環境の因果関係を明らかにできる、というメリットがある。しかし、状況が統制されるに伴い、環境の操作は被観察者にとって非日常的なものになりがちであり、行動も不自然になりうるということを考慮しなければならないデメリットがある。すなわち、妥当な環境設定が重要である。

実験的観察法
experimental
observational method

［3］観察形態からの分類（参与観察法と非参与観察法）

　観察法は、観察形態からの分類、すなわち、観察者と被観察者との関係の観点からも分類できる。

（1）参与観察法

　参与観察法とは、被観察者が観察者を受け入れ、観察者は観察対象と一緒に行動しながら、データを収集する方法であり、観察されている対象に違和感を余り与えずに観察できるというメリットがある。観察者は、被観察者に対してごく自然に振る舞い、感情移入しながら関与し、ともに経験しながら観察する**交流的観察**と、観察者から被観察者への関与を最小限にして観察する**非交流的観察**がある。また、その中間的な観察として被観察者との面接を通した**面接観察**がある。参与的観察では主観的参与と客観的観察を両立させなければならないことが重要である。

参与観察法
participant observation
参加観察法ともいう。

(2) 非参与観察法

　非参与観察法とは、ワンウェイ・ミラーやビデオ機器などを使用し、研究者と被観察者の立場を区別して、観察対象の活動に参加せずに客観的・自然的な観察を行う方法のことである。ワンウェイ・ミラーを通して行動を見る非参与直接観察と、ビデオ機器などを使用し記録する間接観察がある。研究する観察対象となっている集団・個人の活動にどれだけ自然に適応できるのかによって参与観察法、非参与観察法のどちらの観察法を用いればよいのかが変わってくる。観察対象となっている集団・個人は観察者の影響を少なからず受けるが、観察対象の活動行動に自然に溶け込めることができるのであれば、参与観察法のほうが観察対象に与える影響が小さいといえる。また反対に、観察対象の生活活動に上手く溶け込むことができず、観察者がそれらの活動に参加することによって対象のいつも通りの行動・状況が観察できなくなるのであれば、非参与観察法を実施したほうがよいといえるであろう。

［4］ 観察者の位置づけ

　観察者の位置づけによって以下の4つのタイプに分類することができる。

(1) 完全な参加者

　調査者はその対象となる社会に完全に参加しており、調査者であることを明かさないため、周囲からも観察者であるとはみなされない。

(2) 観察者としての参加者

　調査者は調査目的でその社会にいることを明らかにしている。調査の意図を調査対象者に伝え、比較的長期にわたりその対象に所属する。

(3) 参加者としての観察者

　調査者の目的は観察である。参加は必要最小限にとどまる。調査対象者との関係は単発的である。インタビューやアンケートなどがこれに相当する。

(4) 完全な観察者

　非参加観察と同義である。調査者と調査対象者との関係は完全になく、観察のみを行う。

［5］ 観察手法からの分類

　次に観察の手法からの分類を示す。

(1) 日誌法

　行動の日誌型の記述である。福祉施設での日誌や病院での看護日誌などが挙げられる。行動の変化過程を捉えることができる。

（2）逸話記録法

特定の個人ではなく、多数の人物の一般的な行動や言語の記録をいう。行動の偶発的発生を観察する。行動の質的特徴の解明に有効である。

（3）事象見本法

特定の種類の行為の過程に着目して観察する。現象を選択する出来事を1つの単位としているので、出来事全体を捉えることができる。しかし、焦点を当てる出来事が生起するまで待つ必要がある分、非効率的である。

（4）時間見本法

行動の流れを時間単位で分け、そこで生じている特定の行動の有無や頻度を観察する。日常の行動にある生起頻度や持続時間など、法則性を観察するのに適するものである。しかし、生起頻度の低い行動を把握しにくい。

（5）評定尺度法

観察対象の行動特質をいくつかの評価次元に沿って評価するものである。被観察者の印象や示した行動の強度を尺度上で評定する。たとえば、「優柔不断である」ということに対して、1．まったくそう思う、2．ややそう思う、3．ややそうでない、4．まったくそうでない、などで表す。基準が明確な場合は分析しやすいが、観察者の主観的な評価が入る可能性があるというデメリットがある。

［6］観察法の留意点

観察法は信頼性のおけるものでなければならない。すなわち、他の観察者が観察しても同じような結果が得られるかどうかが重要になるものである。観察者に歪みをもたらす心理傾向にも注意が必要であろう。観察者の**バイアス**がないかどうかをチェックすることも必要となり、観察者は訓練を重ね、機器や記録用紙の使い方に習熟することが重要である。また明確な目的によって定められた、観察すべき行動が正しく観察されているかどうかという妥当性も重要であろう。さらに、観察者が被観察者に与える影響を考慮しなければならない。観察者は被観察者に何も影響を与えていないと思っていても、被観察者が観察者の存在を意識し、いつもと異なる行動をしている場合があるので注意が必要であろう。また観察は人の行動を直接扱うものなので、対象者のプライバシーの問題など倫理上の配慮は当然行うべきである。いずれにしても対象者との**ラポール**形成は重要であるが、対象者と親密な関係になる**オーバーラポール**にも気をつけなければならない。これが強すぎると客観的な分析や解釈ができなくなる場合がある。

バイアス
bias
斜め、または偏りや歪みを意味する。また転じて偏見や先入観という意味をもつ。

ラポール
rapport
信頼関係。

オーバーラポール
over rapport

B. 時間見本法の理論と技法

[1] 時間見本法とは

　時間見本法の代表的な方法として、1日ごとや1時間ごとなどの特定の時間間隔で、また数秒から数分などの短時間において行動が生じたかどうかを観察する。低生起率の行動は長時間観察する必要があり、高生起率の行動は短時間の観察で十分である。変動性の大きい行動は誤分散が大きくなるので、長い観察時間が必要である。行動の生起頻度や持続時間などの量的データ収集の中心的な技法であるといえよう。さらに、データ処理や分析も効率的にできるものである。

[2] 時間見本法の特徴

　手法の特徴としては、**自由記述法、1/0 サンプリング法、ポイントサンプリング法**がある。自由記述法は、観察対象となる行動をしぼったり、観察単位時間の決定を目的とする予備観察で用いられることが多い。1/0サンプリング法やポイントサンプリング法は、観察対象となる行動が決定し、そのカテゴリーが明確になれば、それをもとに作った記録用紙を用いてチェック記録を行うものである。ただし、1/0サンプリング法では、チェック記録回数が実際の記録よりも増減する可能性がある。また、ポイントサンプリング法では時間の短い行動を取りこぼす可能性がある。そのため、対象行動に合わせた適切な観察時間の間隔を設定することが重要となる。

[3] 時間見本法の過程

　時間見本法は、①対象行動の適切性の検討を行う、②観察対象者について、個人のみを対象とするのか、多数の観察対象者が必要となるのかを決定する、③行動の下位カテゴリーとその操作的定義の確定をする、④適切な時間間隔と観察回数の決定を行う、⑤記録用紙の設計を行う、⑥観察の実行を行う（ここで重要なのは観察単位の時間を正確に維持することである）、⑦一致度の算出、⑧データ処理、という過程において実施される。

[4] 有効性と限界

　時間見本法は、その行動に即した観察単位を適切に設定することができれば、自然な行動を反映したデータを容易に得ることができる手法である。以下に、有効性と限界を示したい。

〔有効性〕
　①ねらいを明確にできる。②行動の生起頻度を決定できる。③統計処理

が可能な量的なデータを与える。④短期間に多くの観察を行える。⑤正確で客観的なデータが得られる。⑥対象者の行動に干渉されることなく、また特に対象者との**ラポール**をとる必要もない。

〔限界〕

①高頻度で生じる行動に限られる。②記録システムにのらない行動はデータにならない。③実際の行動とのあいだにややズレが生じる可能性がある。④記録システムに組み込まない限り、環境や状況の情報は得られない。

C. 事象見本法の理論と技法

[1] 事象見本法とは

事象見本法は、時間見本法とは違い、ある特定の行動のみに焦点をあてて、それがどのように生起し、どのような経過をたどり、どのような結果をもたらすかなどを、そのときの文脈の状況の中で観察する方法である。そのため、観察したいと思う行動の定義を明確にしておく必要がある。また、いつその行動が起こりやすいか、あるいはどんな状況で起こりやすいか、その行動が起こる要因は何かなど、観察する際の指標を設定することが重要である。この指標は、研究の目的により、研究者が設定する。

[2] 事象見本法の特徴

事象見本法の特徴として、ある特定の行動が生じた回数や頻度、持続時間などを正確に記録することが目的であるため、独立した行動に対して使用しなければならない。独立した行動とは、明らかな始まりと終わりが存在する行動のことである。言い換えれば、観察者が、観察対象となる行動が明確で、行動がいつ始まっていつ終わるかを観察したいときに有効である。頻繁に生起しない行動の観察をするのには有効であるが、高頻度で生起する行動の観察には向いていないといえる。また長時間の行動の観察にも適していない。

[3] 事象見本法の過程

事象見本法の過程は、①事象を設定し、定義づける。②観察の際のカテゴリー作成または記述のフォーマットを作成する。記録したい種類（時間、頻度など）を決定する。③予備観察を行う。カテゴリーやフォーマットに不備がないかをチェックし、被観察者とのラポールを形成する。④必要に応じてカテゴリーやフォーマットを修正する。⑤観察の実施。⑥カテゴリーを用いたものはそのまま分析し、記述式の観察はその結果を分類し、分析をする。事象見本法は、その目的に沿った観察ができる事象を選定する

事象見本法
イベント・サンプリング法（event sampling）ともいう。

ことが重要である。

［4］有効性と限界

事象見本法は、行動を文脈の中で捉えることができるので、質的データに有効である。また時間を観察の中の指標として加えることで量的データも収集が可能となる。以下に有効性と限界を示したい。

〔有効性〕

①行動や事象自体の特性に焦点を当てるため、研究の目的によって使い分ける必要があるが、同時に用いることにより行動の事象の特性をより多面的に検討することが可能となる。②行動を文脈の中で捉えるため、因果関係について知ることが可能である。また、それを行動の流れの中で捉え、解釈することができる。③文脈とともに結果が具体性を帯びて提示されるので、得られた結果について理解しやすい。④行動が生起した場合は細心の注意が必要であるが、関連行動が生起しない場合は、時間に縛られることがない。

〔限界〕

①観察者に見えている行動は、その行動全体を表しているのではない可能性がある。つまり、見えた行動は観察し、記録することができるのであるが、見えないところでの行動の生起の可能性がある。アプローチの仕方を考慮する必要がある。②その行動を頻繁にとる対象がいた場合、観察対象者が偏ってしまうことがある。可能な限り多くの対象の行動を観察するよう心がける必要がある。③頻繁に生じない行動の観察をする場合、行動の生起まで待たなければならないため、時間的経済性は低くなる。④適切な観察を行うため、対象をする行動や事象が生起しやすい場面や時間を把握しておかなければならない。

D. 参与観察法とエスノメソドロジーの理論と技法

［1］参与観察法とは

参与観察法
participant observation

参与観察法は、「観察者自身が、観察対象となっている集団の生活に参加し、その一員としての役割を演じながら、そこに生起する事象を多角的に、長期にわたり観察する方法」と定義されている。フィールドで自分も調査対象となる集団員と同じ経験をして、そこから得られる直接的な生のデータや一次資料が、量的調査では得られない貴重なデータとなる。すなわち、子どもの砂遊びを観察する場合、観察者が実際に、子どもが展開している砂遊びに直接参加して、子どもがどのように反応するのかを観察し

たり、観察を通して自己体験したり、子どもを調査対象者として彼らから説明を受けたりするのである。砂遊びに参加している子どもたちは、何らかの方法論を用いて、それぞれの砂遊びの実践を行っている。そこで、その子どもたちの砂遊びにおける方法論を研究することになる。そのような方法を**エスノメソドロジー**という。

［2］ 参与観察法の特徴

観察者自らが観察対象の集団的活動に直接参加しながら観察記録する**参与観察法**は、量的調査では得られないデータ収集が可能となり、客観的な立場である非参与観察法から見ただけでは理解し難いような新しい発見が期待できるところに特徴がある。また、①身体感覚的で全体的なアプローチ、②「相互主観的」な対象との関係性を重視、③多角的な現象理解に努めることが特徴として挙げられる。

［3］ 参与観察法の技法と過程

参与観察法は、事前準備として①観察計画の立案、②依頼状などの作成と電話などの方法によるアポイントメント、③依頼先訪問および活動見学、④見学後、観察計画の修正、を経て、実際に活動に参加する。参与観察では、①エスノメソドロジー、②自己体験、③案内・説明聴取という3つの目的[8]を適宜行っていくことを忘れてはならない。記録には筆記用具を使用し、要点だけを素早く記録する。また事前に承諾を得て、ICレコーダーなどで記録する。参与観察にとって方法上最も大切なことは、①効果的で適切なフィールド・エントリー（現場への参入）を実現すること、②現場の実情を正確に反映する、局所的（ローカル）でかつ一般化の可能な仮説を生成すること、③科学的な検証・評価に耐え得るような記録（documentation）（観察の手続き・経緯などを含む方法論・手続きの全容と資料・データの報告）を行うこと[9]であるといわれている。

フィールドを離れたら、その体験を言語化し、フィールドノート（実習記録等）にまとめていく*。

［4］ 有効性と限界

参与観察法には、観察者が対象である活動集団に対して実験者効果を無意識に与えてしまったり、観察者自身の主観性が強くなるという問題点がある。主観性が強くなる以上、観察者の観点や人間性によって、また眼力などにより得られる結果は異なってくる。すなわち、客観性を高めることは難しく課題は多いといえるだろう。また事例が少ないため、標本として

エスノメソドロジー
ethnomethodology
エスノメソドロジーとは、人びとが日常を作りあげていく方法を調べることを通じ、社会の理解に迫ろうとする社会学の研究方法の1つである。

*記録の形式として、その日の出来事や調査過程を時間の経過に沿って記述する日記型（叙述型）、その日の出来事や記述内容を細目に分け、項目ごとに要約記述していく細目型、対象者の動きと、それに対する観察者の働きかけや感想に対応する併行型、面接場面など観察者と対象者の会話を逐語的に記した逐語録型などがある。

の代表性に限界があるといえよう。しかしながら、観察者がそれらの問題点に十分留意する限りにおいては、他の観察方法では得られないような有益な情報を得ることができるし、問題を発見しやすく全体像を描きやすいという面もある。観察者の個人的な記録や所見にならないよう、第三者が分析できるデータとしてまとめることが重要である。

E. アクション・リサーチの理論と技法

[1] アクション・リサーチとは

アクション・リサーチは、1940年代から50年代にかけて、レヴィンによって提唱された方法である。

最も簡潔な定義は、「アクション・リサーチとは、現実の社会現象や問題をある目的に方向づけたり、変革を試みたりするために、研究・実践・訓練の過程を相互補足的、相互循環的に体系づけた研究法」である[10]。近年のアクション・リサーチは、社会心理学などの基礎研究と、そこから引き出された知見の実践過程の相互のやりとりを強調する。それぞれが独立して完結するのではなく、研究、実践、訓練という3項目が相互に補足し作用するのである。

[2] アクション・リサーチの特徴

アクション・リサーチの4つのキーワードとして、①参加者のエンパワメント、②参加を通じてのコラボレーション（協力）、③知識の獲得、④社会変化、が挙げられる。またアクション・リサーチは、参与観察法よりも対象への関与の程度が強く、研究における改善策の実践が、相互循環的に応答して進んでいくことが多いのが特徴といえる。

[3] アクション・リサーチの技法と過程

アクション・リサーチの過程は、①現実場面を分析検討し、改善問題を設定する、②心理学の知見を駆使し、改善策の仮説をたてる、③改善策を具体的に実践する。場合によっては、実践のための訓練・教育を行う、④改善策の効果を科学的に測定し、改善策（仮説）を評価・考察する、⑤さらに継続して改善すべきなら、①〜④の手続きを重ねる、⑥改善目標が達成されたら、他の場面へ応用し、一般化と限界を検討する、というようにまとめられる。大きく見ると、①と②は企画（plan）の過程である。現場を観察し分析することから、「気づき」を抽出し練り上げ、解決すべき課題として具体化する部分である。そして、改善の工夫を立案する。③は実

アクション・リサーチ
action research
方法論の問題で1960年代には一時衰えたが、1970年代から科学技術への関心が高まり、要因計画法に基づく実験計画手法に理解を示す人が増えてきた。今また、アクション・リサーチは社会心理学や教育社会学などの領域を中心に再燃し、洗練されてきている。

レヴィン
Lewin, Kurt
1890–1947
心理学者。スタンフォード大学教授。

エンパワメント
empowerment

行（do）し、効果を導く部分である。④は評価・考察（see）する部分である。もちろん、実際には、このように、すべてがすべて、①から⑥までの過程をたどるわけではない。①から③までで、打ち切られることもあるし、①から④のケースもある[11]。

［4］有効性と限界

観察法や面接法、質問紙調査法など多くのテストが活用でき、多様なデータ収集方法が適応するため、アクション・リサーチに広がりが生まれる。またビデオやパソコンの普及、統計ソフトの高性能化に伴い、改善策の実践と評価のサイクルが円滑・迅速にできるようになったため、リサーチが実施しやすくなってきている。しかしながら、研究者と実践者の協力体制が不十分だとリサーチが難しく、さらに改善策が不十分だと成功しない。改善策がたとえ有効であっても、マンネリ化してしまい失敗してしまうケースもある。また情報量が多すぎて個人の能力の限界を超えてしまう場合も多い。

3. 面接法の実施と記録法

A. 面接法の特徴と分類

［1］相談的面接と調査的面接

ソーシャルワークでは、面接を実施することが多い。面接は、目的の違いから相談的面接と調査的面接に分類することができる。

（1）相談的面接

解決したい生活問題などの課題を抱えたクライエントに対し、面接者が課題を解決するために援助を行う面接のことをいう。インテークでは、主訴を把握し、相談機関で扱えるものか検討し、アセスメントでは、クライエントの課題の詳細や社会環境の情報を収集し、ニーズを把握する。そこから援助計画を立て、実際の援助を実施し、評価から終結、または再アセスメントをする。面接を通して、具体的なサービスの提供などの援助が行われる。心理学においては、臨床的面接ともいわれ、心理診断や心理療法が行われる。

(2) 調査的面接

　調査テーマについて、面接者が調査対象者との会話を通して、データとなる科学的情報を収集する方法である。調査対象者の持つ感情、意見、考え方、出来事などを、**質的データ**、**量的データ**の形で収集し、データの種類にあったやり方で分析を行う。訪問面接調査法は、記入要領を理解した調査員が、調査対象者との面接で聞き取った内容を調査票に記入する他計式調査である。

［2］非構造化面接と構造化面接

　面接法は、調査対象者が自由に発言する非構造化面接と、事前に計画された質問項目に沿って調査対象者が発言する構造化面接に分けられる。また、それらの中間で、質問項目は計画されているが、被面接者が自由に発言する中で、流れに沿ってその質問項目を織り込んでいく、半構造化面接がある。

(1) 構造化面接

　構造化された質問項目を前もって用意しておき、面接者は、それに沿って質問をしていき、調査対象者が答えていくという流れである。質問項目は、内容、順序、選択肢を詳細に計画し、質問紙にしておく。たとえば、「問. あなたは、子育てに幸せを感じますか。答. ①大変感じる　②感じる　③どちらでもない　④感じない　⑤まったく感じない」というものである。

　この方法のメリットは、質問が細かく決められているため、面接者の力量や性質、環境などの質問以外の要因が、回答に影響を与えることが少ないことである。また、データの形が整えられるので、大量のデータを取ったり、追試をしたりすることが比較的容易であり、量的データとして、分析がしやすい。

　デメリットは、質問紙法と同じく、研究者が想定した質問項目に対する回答しか得られないため、画一的になりやすく、調査対象者の表面的な部分のことはわかるが、深層部分を知ることはできない。人と人が向かい合って、面接場面を共有するということが持つ特有の機能を十分活用できないことである。

(2) 半構造化面接

　質問項目はあらかじめ計画しておくが、それを順序良く詳細に質問するのではなく、調査対象者が自らのことを自由に話しているように感じる中で、様子をみながら、話の内容に沿って質問を織り込んでいく。質問の仕方は調査対象者によって変わってくることがあるし、回答の仕方も調査対

象者に任されているため、各質問項目の回答の長さや深さが異なってくる。たとえば、「子育てから得られる幸せとは、どのようなものだと思いますか。」と、開かれた質問をし、話を始める。

　この方法のメリットは、面接者の想定した以外の回答や質問に発展させることが可能なので、幅が広く、比較的深い、感情を含めた多様な情報を得ることができる。

　デメリットは、回答の形が調査対象者によってばらばらになるため、量的な分析が困難になることである。また、面接者の力量や、調査対象者とのラポールによって回答が大幅に変わってくる。

（3）非構造化面接

非構造化面接
unstructured interview

　質問項目を詳細に決めることはせず、調査対象者にテーマについて自由に話してもらう中で、情報を得ていく方法である。面接者は面接を進めながら、内容を構造化していく。

　メリットは、テーマについて研究者が情報をあまり持ち得ないような課題について、探索的に研究する場合に用いることができ、調査対象者主体の自然で比較的深い質的データを得ることができる。

　デメリットは、時間がかかること、量的な分析が困難で、解釈が面接者の主観になりやすいことである。また、面接者の力量や、面接者と調査対象者の間のラポールによって、得られるデータが大幅に左右される。

（4）アクティブ・インタビュー

アクティブ・インタビュー
active interview

　調査対象者は語り手であり、アクティブなエージェントであると捉えられ、インタビューは調査者との会話形式によって進められる。伝統的なインタビューでは、調査対象者を過去の情報や経験をため込んでいる「回答の容器」として、正確に情報を引き出すことに重点が置かれた。しかし、この技法において調査対象者は、調査者との相互作用の中から、調査対象者自身の知識や経験と照合して物語を語っていく。調査者は、調査対象者とともに回答を構築していく役割を果たす。つまり、質問は理路整然と行うのではなく、調査対象者の語りを促進するために、調査者自身の知識や経験と照合しながらフレキシブルに行う。質問以外の要因を排除したり、より正確に情報を引き出したりというようなことは重要視しない。調査対象者の主観的世界をいかに語れるかが重要なのである。

［3］事例研究（ケーススタディ）

　実際に課題を抱えている対象について、さまざまな視点から丁寧に検討し、問題の状況、背景、原因、環境を明らかにしていき、解決法を見つけ出していく研究法である。大量のデータを収集することは難しいが、事例

の積み重ねから、一般化できる理論を導き出すことは可能である。社会福祉援助の実践場面では、事例研究会（ケースカンファレンス）として行われる。

［4］グループインタビュー

　グループダイナミクス（集団力学）を利用し、グループメンバーから情報を収集する方法である。メンバーは、3〜12人程度で構成される。その中で、自由に発言するブレインストーミングの方法をとることもできるし、構造的、半構造的に行うこともできる。熟練された進行役（ファシリテーター）によって実施し、調査者は、質的な言語データとして記録・分析する。また、共通の意識、経験、特徴を持つ人たちに対する調査は、特に**フォーカスグループインタビュー**（焦点集団面接、フォーカスグループ）という。

フォーカスグループインタビュー
focused group interview

［5］深層面接

　臨床心理学で使われる心理療法から生まれた方法であり、意識的なレベルよりも、さらに深い部分を調査する面接である。面接場面では、社会的にはごく常識的なことを回答したとしても、実際にはそのように行動しなかったり、感じていなかったりすることがある。それは、無意識の欲求や動機を本人が知覚していないため起こるのである。深層面接では、質問に対する答えの本音がどこにあるのかを深く探っていく。このように深い部分の情報を得るため、面接者は特に倫理的責任に留意すべきである。心の傷や、触れられたくない部分に面接者がかかわってしまう恐れがある。調査対象者が心理的に傷を受けないように配慮する必要がある。

B. 調査的面接の基礎

［1］面接の設計と準備

　テーマに沿った文献研究を重ね、問題意識を固めた後、何を調査したいのかはっきりさせ、それを調査するにはどの方法が適しているのかを検討する。仮説を立てるための調査ならば、非構造化面接が適しているだろうし、仮説検証型調査であれば、半構造化、構造化面接のほうが適していよう。そして、どの地域でどのような機関で実施するのが適当かを検討し、調査対象者を決定する。そして、期間、人的配置、予算を実施可能なように整える。次に、質問項目を選定し、誰が聞いてもわかりやすい**ワーディング**を行う。構造化面接の場合は、**ダブルバーレル**にならないように注意

し、選択回答の方法を決める。非構造化面接では、リサーチクエスチョン、追及質問、フォローアップ質問を主に使う。このように、おおまかなシナリオを作成していく。調査用の質問紙は、面接者が記入しやすいように作成する。冒頭には、調査対象者の年齢や性別、住所、家族構成など、調査に必要な属性を聞くための**フェイス・シート**をつけ、最後には、調査対象者の協力度合いを記入する項目をつけておくと、分析の際、妥当性を検討するのに役立つ。面接者は、ロールプレイなどにより、面接内容が調査目的とずれていないか確認しながら訓練を行う。面接者が複数になる場合は、入念な打ち合わせをする必要がある。また、面接を調査対象者に依頼するにあたって、調査の目的、方法、意義、内容についてよく説明し、記録、録音、録画などの許可を得た上で、調査対象者の権利や調査についての確認をし、面接承諾書などの書面をもって**契約**する。

[2] 面接の実施

(1) 挨拶

第一印象が面接に大きくかかわる。礼儀正しく、しかもやわらかく、笑顔で、調査対象者を尊重する姿勢を示す。時間を守ることは当然であり、感謝の意をもって、自己紹介する。そして、契約内容について再度確認する。

(2) ラポール形成

ラポールとは、面接者と調査対象者との信頼関係のことである。これがなければ、初対面の者に本音を語るということなどできない。つまり、有意義なデータを収集できないということである。相談的面接のときと同じように、受容、共感の態度で接する。相談的面接のときと違って、継続してゆっくりとラポール形成をしていく時間はない。即座にラポールを形成できる技術が必要である。

ラポール
rapport
ラポートともいう。

ただし、客観的で信頼できるデータを得るためには、ある程度の距離をおいた友好的な関係を持つようにする。調査対象に呑み込まれ、なれなれしくなっているような状態を**オーバーラポール**といい、避けなくてはならない。

オーバーラポール
over rapport

(3) 面接条件の確認

依頼時に伝えた条件の確認を再度行い、データの保管、公表について説明し、面接は希望によって中断できることを説明する。

(4) 面接中の配慮

受容、共感的態度を続け、調査対象者がリラックスして語れるようにする。途中で話を妨げず、調査対象者のペースを保てるように心がける。あ

いづちを工夫して、話を促進し、はい、いいえで答えられる質問だったら、「それはなぜですか。」「なにがそうさせましたか。」と深めていく。普段なら話さないような内容を話してしまい、調査対象者が困惑していたり、感情的になっていたりする場合は、コメントをせずに、受容的に落ち着いて対応する。回答が特異なものであっても、面接者が過度に反応することはよくない。また、面接者と調査対象者は限りなく対等な立場にあるようこころがけ、人権を侵すような発言、言葉づかいは注意して避けるようにする。

(5) 記録

必ず、調査対象者の許可を取り、録画か録音をする。発言意識の妨げにならないように目立たないところに配置するとよい。いつの記録かすぐにわかりやすくするためには、日付と時間を冒頭に音声で記録する。記録用紙には、調査対象者の非言語的な表出、表情や沈黙、笑いなどを書いておく。

(6) 終了

面接者は、貴重なデータを収集できて有意義であったと、感謝の意を述べ、調査対象者に参加して良かったと思ってもらえるようにする。また、後日、データの報告をすることを告げる。そして、面接の印象を記録しておく。

(7) 分析

さまざまな方法があるが、構造化面接の場合は、質問紙法と同様、量的に分析する。非構造化面接、半構造化面接の場合は、**カテゴリー化**して量的に分析しつつ、質的な分析も行う。カテゴリー化の方法は、内容で分ける方法、文節で分ける方法などがある。**妥当性**を図るため、複数の研究者によるカテゴリー化を行うことは有意義である。

C. PAC 分析の理論と技法

[1] PAC 分析とは何か

PAC 分析とは、個人別態度構造分析のことであり、内藤哲雄が開発した技法である。1 人の調査対象者に対して、連想語をいくつかイメージしてもらい、その連想項目間の距離を調査対象者に示してもらい（類似度距離行列）、クラスター分析を実施、クラスター構造に対する、調査対象者のイメージや解釈のインタビューを行うというもので、質的調査と量的調査を組み合わせた面接法である。この技法では、調査対象者が意識していない**スキーマ**を知ることができるし、調査者が認識していないスキーマの

PAC 分析
Personal Attitude
Construct
個人別態度構造分析。

スキーマ
schema
ものの見方。

変数を浮かび上がらせることができる。調査対象者の潜在的な部分を扱うことができるので、心理療法の中でも応用されている。であるからこそ、深層面接と同様に、調査対象者の内面が表出したときの心理的配慮が大切である。ここでは、PAC分析を概観するが、実施に際しては、内藤（2002）を熟読することが最低限必要である[12]。

［2］実施の手順

（1）契約

他の面接法と同様、録音などの記録の許可を得て、調査対象者の意思で、いつでも調査をやめられることを説明する。

（2）自由連想

テーマに関する刺激を教示し、自由連想反応を得る。3cm×9cm程度のカードを30枚程用意し、1枚に1つずつ反応を書いてもらう。反応は、単語の場合もあるし、短い文の場合もある。

教示例：「アレルギーについて、関係する大切な特徴や、イメージや、言葉を、すべてカードに記入して下さい。」[13]

カードの左には連想順を小さくメモしておく。次に、調査対象者にカードを重要度順に並べ替えてもらい、カードの右側に小さくメモしておく。

（3）類似度評定

すべての項目の1対1の組み合わせで、その項目間の直観的イメージの**類似度距離行列**を評定してもらう。

教示例：「あなたが、連想したイメージや言葉の組み合わせが、言葉の意味でなく、直観的イメージの上でどの程度似ているのかを判断して、1〜7の数字で教えてください。最も似ているが1、まったく似ていないを7とした7段階です。」

すべての組み合わせで行うため、項目が多いほど、評定の時間が長くなり、調査対象者に負担がかかる。PAC分析支援ツール[14]を使用すると、この作業をパソコン上で比較的容易に取り組んでもらえる。

（4）クラスター分析

類似度距離行列のデータを用い、ウォード法によるクラスター分析を行う。実際にはパソコンの統計ソフトで行うが、類似度距離行列そのままの数字を計算するという指定をするように注意する。デフォルトのままだと、データ間のユークリッド距離などを自動的に計算し、その結果をクラスター分析してしまうことがある。

（5）クラスターの解釈

クラスター分析で得られた**デンドログラム**を、クラスターに分けるのだ

類似度距離行列
非類似度行列ともいう。2つの項目が直観的にどのくらい似ているのかのこと。

デンドログラム
dendrogram
樹形図。

101

が、調査者はあくまで提案としてクラスターを示し、調査対象者がクラスターを決める。そして、クラスターの中の、各項目の共通するイメージや、各項目が併合された理由、クラスターが意味するものについて質問する。次に、クラスター間の関係や違いについて聞く。さらに、クラスターとして併合された理由が解釈しにくいものについて、質問する。このとき、調査者だけでなく、調査対象者自身にもわからない深い部分が出ていることもある。最後に、項目それぞれのイメージを、プラス（＋）、マイナス（－）、どちらでもない（0）で表してもらう。

この段階での面接は、傾聴、受容、共感的態度に徹する。調査対象者の内面を表したクラスターは、箱庭療法や絵画療法でクライエントが無意識を投影したものに似ている。本人が、クラスターを見て気づき、驚いたり、動揺したりすることもある。調査者には、それを受け止める準備が必要である。**図3-3-1**は、小学校4年生のアレルギーを持つ児童に対する、アレルギーのイメージについて行ったPAC分析の結果である。調査対象者は後半、泣き出してしまった[15]。

図3-3-1　Aさんのデンドログラム

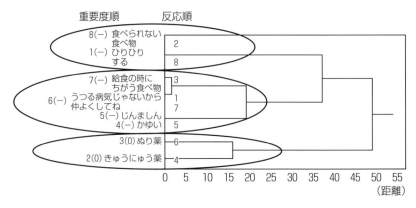

(6) 総合的解釈

調査者の認知している枠組みを外し、調査対象者の世界を大切にし、その世界を感じながら調査結果を繰り返し読み込む。そして、さまざまな理論、最新の知見で解釈し、創造的に、可能性のある限りの読み取り方をしていく。投影法の心理テストの解釈をする感覚に近いともいえよう。

D. グループインタビューの理論と技法

[1] グループインタビューの目的と特徴

グループインタビューは、調査対象者の生の声を整理し、テーマの背景

にある情報を収集していく。プログラムやサービスの課題を明らかにしたり、利用者のニーズや考え方、意見を探ったりすることができる。質問紙を作るための項目を決めるための予備調査にも使えるし、他の研究の妥当性について検討することができる。得られるデータはエミック・データである。

予備調査
プリテスト。

エミック・データ
emic deta
対象に近い視点で得られたデータ。

[2] 調査対象者の構成

　目的をはっきりさせ、有効なデータを得られる対象者を吟味する。テーマについてよく知っているか、経験があるか、なじみがあるかなどが対象者を選ぶ際のポイントである。また、お互いの影響で話しづらくなるのを避け、質の高いデータを得るようにする。たとえば、男女混合がよいのか、年齢は一定にしたほうがよいのか、未婚者、既婚者は分けたほうがよいのか、などを検討する。

[3] 質問項目の選定

　質問は調査対象者が答えやすく、後で分析をしやすいものにする。体験や思いが具体的に語りやすいとよい。司会者は、質問項目を1枚の紙にフローチャートの形式で作っておく。話の流れによっては、臨機応変にどこからでも質問できるようにする。

[4] 役割分担

　研究の準備段階から、複数の調査者がチームで行う。調査当日には、司会、記録、観察担当の最低3者が必要である。

[5] 実施上の留意点

(1) 導入

　挨拶と感謝の気持ちの表明をし、自己紹介をする。次に、インタビューの目的、言葉の定義などをわかりやすく説明、調査対象者のモチベーションをあげる言葉がけをする。そして、他の人の意見を妨げないこと、しかし、同意する必要もないことなど取り決めやインタビューの方法について説明する。

(2) 質問

　最初は、やさしく答えやすい一般的な質問から入る。調査者は調査対象者が自由に話せる雰囲気を作り、傾聴する。自発的な発言を促すような言葉がけをし、あいづちをうち、体全体で聞いているということを表現し、共感的態度で臨む。リラックスしてから、答えにくい質問をする。そして、分析目的であることを念頭に置き、時間の管理に注意する。

(3) 要約

　テーマが移るときや、面接の終了時には内容を簡潔に要約する。調査対象者に内容を照合、確認して、つけくわえることはないか問いかける。そして、挙がった論点について、それぞれの調査対象者がどう感じていたかを手短に確かめる。

(4) 終了

　貴重な意見をいただいて、大変有意義だったと感謝の意を述べる。後日、話を聞くこともあることを伝え、言い残したことや後で気がついたことがあった場合の連絡先を伝えておく。また、データは匿名で、研究目的のみに使うことを説明し、調査対象者には、ここで話したことを外で議論したりしないよう、秘密の保持を依頼する。

(5) 分析

　質的データの分析方法をとる。おおまかな方法は、逐語録をコード化、カテゴリー化し、重要アイテム、重要カテゴリーを見つけ出していく作業となる。技法としては、**グラウンデッド・セオリー・アプローチ**や**潜在内容分析、記述分析法、内容分析法、要旨分析法、関係分析法**などがある。

4. 質的調査データの分析と信頼性・妥当性

A. データの記録と文書化

[1] 質的データとは

　狭義の**質的データ**とは、**インタビュー**や**フィールドワーク**などの**質的調査**によって得られたデータを指す。多くの場合、このデータは、数値で表されるのではなく、文字テキストによる**言語情報**の形をとる。調査の分析やモノグラフ作成の過程においても、**文字テキストデータ**の解読作業が主となるが、必要に応じて、映像記録や写真、地図、イラストなどの**非言語情報**も併用される。

　なお質的データには、質的調査には拠らないさまざまな種類（広義の質的データ）がある。これらは**ドキュメント分析**の素材として扱われることが多い。

潜在内容分析
latent content analysis
主要テーマを明らかにしていく技法。

記述分析法
調査対象者の表現をそのまま用いる。

関係分析法
調査対象者間の関係を重視する。

質的データ
qualitative data
定性データともいう。

インタビュー
interview

フィールドワーク
field work
調査対象に調査者が直接接触して観察やデータ収集・分析を行う社会調査のスタイル。

質的調査
qualitative research
定性的調査ともいう。

モノグラフ
monograph

文字テキストデータ
textual data

ドキュメント分析
document analysis

［2］インタビュー記録

(1) インタビューメモ

フィールドワークの一環としてインタビュー調査を行う際は、調査者（インタビュアー）が調査対象者（インタビュイー、インフォーマント）の許諾を得た上で、その全過程を録音するのが原則である。それと同時に、速記者の同行の有無にかかわらず、インタビュアーが単独で行う場合であっても、ノートにメモをとりながら進めるのが通常のやり方となる。このメモは、他人に見せるためのものではなく、あくまで私的に用いるものなので、ていねいに書き込む必要はない。インタビューの進行に合わせて、要点をスピーディに「速記」していくことが求められる。

(2) トランスクリプション

録音されたインタビューの内容を「文字に起こす」作業のことを**トランスクリプション**、文字データ化された**逐語録**のことを**トランスクリプト**と呼ぶ。トランスクリプションの作成のねらいは、インタビュー内容の正確さを期すことのほか、インタビューで聴きもらしたことや、尋ね方に問題があった点を反省する材料にもなることなどである。さらには、事後調査の項目を洗い出したり、発言の裏づけをとる必要性も確認できる。

トランスクリプション
transcription

トランスクリプト
transcript

［3］フィールドノーツ

(1) 調査メモ

インタビューの結果を文字にしたものとしては、トランスクリプトのほかに、聴き取りの最中に書き留められた「現場メモ」や、このメモをもとに発言や観察の内容を清書し、分析者の考察を加えた「聴き取り記録」などがある。インタビュイーが語った内容を言葉通りに再現することは、必ずしもその証言内容について考えることにつながるわけではない。むしろ、インタビューに関連して書きとめられた種々の走り書きや、発言を聞いて感じた点、考えた事柄などを記した「メモ」などのほうが、あとの分析の際に役立つことが多い。

(2) フィールドノーツ

上記の現場メモや聴き取り記録を総称して「**フィールドノーツ**」という。フィールドワーカーが、調査の現場で見聞きしたことについてのメモや記録、あるいはトランスクリプトや調査と並行して書きとめられた日記などをフィールドノーツに含める場合もある。いずれも、調査の成果を最終的な報告書（**エスノグラフィー**、モノグラフ）にまとめ上げる上で重要な資料になる。

フィールドノーツ
field notes

フィールドワーカー
fieldworker

エスノグラフィー
ethnography

［4］音声データと映像データ

(1) 音声データ

　文字テキスト以外で、質的調査のデータとして欠かせないのは、**音声データと映像データ**である。音声データは、特に日常会話の内容を克明に分析する**エスノメソドロジー**や**会話分析**において重要な研究材料になる。これらの研究では、トランスクリプトを作成するにあたり、言葉のやりとり、間のとりかた、語り手の息づかいなども見逃すことなく微細に扱うため、録音された音声データがとりわけ重視される傾向がある。録音の機材については、現在は小型の IC レコーダーがよく用いられる。

(2) 映像データ

　映像データとして最も使用される頻度が高いのは、調査現場を撮影した写真である。フィールドワークの場合であれば、現地の風景や佇まい、人びとの日常の様子などを撮った写真も添えられる。手軽に使えるカメラ機能付きスマートフォンなどが普及している昨今だが、調査中の撮影にあたっては相手の了承を得るといった配慮が当然必要である。また、ビデオで撮影された映像が資料として活用されるケースもみられる。

［5］ノーツの整理

(1) コーディング

　調査が進展するにつれて、書きためたフィールドノーツの量も次第に増えてくる。フィールドノーツの膨大な蓄積が、自動的に報告書の作成を保証してくれるわけではない。そのため、一見すると雑多な内容にも思える知見の集積を、「使えるデータ」として整序する必要がある。この作業は、フィールドノーツを丹念に読み返し、余白部分にポイントを「小見出し」の形で書き入れていくことから始まる。質的調査では、小見出し化の手続きを「コーディング」という。

　また、被調査者が使った言葉や用語そのものに、内容を表す意味があるとき、その言葉や用語をそのままコードとすることをインビボ・コードというが、それを用いてコーディングすることを**インビボ・コーディング**という。

(2) 脱文脈化と再文脈化

　一連のコーディング作業は、調査で得られたデータを縮約し、固有の文脈のもとに再構成していくためのものでもある。コーディングに目処がついたら、コードごとにノーツの記入内容を切り離して、別のノートやカードに転記（ないし切り貼り）し、オリジナルの情報ソースから別の情報ソースへと置き換える作業を行う必要がある。この作業が**「脱文脈化」**である。作成された情報ソースは「文書セグメント」ともいう。次に、このセ

エスノメソドロジー
ethnomethodology

会話分析
conversation analysis

コーディング
coding
量的調査におけるコーディングと区別するために、「定性的コーディング」と呼ぶ場合もある。

インビボ・コーディング
in-vivo coding

106

グメントを何らかの基準に従ってファイリングし、「データベース化」する作業を行う。データベースである以上、特定のセグメントを探し出したり、参照したりしやすいような配列にしておくことが大切である。このデータベースをもとにして、調査報告書を作成するための新たな文脈の中に個々のセグメントをはめ込んでいく手続きを、「ストーリー化」という。これらデータベース化とストーリー化とを合わせて、オリジナルの調査結果とは異なる文脈を創りだすという意味から、「**再文脈化**」と呼ぶ。

［6］エスノグラフィー

（1）エスノグラフィーの作成

　フィールドノーツの脱文脈化と再文脈化を経て、最終的に取りまとめられる調査報告書が、エスノグラフィーあるいはモノグラフと呼ばれる資料である。

（2）厚みのある記述

　エスノグラフィーの作成にあたり、最も重要とされる要件は「**厚みのある記述**」の実践だろう。起こったことを外面的に記述しただけの平板な報告を「薄っぺらな記述」と呼ぶのに対し、出来事に内在する意味の厚さを捉え、構造の多重性を読み解きながら、社会の仕組みや背景などを探っていく記述のスタイルが「厚みのある記述」になる。調査対象のまわりに幾重にも張りめぐらされた複雑な要素の絡み合いを解きほぐしつつ、全体の構造を明らかにしていくスタイルが強調される。

厚みのある記述
thick description
アメリカの文化人類学者ギアツ（Geertz, Clifford）が提唱した用語。

［7］図表化

　エスノグラフィーは、文章による記述だけで構成されるわけではない。調査結果から得られる事実関係の内容や、導き出された概念どうしの関連を簡潔に示す**図表**も多用される。使われる機会が比較的多い図表は、マトリックスとフローチャートである。

図表
diagram

（1）マトリックス

　マトリックスは縦軸と横軸の組み合わせの中に調査結果のセグメントを配置し、全体の関連状況を一覧できるように整理した表である。縦軸に個別事例、横軸に種々の変数を設定した表では、「行」ごとに横方向に見ていくことで事例中心の分析もできるし、逆に「列」ごとに縦方向に見ていくことで変数中心の分析も可能となる。

マトリックス
matrix chart

（2）フローチャート

　調査結果の諸要素間の因果関係などを読み込んだ上で、それに時間的な要素を加えて、全体の「流れ」を示した図表が**フローチャート**である。フ

フローチャート
flowchart

ローチャートの提示により、要素間の結びつき方を一連のプロセスとして理解できるだけでなく、出来事の発生と帰結への影響・被影響関係を具体的に把握することも可能になる。

B. グラウンデッド・セオリー・アプローチ

[1] データに即した理論構築

　　質的データの分析に関して、現在までに最も広く知られ、有力視されている方法的立場が「**グラウンデッド・セオリー・アプローチ**」である。この立場は、アメリカの社会学者グレイザーとストラウスが 1967 年に発表した『データ対話型理論の発見』（*The Discovery of Grounded Theory*）で表明されている(16)。現在では、この著作は、質的調査の分野において「古典」としての地位を獲得したともいわれる。

　　グラウンデッド・セオリーという名称は、当時のアメリカの社会学界において主流を占めていた「**グランド・セオリー**」（誇大理論）に対する反発意識から、これをもじって付けられた。グランド・セオリーは、大規模な定量的調査で既存の学説や理論の「検証」を行い、一般化された結論を導き出すことに主眼を置く。これに対しグレイザーとストラウスは、病院をフィールドにした自分たちの調査実績を踏まえ、現場の状況に即した具体的なデータに基づく研究アプローチを提唱した。理論研究者が編み出した理論を「天下り（トップダウン）式」に受け入れ、この理論から導かれた仮説を検証するための調査を行うのではなく、調査データそのものから理論を生成していく「たたき上げ（ボトムアップ）式」の理論構築が、彼らのめざすところだったのである。

[2] データ収集とデータ分析の同時進行

　　大量サンプルを使った質問紙調査のような量的調査の場合、データの収集と分析は各々独立の作業とみなされており、データの収集がすべて完了した後で、その分析に取りかかるのが通常のやり方である。これに対し、グラウンデッド・セオリーでは、データ収集と分析を同時に進行させ、双方の間の行きつ戻りつの作業が中心となる。というのも、「ふつう調査者は、だれにインタビューするか、どんな質問をするか、どこを次に観察するかについて、すべてまえもって知っているわけではない。データ収集をしながら分析を行うことで、初めてわかってくる」(17) からである。データの収集は、問題意識の深化や仮説の練り上げと同時進行の形で行われる。

グラウンデッド・セオリー・アプローチ
grounded theory approach
データ密着型理論とも訳される。

グレイザー
Glaser, Barney G.
1930–2022

ストラウス
Strauss, Anselm L.
1916–1996

グランド・セオリー
grand theory
社会学者ミルズ（Mills, Charles Wright）が 1950 年代当時のアメリカの主流派社会学を揶揄して名づけた表現。

[3] 定性的コーディング

　先にみたように、質的調査における「コーディング」とは、得られたデータに対し既存のコードを割り振るのではなく、データそのものから分類カテゴリーを立ち上げ、見出しの形で整理していく作業を指す。この作業の過程で必要なのが「継続的比較法」と呼ばれる手続きである。コーディングを進めながら、データ内容とそれに対応する概念カテゴリーとを比較検討することに加え、コードで表現されたカテゴリー同士の比較を繰り返しながら、分析を深めていくことが眼目となる。なお、定性的コーディングは、フィールドノーツに逐一小見出しをつけ、有用な情報としてのフォームに整える作業としての「オープンなコーディング」と、個々の小見出しの中から検討すべきトピックを抽出し、内容を掘り下げていく作業としての「焦点を絞ったコーディング」の2段階に分かれる[18]。

継続的比較法
constant comparative
method
　グレイザーらの著書の邦訳では「絶えざる比較法」となっている。

[4] 理論的サンプリング

　コーディングと同様、サンプリングという用語も、もともとは量的調査に由来している。調査対象となる標本の抽出にあたり、量的調査では、母集団の特性を忠実に反映し代表性のあるものにすることが、そのねらいとされる。前提として、母集団の形態があらかじめ明確な実体として把握されていることが条件になる。これに対し、グラウンデッド・セオリーでいう「理論的サンプリング」とは、母集団を所与のものとして想定するのではなく、データの収集と分析作業を通じて母集団の実相を少しずつ明らかにしていくことを意味する。データ分析から徐々に浮かび上がる諸要因や概念間の関連を検討しながら、調査対象の選定や調査手法についての方針を決め、あるいは必要に応じて軌道修正を行う場合もまれではない。この方法では、調査プロセス全体を通じて、試行錯誤を繰り返しながら高次のカテゴリーが見出され、最終的に理論の生成へと至ることになる。作業に一応の決着がついたと見なされた段階は、「理論的飽和」と呼ばれる。

理論的サンプリング
theoretical sampling

理論的飽和
theoretical saturation

C. KJ法

[1] カード作成とグループ編成

　グラウンデッド・セオリーと並び、質的データの分析手法としてしばしば用いられるのが「KJ法」である。この名称は、創始者の文化人類学者、川喜田二郎のイニシャル文字に由来する。もともとは野外観察の手法として考案されたものだが、現在は社会調査のデータ分析だけでなく、企業経営や組織開発、マーケティングなど幅広い分野で活用されている。

KJ法
KJ-methods

川喜田二郎
1920-2009

KJ法の手順の概略は次のようになる。①調査から得られたデータを、事柄ごとに1枚ずつ名刺大のカードに書き細分化する。②カードで親近性のあるものどうしをグルーピングする。③グループ化されたカードに共通する特徴を抽出し、グループごとに1行ずつの見出しをつける。④互いに関連の深いグループどうしをまとめ、より大きいグループを作って見出し（表札ともいう）をつける。⑤グループ化と見出しづけの作業を繰り返し行い、グループ編成が終了するまで続ける。このように、調査データを細かく切り分け、見出し（表札、コード）をつけた上でグループ化し、焦点を絞り込んでいくという手順がとられており、グラウンデッド・セオリーとの親近性もみられる。

[2] 図解化と文章化

KJ法では、以上のグルーピングを踏まえて、次の段取りに進む。⑥グループごとの空間的な配置を考えながら、各グループをマッピングする。⑦マッピングされた各グループを線で囲み、相互に区別できるようにする。⑧グループ間の関係性を検討し、矢印などを引いた上でその具体的な内容を文字で書き込む。⑨図を見ながらグループ間の関係を文章化する。⑩複数のメンバーでKJ法に取り組んだ場合は、各々の成果を持ち寄り、ブレインストーミングを行う。

D. ナラティブ分析

[1] ナラティブ・アプローチ

グラウンデッド・セオリーにせよ、KJ法にせよ、収集された質的データをいったんもとの文脈から切り離し（脱文脈化）、細分化を施した上で、それらをベースに、従来は見えなかった新たな文脈や意味の構造を探っていくこと（再文脈化）をねらいとする点で共通している。だが、そうした細分化は、文字データの源泉である調査対象の「語り」に本来備わっていた順序性やシークエンス（継起連鎖）を切り刻むことでもある。そうした反省に立ちながら、個別調査対象の語りのコンテクストをそのままの形ですくい取ろうという志向が生まれてきた。これが「**ナラティブ・アプローチ**」と呼ばれる調査方法である。ナラティブ（語り、物語）とは、「具体的な出来事や経験を順序立てて物語ったもの」であり、人びとが生きる現実を組織化する1つの重要な形式となるものでもある。

ナラティブ・アプローチ
narrative approach

［2］ナラティブによる現実の理解

　質的調査の一環としてナラティブに注目が集まったきっかけはいくつか
あるが、プライマリケアの領域における「**ナラティブ・ベイスト・メディ
スン**」の普及などはその代表といえる。これは、従来の「エビデンス・ベ
イスト・メディスン」（根拠やデータに基づいた医療）の行きすぎを是正
するために提唱されたもので、患者を単なる疾患名をもった対象としてみ
るのではなく、患者が発病するに至った生活背景や心理などにも目配りし
ようという考え方である。患者が自ら語る「物語」に耳を傾けながら、そ
れを手がかりに「症状という現実」の成り立ちを理解し、患者とともにこ
の「現実」を変更していく方途を見つけ出していくことが目的となる。

ナラティブ・ベイスト・
メディスン
narrative-based
medicine

［3］ライフストーリー・インタビュー

　ナラティブ・アプローチの利点を最も活かした調査手法の1つが、「ラ
イフストーリー・インタビュー」だろう。ライフストーリーとは、個人の
生（life）についての口述による物語を指し、これをナラティブとして丹
念に聴き取ることにより、人生という時間の流れの中で積み重ねてきた具
体的な経験の全体性に迫ろうとする姿勢がインタビューの眼目になる。そ
の場合、語りの内容だけでなく語りの文脈にも配慮することが大切なこと
は言うまでもない。

ライフストーリー・イン
タビュー
life-story interview

E. 信頼性と妥当性

［1］ 信頼性

　かつて社会学者の**見田宗介**が、量的調査と質的調査の違いについて、前
者が「たしかだが、おもしろくない」分析になるのに対し、後者のほうは
「おもしろいが、たしかさがない」立論に終わりがちだ、と述べたことが
ある[19]。量的調査の場合は、精緻な統計的手法を基礎にして「科学的」
な分析ができるが、そこから導かれた結論は往々にして常識の範囲を超え
ないものとなる。これに対し質的調査は、現実のいきいきとした具体性を
伝えてはいるものの、手続きが曖昧で、方法上も極めて恣意性が強いとみ
られる嫌いがあるとの指摘である。

　だとすれば、望ましい質的調査の報告とは、「おもしろくて、たしか
な」ものでなければならないことになる。質的調査の「たしかさ」は、
「**信頼性**」と「**妥当性**」によって保証されるといわれる。信頼性の方の一
般的な意味は、調査結果の再現可能性、すなわち調査対象について繰り返
し調査を行っても同じ結果が得られるか、また別人が調査しても同様の結

見田宗介
1937-2022

信頼性
reliability

妥当性
validity

メリアム
Merriam, Sharan B.
1943-

果が導かれるのか、ということである。だが質的調査とは、そもそも人間や社会に関する一般法則を見つけることを目的に行われるのではない。自然科学的な意味での反復測定を持ち込むこと自体がナンセンスなのである。教育学者のメリアムは、「質的調査をくり返し実施したとしても同じ結果が産出されることはない。……同じデータに対する複数の解釈は可能なのであり、新たな情報によって直接的に矛盾をつきつけられない限りは、そのどれもが認められる[20]」という。メリアムはさらに、分析結果と収集されたデータとの一貫性こそが「信頼性」の本来的意味であり、それを保つために、調査者が調査の背景にある考え方や理論、調査対象に対する調査者自身の立場、データ収集の方法などについてきちんと説明した上で、可能な限り調査プロセス全体の「透明化」を図るべきだと主張している。

［2］妥当性

（1）内的妥当性

　質的調査の妥当性は、調査結果が対象の現実世界に合致しているかどうかにかかわる「内的妥当性」と、結果がどの程度一般化できるかにかかわる「外的妥当性」に区分できる。

　質的調査では、調査者自身が現場に深くかかわり、働きかけていく中で、その場の当事者の1人として自己の感覚を総動員しながら、データ収集と分析に取り組むからこそ、日常世界をアクチュアルに把握できるという考えが貫かれている。そうすることで初めて、現場に居合わせた人ならではの密着レポートとしての内的妥当性、ないしは**信憑性**が確立することになる。

信憑性
credibility

一般化可能性
generalizability

具体的普遍性
concrete universals
量的調査において、標本を用いて得られた結果を一般化することから導かれる「抽象的普遍性」の質的調査サイドの反対概念。

コービン
Corbin, Juliet

（2）外的妥当性

　質的調査における**一般化可能性**を、量的調査のそれと同じ次元で論じてもあまり意味はない。外的妥当性を考える上で重要なのは、ある特定の場での**具体的普遍性**を見出すこと、個別性の中に普遍的なものが宿ることの認識である。そのような認識は、調査結果に基づくレポートを読者が読んだ際に、非当事者である大多数が記述内容に説得され、なるほどと納得し、さらには「腑に落ちる」思いをするところからしか生じない。看護学者の**コービン**は、外的妥当性のある質的調査とは「読者に生活経験上の共感を呼び起こし、興味深く、明快で、論理的で、読者に考えさせながら、もっと読みたいと思わせるような研究」だとしつつ、そうした妥当性の必要条件として、共鳴をもたらす表現スタイルや、調査レポートの他の研究に対する影響力や有用さなどを挙げている[21]。

[3] トライアンギュレーション

質的調査の信頼性と妥当性を高めるために考え出されたのが、「トライアンギュレーション」（方法論的複眼）である。これは、さまざまな調査技法を組み合わせ、事柄を多面的に把握しようという試みを指す。この場合、インタビュー調査にせよ、**参与観察法**などによるフィールドワークにせよ、あるいは質問紙調査にせよ、各々一長一短があるため、それぞれの弱点を補いつつ、長所を有効に活かしていく方向に意義を認めるのであり、複数の調査の単なる折衷を意味するのではない。

トライアンギュレーションについては、多様な角度から分類が試みられている。そのうち最も重要な区分は、調査の技法に着目するもので、「**技法内トライアンギュレーション**」と「**技法間トライアンギュレーション**」の２つに分かれる。前者は、同一の調査技法を用いながらも、その範囲内で多面的にデータを収集するやり方である。これに対し後者は、マルチメソッドとも呼ばれ、異なる調査技法を併用することで、各手法のもつ強みの相乗効果を発揮させようとする試みになる。質対量といった調査方法の対立的な構図にこだわらず、社会的現実に迫るために柔軟な姿勢で取り組もうとする戦略といえる。

トライアンギュレーション
triangulation
原義は「三角測量的方法」。

参与観察法
participant observation
method

技法内トライアンギュレーション
within-method
triangulation

技法間トライアンギュレーション
across-method
triangulation

注）

ネット検索によるデータの取得日は，2022 年 8 月 8 日.

(1) オーフォード，J. 著／山本和郎監訳『コミュニティ心理学―理論と実践』ミネルヴァ書房，1997，p.178.
(2) 岩永雅也・大塚雄作・高橋一男編『社会調査の基礎』放送大学教育振興会，2001，p.31.
(3) 前掲書 (2)，p.31，原文のまま.
(4) 南風原朝和・市川伸一・下山晴彦編『心理学研究法入門―調査・実験から実践まで』東京大学出版会，2001，pp.48-49.
テイラーとボグダン（Taylor, S. J., Bogdan, R., *Introduction to Qualitative Research Methods: The Search for Meaning,* 1984.）では 10 の特徴を述べている。本文中以外のものとして、⑥すべて対象者の知見に価値がある、⑦質的方法は人間本位である、⑧研究者は質的研究の妥当性を示すこと、⑨環境と人はすべて研究対象として価値を持つ、⑩質的調査は熟練技である、を挙げている。原著を参考にされたい。
(5) 箕浦康子編『フィールドワークの技法と実際―マイクロ・エスノグラフィー入門』ミネルヴァ書房，1999，p.44.
(6) デンジン，N. K. & リンカン，Y. S. 編／平山満義監訳／藤原顕編訳『質的研究の設計と戦略』質的研究ハンドブック 2 巻，北大路書房，2006，p.4.
(7) 北沢毅・古賀正義編『質的調査法を学ぶ人のために』世界思想社，2008，p.31.
(8) 中沢潤・大野木裕明・南博文編『観察法』心理学マニュアル，北大路書房，1997，pp.77-78.
(9) 前掲書 (8)，p.42.
(10) 前掲書 (8)，p.48.
(11) 前掲書 (8)，p.50.
(12) 内藤哲雄『PAC 分析実施法入門―「個」を科学する新技法への招待（改訂版）』

ナカニシヤ出版, 2002.

(13) 梶原隆之「アレルギー児童の PAC 分析—心理をふまえた教育的配慮のために」『日本応用心理学会第 74 回大会発表論文集』2007, p.104.

(14) 土田義郎氏（金沢工業大学）は，インターネット上において PAC 分析支援ツール「PAC アシスト」を紹介し，希望者に無償で提供している．

(15) 前掲書 (13).

(16) グレイザー，B. G.・ストラウス，A. L. 著／後藤隆・大出春江・水野節夫訳『データ対話型理論の発見—調査からいかに理論をうみだすか』新曜社, 1996.

(17) メリアム，S. B. 著／堀薫夫・久保真人・成島美弥訳『質的調査法入門—教育における調査法とケース・スタディ』ミネルヴァ書房, 2004, p.224.

(18) エマーソン，R. M.・フレッツ，R. I.・ショウ，L. L. 著／佐藤郁哉・好井裕明・山田富秋訳『方法としてのフィールドノート—現地取材から物語作成まで』新曜社, 1998, p.303.

(19) 見田宗介『社会学の主題と方法』定本見田宗介著作集Ⅷ, 岩波書店, 2012, pp.136-139.

(20) 前掲書 (17), p.301.

(21) コービン，J.・ストラウス，A. L. 著／操華子・森岡崇訳『質的研究の基礎—グラウンデッド・セオリー開発の技法と手順（第 3 版）』医学書院, 2012, pp.416-423.

引用参考文献

●デンジン，N. K.・リンカン，Y. S. 編／平山満義監訳／岡野一郎・古賀正義編訳『質的研究のパラダイムと眺望』質的研究ハンドブック 1 巻, 北大路書房, 2006.
●デンジン，N. K.・リンカン，Y. S. 編／平山満義監訳／大谷尚・伊藤勇編訳『質的研究資料の収集と解釈』質的研究ハンドブック 3 巻, 北大路書房, 2006.
●北沢毅・古賀正義編『質的調査法を学ぶ人のために』世界思想社, 2008.
●戈木クレイヒル滋子『グラウンデッド・セオリー・アプローチ—理論を生み出すまで』ワードマップ, 新曜社, 2006.
●大谷信介・木下栄二・後藤範章・小松洋・永野武編『社会調査へのアプローチ—理論と方法（第 2 版）』ミネルヴァ書房, 2005.
●盛山和夫『社会調査法入門』有斐閣ブックス, 有斐閣, 2004.
●大野木裕明, 中澤潤編『研究法レッスン』心理学マニュアル, 北大路書房, 2002.
●鈴木淳子『調査的面接の技法（第 2 版）』ナカニシヤ出版, 2005.
●野口裕二編『ナラティヴ・アプローチ』勁草書房, 2009.

▌理解を深めるための参考文献

●工藤保則・寺岡伸悟・宮垣元編『質的調査の方法（第 3 版）—都市・文化・メディアの感じ方』 法律文化社, 2022.

質的調査の基本的な考え方やその歴史、特徴、主な手法、まとめ方について解説したビギナー向けの手ごろな入門書。日常のありふれた風景からテーマを見つけ出し、それを調査課題として具体化させ、実際の調査として立ち上げて、実践に移していくまでのプロセスを、わかりやすく説いている。

●小田博志『エスノグラフィー入門—「現場」を質的研究する』春秋社, 2010.

エスノグラフィーを「人びとが生きている現場を理解するための方法論」として定義づけ、そのマスターの仕方、研究上の効用、応用可能性などについて具体的に記述したガイドブック。調査の立案から実施、分析、レポート執筆までを含む調査プロセス全体を、エスノグラフィーという新たな枠組みを通して捉え直している。

●有末賢『生活史宣言—ライフヒストリーの社会学』慶應義塾大学出版会, 2012.

生活史の社会学的研究をライフワークとしてきた著者の業績の集大成。個人の生活史を質的調査によって明らかにする意義やアプローチの方法、調査する上での問題点や課題について、自身のフィールドワーク経験を踏まえながら解説している。本の体裁は専門書だが、読みやすい文章で書かれているため初心者でも内容を難なく理解できる。

●中澤潤・大野木裕明・南博文編『心理学マニュアル　観察法』北大路書房，1997.

「心理学マニュアル」の研究法第１弾として有名。観察法は、心理学のみならず、多様な領域で、基礎的、応用的研究法とみなされている。本書では、実践的に観察法の理論と技法を学び、また具体的な事例に取り組めるように構成されている。さらに統計的な処理を明らかにすると同時に、その方法としての可能性も展望している。基礎的観察法、参加観察法、アクションリサーチの３つを取り上げ、共通の基礎的技法として時間見本法と事象見本法を詳述しているのも特徴。観察法を利用して研究を行う学部生、大学院生に向けた入門書である。

 コラム　リアリティとアクチュアリティ

　量的調査と質的調査の方向性の違いという点で、連想するのは「リアリティ」と「アクチュアリティ」の２つの概念である。よく知られるように、統合失調症の病状を理解するためのキーワードとしてこれらの概念に着目したのは、精神医学者の**木村敏**である。双方とも日本語では「現実」と訳されるが、ニュアンスはだいぶ異なる。木村によれば、リアリティとは、「事物的・対象的な現実、私たちが勝手に作りだしたり操作したりすることのできない既成の現実を指す場合に用いられる」ものである。これに対し、アクチュアリティとは、「現在ただいまの時点で途絶えることなく進行している活動中の現実」であり、「それをキャッチするためにはこちらもつねにそれに即応した動きのなかに入り込んで、自分自身の心の動きによってそれに参加しなくてはならない」ようなものである（木村敏『心の病理を考える』岩波新書，岩波書店，1994，pp.28-37.）。量的調査＝リアリティの把握、質的調査＝アクチュアリティの把握といった機械的な振り分けは慎まなければならないが、前者が社会的現実を「既成の現実」とみなし、「対象的な認識」によって把握する傾きがあることは否定できない。一方、後者の質的調査については社会を「活動的な現実」と解し、これに「関与」しつつ把握しようとする点において、アクチュアリティに親近性をもちうる。ただ、量的調査、質的調査いずれの場合でも、「現実」に迫る上で問われるべきなのは、当然ながら「データの質」であり「調査自体の質」であろう。

リアリティ
reality

アクチュアリティ
actuality

木村敏
1931–2021

第4章　ソーシャルワークにおける評価

社会福祉士や精神保健福祉士といったソーシャルワーク専門職が何らかの機関や施設に所属し、そしてそれらの機関や施設が利用者や公的機関から利用料や報酬を得ている限り、その仕事の結果は適切に「評価」されていかなければならない。ここではソーシャルワークにおける「評価」とは何か、について学んでいく。

1

ソーシャルワークにおける評価の意義について学ぶ。特に、自らの専門職としての仕事の結果の説明を行うアカウンタビリティ（説明責任）の重要性について理解する。

2

ソーシャルワークにおけるさまざまな評価対象と、さまざまな評価方法について理解する。そして、ソーシャルワーク実践の結果（アウトカム）のみならず、その影響（インパクト）の評価を行っていくことの重要性について、理解を深めていく。

3

ソーシャルワークにおける具体的な評価方法について理解する。シングル・システムデザインや実験計画法、質的な評価法の具体的な展開について理解していく。また、計画に基づいた評価について、その重要性とプロセスを理解する。

1. ソーシャルワークにおける評価の意義

　ソーシャルワークが専門職の仕事であり、何らかの目的を達成するミッションを与えられている限り、その「評価」は適切に行われる必要がある。もちろん支援や援助はボランティアベースでも行われるわけであり、その場合には必ずしも「評価」は必要がないかもしれない。しかし社会福祉士や精神保健福祉士といったソーシャルワーク専門職が、何らかの機関や施設に所属し、それらの機関や施設が利用者や公的機関から利用料や報酬を得ている限り、その仕事の結果は適切に評価されていかなければならない。

A. ミクロ・メゾ・マクロレベルにおける実践の評価

　ソーシャルワークは問題の範囲やその捉え方に応じて、ミクロ、メゾ、マクロと分類される。ミクロレベルの実践は個人や家族などの集団をターゲットとするものである。メゾレベルの実践は、機関や施設などの諸組織やそれらを包含する地域をターゲットにしていく。マクロレベルの実践は国の政策の立案やソーシャルアクションなどが該当する。

　ミクロレベルの実践、たとえば個人を対象とする実践は、一般的にインテーク、アセスメント、プランニング、インターベンション、モニタリング、エバリュエーション、再アセスメントおよび再プランニング、ターミネーションというプロセスがあると考えられている。また集団を対象とするソーシャルワークの場合には、準備期、開始期、作業期、終結期といったプロセスがある。ただ一般的に仕事のプロセスは、いわゆる PDCA サイクルによって把握される場合が多い。それはすなわち、「Plan（計画）→ Do（行動）→ Check（評価）→ Act（改善）」というプロセスであり、経営やマネジメントの領域では、このような把握の仕方がごく一般的である。先に挙げた個人を対象とする実践のプロセスの場合、アセスメントとプランニングが Plan に、インターベンションが Do に、モニタリングとエバリュエーションが Check に、再アセスメントおよび再プランニングが Act に該当する。一方で集団を対象とする実践の場合には、準備期は Plan、開始期と作業期と終結期の一部（作業をまとめる部分）が Do、終結期における評価や検討の部分が Check と Act に該当することになるだろう。いずれにせよ、これらのようなミクロレベルの実践のみならず、機

関や施設の経営や地域のマネジメントといった**メゾレベル**の実践、さらには政策立案やソーシャルアクションといった**マクロレベル**の実践もPDCA サイクルによってプロセスが把握されていくのであり、そしてCheck（評価）は必要不可欠な部分となる。

B. 根拠に基づく実践とナラティブに基づく実践

　さらに**根拠に基づく実践**と**ナラティブに基づく実践**は、一般的に対極的なもの同士として捉えられることが多い。たとえば前者は、統計的手法によって導出された数値に基づいた評価を重んじることが多く、より客観性の高い科学的方法であり、一方の後者は、利用者（クライエント）の主観性に焦点を当てていく方法というように、である。研究者もこれらのいずれかを重用することが多く、これら2つの実践は「対立」すると捉えられることが多い。

　ただよくよく考えてみると、根拠に基づく実践とナラティブに基づく実践は相容れることのないもの同士というわけでは必ずしもなく、そもそも両者のもつ意図が異なっている、ということがわかってくる。

　前者すなわち「根拠に基づく実践」は、先に述べた PDCA サイクルに基づいた実践であり、Check（評価）を行っていく際に根拠（エビデンス）が求められてくる。そのあとには Act（改善）というプロセスが控えているのであり、改善はしっかりとした根拠をもとに展開されていかなければ、そもそも機能し得ないことになる。たとえば行政が立案する地域福祉計画という、ミクロ、メゾ、マクロというソーシャルワーク実践の分類でいうならば、メゾレベルの実践がある。これは行政が地域住民等の参加を得て、地域生活課題を明らかにするとともにその解決を目的として、多様な関係機関や専門職と協議し、目標を設定し、計画を立てていくものである。この作業に必要不可欠なのが、すなわち根拠（エビデンス）にほかならない。なぜなら現行の計画がどこまで達成されているのか、もしくは達成されていないのかが明確になっていないと、次期の計画を立案することができないからである。現行の計画の達成（もしくは、未達成）状況が曖昧にしか把握されていなければ、必然的に次期計画も不確かなものにならざるを得ない、のである。さらに同じメゾレベルのソーシャルワーク実践として、社会福祉施設の経営が挙げられる。経営においても、根拠（エビデンス）は必要不可欠な要素である。たとえば施設の次期事業計画を立案する際には、現行の各事業の「収入と支出（収支）」を数値でしっかりと把握していく必要があり、そうでなければ、曖昧な事業計画しか立案す

根拠に基づく実践
Evidence-Based Practice

ナラティブに基づく実践
Narrative-Based Practice
これは、ソーシャルワーク・アプローチにおけるナラティブ・アプローチに通じるものでもある。このアプローチは、クライエントの語りを通して、その本人自身がそれまでのドミナントなストーリーからオールタナティブ（代替）ストーリーへと、人生や生活の指針を変えていくことを主眼としている。

ることができない。施設（法人）経営においては、事業活動の結果としての収支の額の把握が不可欠であり、そもそもその額自体が厳密でなければ、すなわち明確な根拠に基づいたものでなければ、次期以降の計画も不確かにならざるを得ない。施設の経営においても「評価」は必須であり、それが十分でない場合には、その後の経営（マネジメント）自体が危ぶまれること必至である。

　一方の「ナラティブに基づく実践」において焦点が当てられるのは、利用者（クライエント）の「世界観」である。ナラティブとはつまり、利用者自身の「語り」であるが、そこでは利用者本人にしか把握することができない「世界」が語られている、と考えられるのである。たとえば、ソーシャルワーク専門職がある利用者と面接を行っているとする。そしてそのソーシャルワーク専門職は、利用者がいま何を考えているのか、より正確に把握したいと思っている。しかし実際に、ソーシャルワーク専門職の「頭（頭脳）」と利用者のそれを入れ替えることはできないのであり（仮にできたとしても、それらを相互に入れ替えたときには、ソーシャルワーク専門職と利用者自身が入れ替わってしまっていることになる）、ソーシャルワーク専門職は利用者が語る言葉（語り）から、利用者自身が何を考えているのか推測していかざるを得ない。利用者自身が本当に何を見て、何を考えているのかについては、原理的には、その当人にしか把握することができないのであり、他者としてのソーシャルワーク専門職は、その語りに耳を傾けていくしかないのである。ここにナラティブに基づく実践の要諦があるといえるのであり、したがってその「評価」自体も、利用者（クライエント）によって語られた内容をもとに行っていくことになる。

　なおナラティブに基づく実践においては、利用者自身がソーシャルワーク専門職への語りを通して、これまで自分自身が焦点を当ててこなかった多くの出来事の意味を、改めて見つけ出していくことになる。しかしこの新たに見出した意味は、たいていの場合、利用者自身のこれまでの人生を支配してきた、問題のある筋書きとは相容れない内容である。新たな意味とこれまでの筋書きは、対立する関係性にあるのが自然である。ソーシャルワーク専門職は利用者との対話を通じて、利用者自身のなかで生み出された新たな意味を、より豊かなものに展開していくことになる。したがってナラティブに基づく実践の評価においては、利用者がソーシャルワーク専門職への語りを通して、利用者自身がこれまでの人生の再解釈を行いつつ、新たに意味を付与できたかどうか確認していくことが求められてくる。

　このように「根拠に基づく実践」と「ナラティブに基づく実践」は、両者における意図が異なっているといえるのであり、必ずしも二律背反の関

係にあるわけではない、ともいえるだろう。ただナラティブに基づく実践を重んじる論者のなかには、果たして誰にとっても自明な根拠（エビデンス）というものが成立し得るのか、という極端な疑念を述べる者がいるかもしれない。しかしここでそのような思想的（哲学的）な議論をすること自体、そもそも意味をなさないだろう。なぜならここではソーシャルワーク実践という、プラグマティック（実用的）な実践の水準で考えていくことが求められているからである。

C. アカウンタビリティ

アカウンタビリティ
accountability

　とりわけ根拠に基づく実践においては、**アカウンタビリティ**について考えていく必要がある。なおここでいうアカウンタビリティとは、すなわち説明責任のことであるが、組織経営での会計（accounting）において重視されてきた概念でもある。先にメゾレベルにおけるソーシャルワーク実践として、機関や施設の経営（マネジメント）について述べたが、そもそも経営者にはどのような事業にどのくらいの資金を使ったのか、そして結果としてどれだけ利益を得たのかを数字によって、機関や施設内外の利害関係者（ステークホルダー）に説明していくことが求められてくる。もちろん社会福祉法人のような非営利組織には、利益という点については、株式会社等の営利組織ほどは問われないのかもしれない。ただしそこには、公費（措置費、介護報酬等、補助金、委託費など）が支弁されており、それらを「経営者が何にいくら使ったか」については具体的な数字をもとに、常に明快に説明がなされていかなければならない。個人や集団を対象とするミクロレベルのソーシャルワーク実践においても、先に述べたように、社会福祉士や精神保健福祉士といったソーシャルワーク専門職が何らかの機関や施設に所属し、それらの機関や施設が利用者や公的機関から利用料や報酬を得ている限り、実践の結果は適切に評価されていかなければならないのであり、そしてその結果については、機関や施設内外のステークホルダー（利害関係者）に対して説明していく責任、すなわちアカウンタビリティが必要となる。

2. ソーシャルワークにおける評価の対象と観点

　ソーシャルワークにおける評価については、その対象として、①実践、②プログラム、③政策が挙げられる。また評価の観点としては、①構造（ストラクチャー）、②過程（プロセス）、③結果（アウトカム）、④影響（インパクト）の４つが挙げられる。

A. 評価の対象—実践、プログラム、政策

［1］ 実践の評価

　まずここでいう**実践**とは、ソーシャルワーク専門職個人が行うものであり、個人を対象としたソーシャルワークの場合であればその個人に対して、集団（グループ）を対象としたソーシャルワークの場合であればその集団に対して、コミュニティを対象としたソーシャルワークの場合であればそのコミュニティに対して、結果として、それぞれのウェルビーイングの向上にどれくらい効果を及ぼすことができたのか、が問われることになっていく。またその手法については、質的な側面をもつもの、量的な側面をもつものなど、さまざまなものを用いていくことになる。

［2］ プログラムの評価

　実践への評価が、ソーシャルワーク専門職個人の実践に焦点を当てていくのに対して、**プログラム**評価は、展開されるプログラム全体に焦点を当てていく。なおここでいうプログラムとは、すなわち、「何らかの問題解決や目標達成を目的に人が中心となって行う実践的介入」[1]のことである。ソーシャルワークにおけるプログラムは、人びとが抱えてえているさまざまな課題を解決するために展開されていく。とりわけソーシャルワーク自体が企業活動とは異なり、「プログラムの多くが利用者の健康や福利というそもそも貨幣価値に置き換えにくいものをターゲットとして」[1]おり、その結果を、得られた利益の多寡といったもので判断することができないため、別途、評価が必要になってくるのである。とりわけ先に述べたアカウンタビリティという観点から、このプログラム評価は不可欠である。プログラムを展開するソーシャルワーク専門職が、何らかの機関や施設に所属しており、その機関や施設が利用者や公的機関から利用料や報酬を得て

いるかぎり、プログラム自体が果たして効果があるものなのか、適切に評価されていかなければならない。そしてその結果については、機関や施設内外のステークホルダー（利害関係者）に対して説明していく責任がある。

［3］政策の評価

　政策の評価であるが、ソーシャルワークの実践という観点からみた場合、社会福祉士や精神保健福祉士といったソーシャルワーク専門職が何らかの機関や施設に所属し、実践を展開しているということを考えるならば、政策のあり方はそれらの組織の経営を通して、ソーシャルワーク専門職による実践に間接的に影響を及ぼしていくことになる。なお一般的に経営は、ヒト・モノ・カネという３要素を活用して展開されていくと考えられているが、ソーシャルワーク実践を含むサービスも、これらの要素をもとに創出されていく。なおこのことについては、以下の**図4-2-1**によって表される。

図 4-2-1　ソーシャルワーク実践を可能にする機関や施設の経営

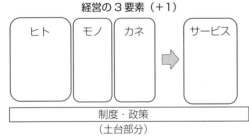

出典）筆者作成.

　機関や施設の経営自体、さまざまな社会福祉関連の制度・政策を土台にして成り立っている。たとえば、介護保険サービスを提供する高齢者施設は、介護保険法等を土台にして成立しているのであり、機関や施設の経営者は、この介護保険法等をもとに、ヒト・モノ・カネといった諸要素を効率的に活用することによって、サービスを利用者に提供していく。したがってたとえば、定期的に実施される介護保険法の改正は、機関や施設の経営に直接的に影響を及ぼすこととなり、さらにその影響自体は利用者に提供されるサービスの内容にも、所属するソーシャルワーク専門職を通して、間接的に及んでいくのである。したがってそれらのソーシャルワーク専門職も、制度・政策のあり方が、自ら提供しているサービスにどのような影響を及ぼしているのか、改めて評価していくことが求められてくる。

B. 評価の観点―構造、過程、結果、影響

[1] 構造（ストラクチャー）評価

　まず**構造**（ストラクチャー）の評価であるが、これはソーシャルワーク実践を行うための仕組みや体制を評価することである。パソコンで例えるならば、ソフトを駆動するためのハードが十分であるか評価（アセスメント）すること、であるともいえるだろう。とりわけメゾレベルのソーシャルワーク実践である機関や施設の経営において、重要な評価となってくる。ソーシャルワーク実践を可能にする機関や施設の経営は、先の**図4-2-1**のように表すことができるのであった。

　先にも述べたように、一般的に経営は、ヒト・モノ・カネという3要素をもとにして行われていくと考えられているが、これらの要素をもとにソーシャルワーク実践を含むサービスが創出されていく。サービスの質（クオリティ）の維持・向上は、これらの要素が十分であることが求められてくるのである。機関や施設の職種や職員数が十分であるか、事業を堅実に展開していくに十分な予算が確保できているか、土地や建物が十分に整備されているかなどが、評価の対象になっていく。

[2] 過程（プロセス）評価

　次に**過程**（プロセス）評価であるが、これはソーシャルワーク実践の目標の達成に向けた過程や手順を評価するものである。ソーシャルワークにおけるミクロレベルの実践、たとえば個人を対象とする実践であれば、一般的にインテーク、アセスメント、プランニング、インターベンション、モニタリング、エバリュエーション、再アセスメントおよび再プランニング、ターミネーションというプロセスがある。またケア（ケース）マネジメントにおいては、インテーク、アセスメント、契約、ケアプランの作成、ケアプランの実施、モニタリング、評価、終結といったプロセスがある。これらのプロセスが、それらの目標の達成に十分なものになっているか、評価していくことになる。

[3] 結果（アウトカム）評価

　さらに**結果**（アウトカム）評価は、ソーシャルワーク専門職による実践が、結果として、どのような効果を及ぼしたのか評価すること、を意味している。当初の計画通りの効果が得られたのか得られなかったのか、目標値を達成できたのかできなかったのかなどが、その評価の対象になっていく。この評価は根拠（エビデンス）に基づいていなければならないのであ

り、評価自体に曖昧さが残ると、その後に続く改善策も不適切なものになっていく可能性が高い。

[4] 影響（インパクト）評価

　そして**影響（インパクト）評価**であるが、これはソーシャルワーク実践によってもたらされた結果が、対象となる人びとや事柄に対して、どの程度の影響を与えたのかを精緻に測定し、評価していくことである。ただしここで重要なのは、実践によって生み出された直接的な結果（アウトカム）ではなく、その結果がもたらす影響（インパクト）を評価していく、という点にある。たとえばある非営利組織が、ある地域で、経済的な理由で学習塾等に通えない小中学生の学習支援を行っていたとする[2]。その活動の結果（アウトカム）評価としては、その目標を、学習支援を受けたある一定の児童生徒数に設定したとすると、結果としてその目標値をどれだけ上回ることができたのか、もしくはできなかったのかに焦点が当てられていく。一方で影響（インパクト）評価としては、学習支援を受けた児童生徒の学校での成績の向上率がその対象になっていく。実際に児童生徒に対して、どのような影響や効果を与えることができたのか、が問われてくるのである。この影響（インパクト）は、実践が実際に展開されたあと、「一定の期間を経て、間接的に現れる」[1]ところに特徴がある。また成績の向上率が問われるということは、つまり、学習支援を受けた児童生徒と、それ自体を受けなかった児童生徒間での比較がなされる、ということを意味している。

C. 事業評価の重要性—社会的インパクトの測定

　先に述べたような結果（アウトカム）評価と影響（インパクト）評価の違いは、とても重要である。たとえば現在、ソーシャルワーク専門職や社会福祉法人に限らず、多くのNPO法人や社会起業家、行政、財団などが社会的な事業を展開しつつある。そこで問われているのは、実際にどのくらい社会を良くしたか、ということである。これらの事業に求められているのは、社会に及ぼした影響そのものである。つまり、影響（インパクト）の測定が求められているのである。

　エプスタインとユーザスは、影響（インパクト）の測定の事例として、次のものを挙げている[3]。ある支援組織は、居住している地域に仕事が非常に少ないため、人びとが零細農業や商取引で生計を立てていかざるを得ない、貧困地域で活動を展開している。その実際の活動としては、起業家

エプスタイン
Epstein, Marc J.

ユーザス
Yuthas, Kristi

精神についてのワークブックの提供、教師の研修、私立学校への継続支援が挙げられる。この組織のミッションは、地域の子どもたちに組織運営能力や起業家的能力を与え、彼ら彼女らが安定した生活を送ることができるようになる、ことである。この組織におけるアウトカム評価の効果、すなわち、子どもたちが新たな知識や技術をどのくらい身につけることができたか、を測定することによって行われる。一方で影響（インパクト）評価は、子どもたちが身につけた知識や技術をどのくらい仕事で役立てることができたか、を測定していくことになる。なぜなら、実際に子どもたちが知識や技術を役立てられなければ、より安定した生活を送ることができるようにはならないからである。そしてそのためには、事業の影響（インパクト）を測定することが可能な指標自体を、あらかじめ設定しておくことが必要になってくる。また、子どもたちが身につけた知識や技術をどのくらい仕事で役立てることができたかは、実践が実際に展開されたあと、一定期間を経て、間接的に表出するものと位置づけられることになる。

3. ソーシャルワークにおける評価方法

A. 要因計画（研究デザイン）

関心のある事象を解明する研究方法には、調査対象者をありのままの状態で把握しようとする社会調査に加えて、比較的少数の被験者を対象に人為的に設定した状況で事象の要因を探る**実験**がある（**表4-3-1**）。

表4-3-1　実験と調査の特徴

	研究場面の構成	研究対象の名称	研究者の場面への介入	データの入手方法
実験	人為的	被験者	条件設定・教示	観察・測定
調査	自然的	調査対象者	傍観・回答依頼	観察・集計

出典）田中敏・山際勇一郎『ユーザーのための教育・心理統計と実験計画法—方法の理解から論文の書き方まで（第二版）』教育出版，1992，p.2.

実験の目的は、因果関係を明らかにすることである。因果関係の要因をどのように検証するか実験研究をデザインする方法のことを**実験計画法**という。実験計画法は、純粋な実験計画法と**疑似実験計画法**に大別できる。これらは詳細なデザインによってさらに細分化できるが、ここでは代表的なものだけを解説する。

［１］ 実験計画法（プリテスト‐ポストテスト統制群法）

　純粋な実験計画法は、**内的妥当性**（独立変数と従属変数の因果関係に確信がもてる程度）を阻害する要因を最もよくコントロールできる方法であるため、可能であればこの方法を用いるのが望ましい。社会福祉調査では、福祉サービスの効果を検証する際に実験計画法が用いられてきた。

　最も古典的な実験計画法は、**プリテスト‐ポストテスト統制群法**である。この方法では、被験者を無作為に２つのグループ（**実験群**と**統制群**）に分け、実験群のほうにのみ実験的介入（たとえば福祉サービスの実施）を行う。実験的介入を何も行わない統制群は、実験群との比較のために用いる。被験者を無作為に分けるのは、２つのグループが均質になるため、実験的介入以外の要因の影響を一定にすることができるからである。このことを、**無作為割当**（ランダム・アサインメント）という。

　実験計画法では、測定を介入の事前（プリテスト）と事後（ポストテスト）に行う（**図4-3-1**）。そして各群の測定値の変化を比較し、実験群において変化が認められれば介入の効果があったと判断する。

図 4-3-1　実験計画法の流れ

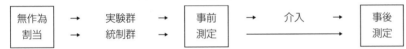

［２］ 疑似実験計画法

　純粋な実験計画法では、被験者を無作為に実験群と統制群に割り当てたが、現実の制約から無作為割当が困難なこともある。こうした場合、無作為割当を行わない**疑似実験計画法**を用いる。疑似実験計画法は、純粋な実験計画法が適用できない状況で、なるべく内的妥当性を高めるために工夫された方法である。

（1）不等価統制群法

　ここでは、代表的な疑似実験計画法である**不等価統制群法**を取り上げる。不等価統制群法では、無作為割当を行っていないが実験群とよく似ている**比較群**を用意して２つのグループを比較する。その他の流れは実験計画法と同様である（**図4-3-2**）。もちろん、無作為割当を行っていないぶん２つのグループは均質ではない（不等価である）。したがって、不等価統制群

図 4-3-2　不等価統制群法の流れ

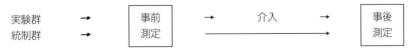

法で得られた結果の内的妥当性は実験計画法に劣るが、より現実的な方法であるといえる。

(2) タイム・シリーズ・デザイン

タイム・シリーズ・デザインもよく用いられる疑似実験計画法である。タイム・シリーズ・デザインの特徴は、1つのグループを対象として実験的介入の前後に繰り返し測定を行うところである（**図4-3-3**）。したがって、現実の制約から比較群を設定するのが困難な場合に用いられる。たとえば、片方のグループにのみ福祉サービスを実施し、もう片方のグループに実施しないことが倫理的に問題を引き起こすような場合である。

図4-3-3 タイム・シリーズ・デザインの流れ

実験群 → 事前反復測定 → 介入 → 事後反復測定

タイム・シリーズ・デザインは、比較群をとらないことによって脅かされる内的妥当性を、介入前後の測定回数を増やすことで補おうとする方法である。このデザインは、介入前後で反復測定しているおかげで、測定値がもともと時間に沿って上昇傾向にある場合や常に上下する場合を、実験的介入の効果と区別することができる。介入の効果は、各回で測定されたグループ平均を事前と事後でそれぞれ平均したものの差によって評価される。

[3] 一事例デザイン

以上の実験は、多数の被験者からなるグループを対象とするのであった。こうした方法では、平均値などグループを集計した値に着目して独立変数の効果を分析する。これに対して、各被験者の測定値を集計せずにそのまま分析する方法を**一事例デザイン（シングル・ケース・デザイン）**という。一事例デザインは、最低1人の被験者がいれば実施可能である。実際、ただ1人の被験者を対象とした一事例デザインは多い。したがって、多数の被験者を集めて特殊な状況を設定しなければならない方法に比べ、ソーシャルワークの実践のなかで比較的容易に実施することができる。

一事例デザインでは、タイム・シリーズ・デザインと同様、介入前後で従属変数を繰り返し測定する。ただし、タイム・シリーズ・デザインが特別な条件統制をせずに事前測定を行うのに対し、一事例デザインは介入前の測定値の推移を安定させるために積極的な条件統制を行う。この段階における測定値の推移は、介入の効果を評価する際の基準値として用いられるため**ベースライン**と呼ばれる。ベースラインの振幅が大きければ介入後の効果の検出が困難になるため、振幅をできるだけ小さくするように工夫

一事例デザイン
「シングル・システム・デザイン」とも呼ばれる。

する。ベースラインが安定してきたら、介入期へと移行し反復測定を行う。最終的に、ベースライン期と介入期の測定値の推移を比較して介入の効果を検証する。

　最も基本的な方法は、ベースライン期から介入期へと1度だけ移行する**ABデザイン**である（**図4-3-4**）。ここで、アルファベットの"A"はベースライン期、"B"は介入期を意味している。より実験的な方法として、ベースライン期・介入期間の移行回数を増やした、**ABAデザイン**、**BABデザイン**、**ABABデザイン**などがある。

図4-3-4　ABデザインの流れ

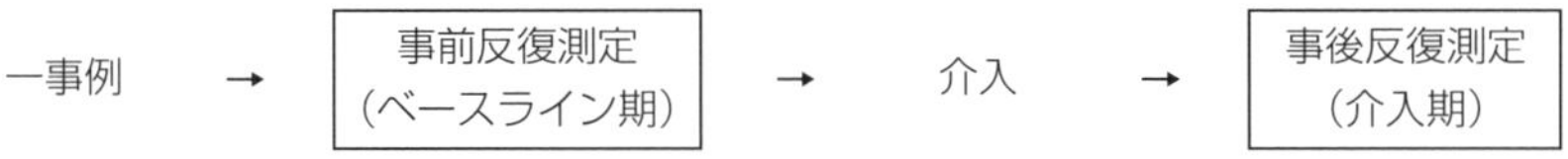

一事例　→　事前反復測定（ベースライン期）　→　介入　→　事後反復測定（介入期）

B. 計画に基づく評価

　評価とは、投入された資源（ヒト・モノ・カネ）によって行ったソーシャルワーク実践活動がどのような変化をもたらしたか、どのように目標の達成につながったかを可視化することであり、ソーシャルワーク実践活動と同様に「計画」に基づいて実施しなくてはならない。

　さらに近年は、業務を継続的に実施・改善していく**PDCAサイクル**に則った、継続的なソーシャルワーク実践が強調されており、評価の必要性が増している。

　評価にあたっては基本的な枠組みを整理した後に、評価対象とする成果とその評価指標、データの取得方法を決定する。そして計画に基づいて実践活動を行い、定められた期間の成果についてデータを収集、分析し、事業改善にむけた報告と活動を行うことで、そのサイクルが終了することとなる。

　まず評価の枠組みであるが、政府では、2017（平成29）年の統計改革推進会議決定に基づき、行政改革の観点から「**エビデンス・ベースト・ポリシー・メイキング（EBPM）**」（**図4-3-5**）に省庁横断的に取り組んでいる。**図4-3-5**中の「**ロジックモデル**」とは、政策やプログラムの有効性を評価するもので、インプット（投入資源）、アクティビティ（活動や介入）、アウトプット（活動等による直接の産出物）、アウトカム（活動等の効果）、インパクト（活動によってもたらされた影響）の関係を簡潔に図示したもので、厚生労働省でも事業評価に活用している（**図4-3-6**）。また、2018（平成30）年度の介護保険制度の改定で「ADL維持等加算」が創設され

エビデンス・ベースト・ポリシー・メイキング（EBPM）
Evidence-Based Policy Making
「証拠に基づく政策立案」と訳される。政策の企画をその場限りのエピソードに頼るのではなく、政策目的を明確化したうえで合理的根拠（エビデンス）に基づくものとすること。政策効果の測定に重要な関連を持つ情報や統計等のデータを活用し、政策の有効性を高め、国民の行政への信頼確保に資するものとして全省庁横断的に推進されている。

図 4-3-5　効果検証・事業改善に向けた検討プロセスのイメージ

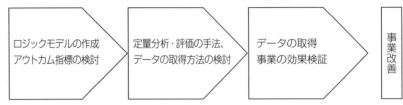

出典）三浦聡「経済産業省における EBPM の取組」独立行政法人経済産業研究所ウェブサイト，2018，p.4. [4]

図 4-3-6　令和 3 年「子どもの居場所支援臨時特例事業」

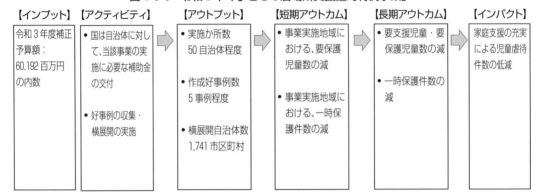

【インプット】	【アクティビティ】	【アウトプット】	【短期アウトカム】	【長期アウトカム】	【インパクト】
令和 3 年度補正予算額：60,192 百万円の内数	• 国は自治体に対して、当該事業の実施に必要な補助金の交付 • 好事例の収集・横展開の実施	• 実施か所数 50 自治体程度 • 作成好事例数 5 事例程度 • 横展開自治体数 1,741 市区町村	• 事業実施地域における、要保護児童数の減 • 事業実施地域における、一時保護件数の減	• 要支援児童・要保護児童数の減 • 一時保護件数の減	家庭支援の充実による児童虐待件数の低減

出典）子ども家庭局家庭福祉課「子どもの居場所支援臨時特例事業」厚生労働省ウェブサイト，EBPM の実践における重点フォローアップ事業のロジックモデル　令和 3 年度. [7]

てアウトカム評価の考え方が強調されたほか、社会福祉協議会活動やコミュニティの介入の実践活動評価でも適用される（佐藤[5]・安田[6]）、など、ミクロ、メゾレベルでもロジックモデルが展開されている。

　評価指標については、ミクロの実践では、クライエントの状況が改善するような定量的・定性的な指標であり、「短期目標」および「長期目標」として明示していくことが一般的である。

　メゾやマクロの実践においては、①提供体制等の構造に焦点を当てたストラクチャー指標、②活動状況に焦点を当てたプロセス指標、③結果に焦点を当てたアウトカム指標を設定し、評価を実施していくことが多い。

図 4-3-7 は、地域において在宅医療と介護の連携体制を作ることを目標とした「在宅医療・介護連携推進事業」について、各指標の具体的内容を示したものである。

　ストラクチャー指標は、提供主体の体制（業種、職員数等）や、予算、施設・設備の状況などであり、質問紙調査等のほか、既存の行政調査の 2 次データも活用して指標設定を行う。プロセス指標は、計画通りに実行されたかの指標であるので、取組みや連携の状況などについて、数値だけで

図4-3-7　在宅医療・介護連携推進事業における指標のイメージ図

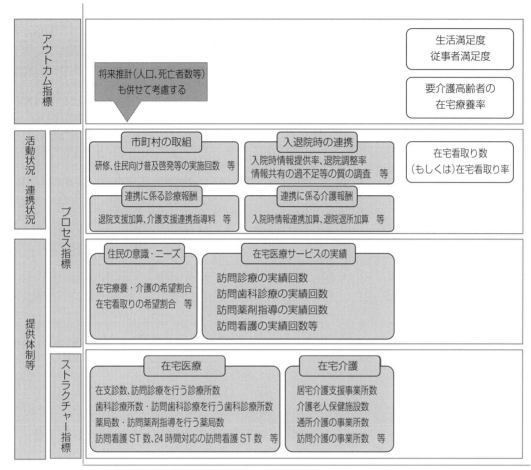

出典）野村総合研究所ウェブサイト「平成28年度 老人保健事業推進費等補助金老人保健健康増進等事業　地域包括ケアシステムの構築に向けた地域支援事業における在宅医療・介護連携推進事業の実施状況および先進事例等に関する調査研究事業報告書（平成29年3月）」2017, p.40の図表19.[8]

はなく、インタビューや質問紙調査など複数の方法を使い、指標を設定する。アウトカム指標は、事業の目的・目標の達成度（あるいは、利用者の状態変化）、成果の数値目標が主となる。

　これらの指標を作成したのちソーシャルワーク実践活動を行い、前章までで学んできたさまざまな量的調査や質的調査を組み合わせて、指標の達成状況を把握し、分析して評価を実施していくこととなる。

注)

ネット検索によるデータ取得日は，2022 年 5 月 7 日および 6 月 4 日.

(1) 安田節之『プログラム評価―対人・コミュニティ援助の質を高めるために』新曜社，2011，p.3，p.19，p.112.

(2) 東京都社会福祉協議会のウェブサイトによると、たとえば、社会福祉法人東京武尊会では、意欲があっても学習塾に通えない小中学生を対象に、無料の学習支援と低額での食事の提供を行っているという。

(3) エプスタイン，M. J. & ユーザス，K. 著／鵜尾雅孝・鴨崎貴泰監訳／松本裕訳『社会的インパクトとは何か―社会変革のための投資・評価・事業戦略ガイド』英治出版，2015，pp.237-238.

(4) 三浦聡「経済産業省における EBPM の取組」独立行政法人経済産業研究所ウェブサイト，2018，p.4.

(5) 佐藤哲郎「社会福祉協議会活動の評価方法について一考察―プログラム評価におけるロジック・モデルの活用」関西福祉大学社会福祉学部研究会編『関西福祉大学社会福祉学部研究紀要』14 巻 1 号，2010，pp.45-51.

(6) 安田節之「ロジックモデルを基準とした測定指標によるコミュニティ介入のアセスメント―地域リーダーの評定に基づく介入構造の検証」『臨床心理学』第 15 巻第 1 号，金剛出版，2015，pp.99-107.

(7) 子ども家庭局家庭福祉課「子どもの居場所支援臨時特例事業」厚生労働省ウェブサイト，EBPM の実践における重点フォローアップ事業のロジックモデル　令和 3 年度.

(8) 野村総合研究所ウェブサイト「平成 28 年度 老人保健事業推進費等補助金老人保健健康増進等事業　地域包括ケアシステムの構築に向けた地域支援事業における在宅医療・介護連携推進事業の実施状況および先進事例等に関する調査研究事業報告書（平成 29 年 3 月）」2017，p.40.

■ 理解を深めるための参考文献

● 安田節之『プログラム評価―対人・コミュニティ援助の質を高めるために』新曜社，2011.

教育や臨床心理、社会福祉などにおける実践や支援、援助自体をより客観的に評価し、アカウンタビリティ（説明責任）を果たしつつ、サービス自体の質を高めていくプログラム評価について、プランニングから報告書の作成に至るまで、詳細に解説されている。

● Rossi, Peter H. & Lipsey, Mark W. & Freeman, Howard E. *Evaluation: a systematic approach*, 7th ed, Sage Publications, 2004.（＝ロッシ，P. H. & リプセイ，M. W. & フリーマン，H. E. 著／大島巌・平岡公一・森俊夫・元永拓郎監訳『プログラム評価の理論と方法―システマティックな対人サービス・政策評価の実践ガイド』日本評論社，2005.）

プログラム評価の代表的・標準的書籍として各国で出版されている。事例も多く扱い、理論書としてだけではなく、実践のためのテキストとしても活用できる。

コラム エビデンス・ベースト・ソーシャルワーク（EBS）の実際

エビデンス・ベースト・
ソーシャルワーク
（EBS）
Evidence-Based Social
work
「証拠に基づくソーシャ
ルワーク」と訳される。

「エビデンス・ベースト・ソーシャルワーク」（以下、EBS）と聞いて、皆さんはどのようなことを思い浮かべるだろうか。病院を受診したときのように、数的データを示しながら、利用者やチームメンバーに説明をする場面を思い出す人もあるだろう。

もちろん、EBSとして数的データを使用する場合もある。たとえば、高齢者の介護保険制度では、「どのようなケアをしたか」ではなく、「どんな結果がでたか」を直接評価するさまざまな加算があり、結果を数値で表す形のEBSの視点が強調されている。

だが一方で、特にミクロのソーシャルワーク実践は、利用者との寄り添いやふれあい、そして相互作用を重視しており、それらは決して「数」で表せるものではないという批判もあるだろう。実際に、利用者の感情や意識の変化はなかなか数値には表れてこない。

では、ミクロのソーシャルワーク実践において、EBSを進めていくのは難しいのであろうか。

たとえば、支援者の働きかけによって利用者が「生き生きとした表情になった」という状況を考えてみよう。これは、支援者の働きかけで利用者に変化が生じていることを示している。この場合、支援者が利用者を「生き生きしている」と判断した際は、たとえば、起きている時間が増えた、言葉の数や語彙が増えた、反応が早くなった、次の行動に移ることができたなど多くの事象があるはずだ。また利用者の主観を表す、言葉や行動もあったかもしれない。これらはすべて「エビデンス」といえるだろう。エビデンスとは、数値だけを示すわけではないのである。しかしこれらの事象は、気づいて記録し、それを基に判断と実践を行わなければ、単に「勘と経験」による実践とみなされてしまう。

EBSとは、判断の根拠を「説明できる」ことでもある。ソーシャルワーク実践は、他職種との連携で行われることが多くなっている昨今、前述の「生き生きとした」という状況は、直接支援していたソーシャルワーカーは実感できても、その場にいなかったチームメンバーや他職種には伝わりにくい。状況について、根拠を示して説明できないと、メンバー間での課題や目標の共有も難しい。ソーシャルワーカー以外の他職種にもわかりやすく説明していくために、そしてソーシャルワーカーの思い込みや一人合点の実践にならないためにも、エビデンスを集め、記録し、言語化していくことが求められている。

第5章 社会福祉における量的社会福祉調査の実際

社会福祉調査は、自ら問いを立て、先行研究の探索を通じて仮説を設定し、データ収集、分析、解釈を行い、最後に報告書（論文）としてまとめるという一連の実践である。本章では、福祉分野の中でも介護問題における調査研究の一事例を挙げ、その紹介と解説を通じて、量的社会調査の実際について学ぶ。

1

事例の紹介に先立ち、量的社会調査における質問紙調査の位置づけ、質問紙調査の一連のプロセスを概観するとともに、調査票の基本構成や実施上の注意点、報告書（論文）の基本構成や作成の注意点について理解を深める。

2

この章で取り上げる事例の問題意識の背景となる先行研究や問題提起の紹介から、社会調査における先行研究の探索と整理から研究テーマの焦点化に至る一連の流れについて理解を深める。

3

この章で取り上げる事例で使用した調査票の具体例の紹介を通じ、量的社会調査におけるデータ収集の要となる調査票の構成と作成上の留意点、工夫の仕方について理解を深める。

4

この章で取り上げる事例の報告書（論文）を、解説を加えながら紹介する。実際の報告書を読んでみることで、量的社会調査に基づいた報告書（論文）の具体的な構成や内容、執筆の際のポイントについて理解を深める。

1. 質問紙調査の実際

A. 質問紙調査とそのプロセス

[1] 量的調査と質問紙調査

量的調査を「必ずしも多数の対象に限定せずに、得られたデータを計量的に処理し、統計学的分析を試みる」調査研究と定義した場合、このような社会調査は数多く存在する。たとえば、一事例実験や構造化された**面接法**、評定尺度法などの**統制的観察法**などである。しかし、社会調査において、もっとも採用頻度の高い量的調査は、**質問紙調査**である。本章では、この点を鑑み、実際の質問紙調査を実例として挙げ、その具体的な研究のプロセスを概観し、さらに調査票の作成と報告書の作成について説明する。

[2] 質問紙調査のプロセス

質問紙調査の基本的プロセスは、**図5-1-1**の通りである。まず、研究テーマを設定し、その研究テーマについての調査の企画を行う。調査の企画では、調査規模や調査対象者、調査方法などを決める（**第2章2節**を参照）。つづいて、質問項目を作成する。質問項目は研究テーマにあわせて作成するが、研究テーマについての先行研究がある場合には、それらを参考にするといいだろう。また、質問項目が適切であるかどうかを検討するため、**プリテスト（予備調査）**を実施する必要がある。もし適切でなければ、再度、質問項目を検討し直す。このようにして質問項目が決まったならば、それらを組み上げ、調査票（質問紙）を作成する（**第2章3節**を参照）。

これら調査のための準備が終わったなら、調査対象者に調査を依頼する。調査の原則はあくまでも「**説明と同意**」によって行わなければならない。つまり、調査の主旨や意義、実施に関する手続きについて説明し、調査対象者がそれに同意して、初めて回答してもらうことが重要である。そして同意が得られたら、調査票を配布し、調査対象者に回答してもらい、回収する。回収された調査票は、すべてデータとして利用できるとは限らないため、**エディティング**を行う。エディティングでは、無回答や回答ミスをチェックし、通し番号をつける。さらに、**コーディング**を行い、データを入力する（**第2章5節**を参照）。

エディティング
editing

コーディング
coding

図 5-1-1　質問紙調査の基本プロセス

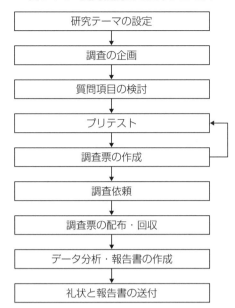

データ入力では、主に Excel のようなスプレッド形式の**表計算ソフト**や MS-DOS の**テキストファイル**（半角入力）を用いる。表計算ソフトの場合、第１行に質問項目を、第１列に調査票の通し番号を入力する。テキストファイルの場合もほぼ同様である。なお、データの入力は単純な作業であるので、ミスが発生しやすい。また、入力を終えた大量のデータの中からミスを見つけ出すのは極めて難しい。したがって、コンピュータにデータを入力する際には、１人が読み上げもう１人が入力するなどの工夫が必要である。

入力が終わったならば、データの分析に取りかかる。質問紙調査の場合、データの分析は主に統計処理である。統計処理は多くの手法があるが、研究テーマとデータの質（**量的データ**か**質的データ**か）に沿って適切なものを選ばねばならない（**第２章５節**を参照）。近年の**統計ソフト**の普及により、統計処理は容易になった。そのため、むやみに分析を行う例があるが、研究テーマと無関係な分析は、研究の論理的展開を妨げるだけなので、慎むべきである。

適切な統計的処理が終われば、その結果を解釈し、最終的に報告書にまとめる。また、調査対象者へは調査への協力を感謝した礼状を送る。場合によっては、報告書を添付するのもよいであろう。

以上が、質問紙調査研究の一連のプロセスである。プロセスの各段階については、**第２章**に詳述されているので、そちらを参照されたい。

表計算ソフト
数値データの集計・分析に用いられるアプリケーションソフトウェアで、代表的なものに Excel や Lotus 1-2-3 がある。

テキストファイル
文字データだけで構成されたファイルのことで、どのコンピュータでも共通して利用できるファイル形式の１つである。

統計ソフト
データ解析を行うためのソフトウェアのことで、データ解析ソフトやデータ解析用パッケージなどとも呼ばれることがある。代表的なものとして SAS、SPSS、STATISTICA、S-PLUS などがある。

B. 調査票作成の基礎

［1］調査票とは

　調査票とは、調査をする際に得たい情報をリストアップしたものをいう。構造化面接で面接者が手元に置いておくメモなども調査票の一種といえる。したがって、狭義には、質問項目だけを列挙したものを調査票という。一方、質問項目を文章化し、冊子としてまとめたものを、特に**質問紙**という。ただし、この２つに明確な区別はない。

　量的調査か**質的調査**か、**自計式調査**か**他計式調査**か、**郵送調査**か**留置調査**かなど、調査の目的や様式によって、調査票の書式は異なる（**第２章３節**も参照）。以下では、自計式の量的調査として**本章３節**の調査票を事例とし、具体的な調査票の形式と作成上の注意点を説明する。

［2］調査票の基本構成

（1）表紙

　郵送調査であれ留置調査であれ、自計式調査であれば、表紙は、最初に調査対象者の目に留まる。また、他計式調査であっても、調査対象者の目に触れないとは限らない。したがって、表紙のレイアウトと内容は十分な配慮が必要である。表紙の主な構成は、次の通りである。

①**調査のタイトル**：調査の目的や内容を端的に示し、調査対象者が容易に理解できるタイトルを示す。

②**調査を行う主体や団体の名称および連絡先**：調査を行っている主体がどのような主体であるかを明示する必要がある。また、調査対象者が調査主体に連絡したい場合も考えられるため、連絡先も記載する。

③**挨拶文**：調査主体の自己紹介、調査の趣旨説明、調査のお願いについて記載する。また、データの管理やプライバシーの保護について明記する必要がある。回答についての心構えや全体の教示についても、ここで述べる。事例では**図5-3-2**の「回答の仕方について説明します。」がこれにあたる。

　なお、表紙は１ページにまとめるのが一般的だが、文章の量が多かったりレイアウトを配慮した場合などでは、複数ページにまたがってもよい。

（2）フェイス・シート項目

　フェイス・シート項目とは、性別や年齢、職業、家族構成など**人口統計学的変数**についての質問項目である。場合によっては、氏名や住所などについて尋ねる場合もある。これらがプライバシーにかかわるものであるなら、記入欄を調査票の冒頭にではなく、最後に設定するなどの配慮が必要

人口統計学的変数
年齢、学歴、収入、職業、家族構成、住宅など個人や集団の属性をいう。

である。また、調査対象者の負担を考え、いたずらに多くの項目を設けるのではなく、調査の目的に必要なものだけにとどめなければならない。

(3) 主テーマ質問

主テーマ質問は、調査の目的の中核をなす質問項目である。主テーマの質問項目が複数の場合、調査対象者がスムーズに回答できるように、質問項目の配置の順序に配慮する必要がある。たとえば、始めに導入的な質問をし、次に研究テーマの中核になっている質問を配置する。あるいは回答しやすい質問を始めに配置し、回答しにくい質問を次に配置する、などである。ただし、質問項目の配置による**キャリーオーバー効果**などについて留意する必要がある（**第2章3節**も参照）。

(4) 副次質問

副次質問とは、主テーマ質問を補助する質問項目である。一般に、主テーマ質問の前後に来て、主テーマ質問についての理解の度合いを調べたり、質問項目では捉えきれなかった内容を補助的に質問したりする。**図5-3-5**の「連絡先記入欄」がこれにあたる。

[3] 調査票作成・調査実施上の注意

調査に協力する調査対象者は、義務で調査に回答するのではなく、善意によって回答する場合が多い。その点を踏まえることが、調査票を作成し、調査を実施する際のポイントとなる。

調査票を作成する際に、挨拶やお礼の言葉を添えるのは最低限の礼儀である。また、調査対象者が気分よく回答できるように、レイアウトを美しくしたり、適切な大きさに文字を印刷するなどの配慮も必要である。

調査を実施する際には、調査票の配布や回収において言葉遣いや態度に留意することはもちろんのこと、調査実施前に調査依頼状を送ったり、調査実施後に礼状を書いたりすることも必要である。場合によっては、礼状に調査結果の概要をまとめた調査報告書を添えるのもいいだろう。また、調査対象者は、**回答を拒否する権利**をもつことも忘れてはいけない。調査者は、回答を拒否されたからといって不満を抱くのではなく、相手の権利を受容する姿勢をもつ必要がある。

C. 調査報告書作成の基礎

[1] 調査報告書とは

社会調査だけでなく科学的研究は、他者からの評価や批判、あるいは追試を受けることによって発展する（**第1章2節**を参照）。そのため、調査

研究の最終段階では、その研究の成果を公にする必要がある。調査報告を他者に読んでもらうために文書化したものを調査報告書という。

　調査報告書には、それを読む対象者によって、いくつかに分類できる。もし対象者が専門的知識をもつ者ならば、報告書は論文やレポートという形式をとるだろう。社会調査における論文やレポートの形式には多くのルールがあるので、それに準じて執筆しなければならない。一方、報告すべき対象者が専門的知識をもっていなければ、むしろわかりやすさを優先させた報告書の形式をとる。専門用語を可能な限り使用せず、図表類も厳密さよりも見やすさを優先させる。また、難解な統計的手法には解説をつけるなど工夫が必要である。ただし、わかりやすさを優先させる報告書だからといって、**反証可能性**や**客観性**は確保しなければならない。

［2］報告書の基本構成

　専門家を対象とする論文やレポートであれ、それ以外の報告書であれ、報告書の基本形式は、おおよそ「調査目的」「調査方法」「調査結果」「考察」である。以下に、本章4節の「調査報告書の事例」と対応させながら、簡単な説明をしよう。

(1) 調査目的

　調査の研究テーマや目的を明確に述べる。**本章4節のB.[1]**がこれにあたる。ただし、報告書を「目的」から始めるのは唐突であるため、「はじめに」を挿入し、調査を実施するにあたっての背景や調査協力者への謝辞などを述べるのが一般的である。また、論文やレポートの場合だけでなく、一般向けの報告書の場合でも、調査研究の背景や問題の所在について解説する必要があれば、「はじめに」と「調査目的」との間に「問題提起」というような節を設定する。

(2) 調査方法

　調査を実施した期間や場所、調査対象者、手続きなどの調査を実施した際の事実を述べる。**本章4節B.[2]**にあたる。方法の記述にとって最も注意しなければならないのは、その記述が再現可能性を備え、追試可能なように記述されているかという点である。つまり、調査の場に立ち会わなかったとしても、報告書を読んでもらえばまったく同じ手続きで同様の調査が行えるよう、正確かつ詳細に記述することを心がける。

(3) 調査結果

　調査によって得られたデータを整理し、分析した結果を記述する。質問紙調査の場合、「調査結果」で示さねばならないデータが多くなる傾向があるので、**本章4節B.[3]**のように、いくつかの項目に区切ると読者が理

解しやすくなる。項目の順序は、調査票の項目の順序に従うのではなく、研究テーマや「調査目的」に沿うように配置する。

また、「調査結果」では図や表を掲載するが、結果の記述を図や表にすべて委ねるのではなく、図や表が示す内容の概略について文章で記述する。

（4）考察

「調査結果」を研究目的に照らし合わせながら解釈し、その内容を記述していく。「考察」では、データ分析で得られた事実とそれに基づく自分の意見を峻別し、論理的に展開しなければいけない。また、調査の問題点や今後の検討課題についての記述も加える。「考察」は多岐にわたる場合が多い。したがって、**本章4節B.[4]** のように、いくつかの項目に区分して記述すると、論理的で読みやすくなる。

[3] 報告書作成の注意点

報告書を作成するにあたっては、その内容を充実させることはもちろんのこと、それを読む相手がいることを忘れてはいけない。「読む相手がどの程度の専門的知識を有しているか」という点だけではなく、「調査報告からどのような情報を得たいと思っているか」「相手にとって読みやすい文章になっているか」から、「読みたくなるようなレイアウトになっているか」という点まで配慮しなければならない。調査研究の最終地点は、報告書を作成し、それを他者に読んでもらうことである。したがって、読み手に配慮した調査報告書を書くことは、一連の研究プロセスの中でも重要な位置を占めるといえる。

2. 事例の背景

A. 本章の事例について

以下の3節と4節で紹介する調査票と調査報告書の事例は、2012（平成24）〜2013（平成25）年度科学研究費助成事業（学術研究助成基金助成金・若手研究（B））『介護態度が高齢者のBPSDに及ぼす影響についての調査的研究』（研究代表・山村豊）の成果報告[1]を再構成したものである。

次節以降でその事例を示すが、その前に、事例の理解を促すために、その調査が実施されるに至る背景や調査のねらいについて以下に解説する。

B. 調査研究の背景

[1] 非薬物療法による BPSD への対応の必要性

認知症に伴って出現する徘徊・暴力・暴言・異食・攻撃・不潔行為などの行動障害、興奮・うつ状態・妄想・幻覚・不眠などの心理症状を**認知症の行動・心理症状（BPSD）**という。BPSD は、その症状からも推測できるように、介護者にとって身体的にも心理的にも大きな負担になる。実際、BPSD の発症頻度と介護負担に関する調査[2]では、便・尿失禁、夜間の不穏など介護者の生活を侵害する行動や幻覚や不幸な様子など対応困難な行動と介護負担とに、強い相関があることが示された。さらに近年、介護負担による疲れが原因だと考えられる家族介護者のうつ病や自殺、要介護者への虐待が社会的問題になっていることを鑑みると、BPSD への対応や発生予防は、日本のような超高齢社会にとって緊急に取り組まなければならない課題であるといえる。

BPSD への対応として、まず思い浮ぶのは薬物療法による介入であろう。しかし、高齢者の医療費負担が増大している現在の日本の状況を踏まえると、薬物や高度な医療に依存しない対応を模索していく必要がある。これについて、国際老年精神医学会[3]でも、軽度の BPSD に対しては非薬物的介入を第1の選択とし、中等度から重度で介護者の **QOL** に影響を及ぼす場合に薬物的介入を組み合わせるべきだと提唱している。

また、BPSD に対して非薬物的介入が重視される他の理由として、同じ認知症の症状でも、記憶障害や見当識障害とは発生メカニズムが異なることが挙げられる。記憶障害や見当識障害のようないわゆる中核症状は、脳の器質的病変に伴って発症することから、程度の差こそあれ、認知症患者すべてに共通して生じる。一方、BPSD は同じ認知症患者であっても出現する場合としない場合があることから、中核症状を背景にしつつも認知症患者自身の不安感や焦燥感、ストレス、病前性格などの個人的な心理的要因や認知症患者が置かれている介護環境や状況などの社会的要因が関与することで出現する（**図5-2-1**）。したがって、BPSD については、その心理的要因や社会的要因にアプローチすることで緩和や予防ができると考えられる。

[2] 認知症高齢者への接し方による BPSD の緩和と予防

BPSD に対する非薬物的介入には音楽療法、回想法、レクリエーション療法などの種々の心理療法や作業療法がある。しかし、これらの療法は、特殊なトレーニングを受けた専門家のみが実施できるものであり、一般家

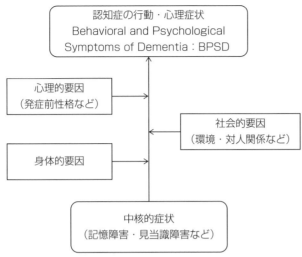

図 5-2-1　BPSD 発生の諸要因

認知症の行動・心理症状
Behavioral and Psychological
Symptoms of Dementia：BPSD

心理的要因
（発症前性格など）

社会的要因
（環境・対人関係など）

身体的要因

中核的症状
（記憶障害・見当識障害など）

出典）山村豊「第 11 章　認知症高齢者の問題行動と心理」丸山久美子編『今日の生涯発達心理学―自分の人生を設計する』アートアンドブレーン，2010，p.148.

庭の家族介護者が要介護高齢者に対して用いることは難しい。その一方、介護の現場レベルでは、要介護高齢者に対する接し方や振る舞いが BPSD を緩和し予防するという報告がある。

　たとえば、BPSD の緩和については、パーソンセンタードケアがある。**パーソンセンタードケア**とは、**キットウッド**によって提唱された概念で、認知症患者の言動を受け入れることで、その患者の自尊心を損なわないように対応するような、いわばパーソンフッド（その人らしさ）を尊重したケアをいう[4]。このパーソンセンタードケアおよびそのスキルのトレーニングを受けた介護スタッフがいる施設では、トレーニングを受けていない介護スタッフだけの施設に比べて、1 年後、抗精神病薬を服用している患者が半分に減少した[5]。また、BPSD の出現の予防については、Ito らによって提唱された不同意メッセージへの気づきがある[6]。不同意メッセージとは、BPSD が発生する前にみられる徴候で、「介護職員とのかかわりの中で生じる、意識的とはいえない不安・混乱・落ち着きのなさ・あきらめを示す態度や言動」をいう。彼女らによると、介護者がこのメッセージに気づかなかったり否定的な態度を取ったりすると認知症高齢者は BPSD を出現させるが、メッセージに気づき、適切に対応すれば出現を回避できるという。この考えに基づき、介護施設等で**参与観察**を行った調査によるところ、介護職員が早い段階から不同意のメッセージを察知し、認知症高齢者に合わせたケアが行われた場合では BPSD の発生を回避できた[7]。

パーソンセンタードケア
Person-Centered Care

キットウッド
Kitwood, Tom
1937-1998

[3] 問題提起

　先で述べたパーソンセンタードケアや不同意メッセージへの気づきの事例は、専門的なトレーニングを受けた介護スタッフによるものであったが、パーソンフッドに基づいた接し方をし、BPSDの徴候を早期に捉え、それに合わせて振る舞うことは、在宅の家族介護者にも難しいことではない。あるいは、在宅介護において、すでに家族介護者が無意識的・無意図的に実践し、BPSDを緩和・予防しているかもしれない。これらのことは、認知症高齢者に対する家族介護者の接し方や振る舞い方を工夫することで認知症高齢者のBPSDを緩和・予防するという新たな非薬物療法的介入の可能性を示唆するものである。しかし、現状では、介護者が要介護高齢者に対する接し方とBPSDとの関係については、介護施設等の専門のスタッフを対象とした調査は散見されるものの、在宅介護を行う家族介護者を対象にした調査や研究はあまり見当たらない。そのため、家族介護者の要介護高齢者に対する接し方や振る舞い方にどのような種類があり、それらがどの程度BPSDに影響するのかについては不明な点が多い。家族介護者が在宅において実践できるBPSDの緩和や予防の方法を模索するためには、まず、家族介護者の介護態度と要介護高齢者のBPSDの出現状況について実態を把握し、量的調査を通じて両者の関係を明らかにすることが必要である。

3. 調査票の事例

A. 調査票の事例について

　以下に示す**図5-3-1**から**図5-3-6**は、前述した助成事業のために実施した調査の**調査票**である。調査主体は、同助成事業のために設置した「高齢者介護行動研究会」（代表　山村豊）であった。**図5-3-1**が表紙、**図5-3-2**が回答の方法についての説明とフェイス・シート項目、**図5-3-3**から**図5-3-5**までが主テーマ質問、**図5-3-6**が謝辞および問い合わせ先で、全6ページから構成されている。実際の調査票はA4判の両面多色印刷であった。

図 5-3-1　表紙　　　　　　図 5-3-2　回答方法とフェイス・シート項目

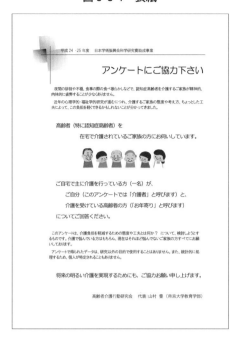

B. 調査票の実際

[1] 表紙および回答方法の教示

　本章１節の B.[2] で述べたように、表紙では、①調査のタイトル、②調査を行う主体や団体の名称および連絡先、③挨拶文を記載するのが一般的である。しかし、この調査票の表紙（**図 5-3-1**）では、調査対象者に先入観や回答をする上での構えを持たれることを配慮し、あえてタイトルを付けなかった。また、連絡先については、表紙が煩雑になることを避けるため、調査票の最後に記載した。その代わり、表紙では、挨拶文と、調査の趣旨や**プライバシー保護**の説明を詳細に行っている。これらを詳細に行った理由としては、調査対象者の多くが、このような調査票に回答した経験が少ないことが考えられたからである。

　このような調査対象者への配慮は、２ページ目の回答方法の教示（**図 5-3-2**）にも反映されている。この調査票の回答方法は、**フェイス・シート項目**は多項選択法であり、**主テーマ質問**の項目は**評定尺度法**である（**第 2 章 3 節の B.** 参照）。調査票に回答した経験が少ない調査対象者でも、**多項選択法**の回答方法には馴染みがあるだろうが、評定尺度法の回答方法を知らないこともありうる。そこで、回答方法の説明では、あえて両者の回答例を並べて教示することで、回答方法の違いを明確にした。

[2] フェイス・シート項目と主テーマ質問

この調査への回答者は、高齢者を介護する主な家族介護者であるが、調査対象者はその家族介護者と要介護高齢者である。そこで、フェイス・シート項目および主テーマ質問も、図 **5-3-2** から図 **5-3-5** のように、家族介

図 5-3-3 主テーマ質問①

お年寄り(あなたが介護している高齢者)に対して、あなた(介護者)が、ふだん、どのように接しているか質問します。
答えにくい質問もありますが、素直にお答え下さい。

		いつもしている	時々している	ほとんどしていない	まったくしていない
2-1.	読書やゲームなどをお年寄りにすすめている。	□	□	□	□
2-2.	お年寄りにできるだけ話しかけている。	□	□	□	□
2-3.	お年寄りを、つい叱ってしまう。	□	□	□	□
2-4.	お年寄りと、できるだけ関わらないようにしている。	□	□	□	□
2-5.	お年寄りが昔から愛用しているものを身の回りに置いている。	□	□	□	□
2-6.	お年寄りが言うことを聞かないときは、聞くまで待つようにしている。	□	□	□	□
2-7.	お年寄りが言うことに、強く言い返す。	□	□	□	□
2-8.	お年寄りに呼ばれても聞こえないふりをする。	□	□	□	□
2-9.	お年寄りが行おうとすることを、むりやりやめさせる。	□	□	□	□
2-10.	会話や食事など、お年寄りのペースに合わせている。	□	□	□	□
2-11.	散歩や体操など、お年寄りの体を動かすようにしている。	□	□	□	□
2-12.	お年寄りが嫌がることでも無理にさせている。	□	□	□	□
2-13.	お年寄りが孤独感を感じないようにしている。	□	□	□	□
2-14.	お年寄りの様子に変化がないか注意深く観察している。	□	□	□	□
2-15.	季節の行事をお年寄りといっしょに楽しんでいる。	□	□	□	□

あなた(介護者)が、
日々の介護についてどのように考えているか、質問します。

		とてもそう思う	ややそう思う	あまりそう思わない	まったくそう思わない
3-1.	お年寄りとうまくいかなくて、つらい思いをすることがある。	□	□	□	□
3-2.	誰かにお年寄りの世話をかわってもらいたいと思う。	□	□	□	□
3-3.	介護であちこちに負担がかかっている。	□	□	□	□
3-4.	介護が経済的な負担になっている。	□	□	□	□
3-5.	世話の苦労があっても、前向きに考えていこうと思う。	□	□	□	□
3-6.	お年寄りの世話を義務からではなく、望んでしている。	□	□	□	□
3-7.	お年寄りの世話をすることで、学ぶことがたくさんある。	□	□	□	□

図 5-3-4 主テーマ質問②

		とてもそう思う	ややそう思う	あまりそう思わない	まったくそう思わない
3-8.	お年寄りを自分が最後までみてあげようと思う。	□	□	□	□
3-9.	お年寄りが実際に必要な世話以上のことを要求する。	□	□	□	□
3-10.	お年寄りといるのが楽しいと感じる。	□	□	□	□
3-11.	趣味や学習をしたり、くつろいだりする時間がない。	□	□	□	□
3-12.	介護をすることは、自分の老後のためになると思う。	□	□	□	□
3-13.	病院や施設で世話をしてほしいと思う。	□	□	□	□
3-14.	お年寄りの世話をするのに十分な経済状態ではない。	□	□	□	□

あなたの介護を受けている高齢者（お年寄り）について質問します。
（お年寄りが複数いる場合、そのうち一名をお選び下さい）。

4-1. お年寄りの性別はどちらですか。
□男性　□女性　□わからない

4-2. お年寄りは、平成 25 年 4 月1日現在で、何歳ですか。
□50 歳未満　□50～54 歳　□55～59 歳　□60～64 歳　□65～69 歳
□70～74 歳　□75～79 歳　□80～84 歳　□85～89 歳　□90～94 歳
□95～99 歳　□100 歳以上　□わからない

4-3. お年寄りの現在の要介護度はどれですか。
□要支援1　□要支援2　□要介護1　□要介護2　□要介護3
□要介護4　□要介護5　□わからない　□認定を受けていない

4-4. お年寄りは、認知症ですか。認知症ならば、どのような種類の認知ですか。
□認知症ではない　□認知症が疑われる　□認知症だが種類が分からない
□アルツハイマー型認知症　□脳血管性認知症　□レビー小体型認知症
□ピック病（前頭側頭型認知症）　□パーキンソン病　□糖尿病　□その他の認知症

図 5-3-5 主テーマ質問と副次質問

あなたの介護を受けている高齢者の方(お年寄り)の振る舞いについて質問します。
この3ヶ月間、つぎのような振る舞いがどの程度みられましたか。

		常にある	よくある	ときどきある	ほとんどない	まったくない
5-1.	同じことを何度も聞く。	□	□	□	□	□
5-2.	昼夜が逆転する。	□	□	□	□	□
5-3.	物事に関心を示さない。	□	□	□	□	□
5-4.	尿失禁する。	□	□	□	□	□
5-5.	夜に騒ぎだす。	□	□	□	□	□
5-6.	目的もなく歩き出す。	□	□	□	□	□
5-7.	極端に食欲があったり、なかったりする。	□	□	□	□	□
5-8.	同じ動作を何度も繰り返す。	□	□	□	□	□
5-9.	便失禁する。	□	□	□	□	□
5-10.	介護されるのを嫌がる。	□	□	□	□	□
5-11.	物を隠す。	□	□	□	□	□
5-12.	根拠もないのに言いがかりをつける。	□	□	□	□	□
5-13.	泣いたり笑ったりして情緒不安定である。	□	□	□	□	□
5-14.	家の外に出ていこうとする。	□	□	□	□	□
5-15.	暴力(殴る、かむ、唾を吐きかけるなど)をふるう。	□	□	□	□	□
5-16.	大声をだす。	□	□	□	□	□
5-17.	物を壊したり、衣類をやぶいたりする。	□	□	□	□	□
5-18.	知っているはずの人がわからない。	□	□	□	□	□
5-19.	現在と昔を混同する。	□	□	□	□	□
5-20.	火の不始末がある。	□	□	□	□	□

アンケートは、以上で終わりです

アンケートの結果を知りたい方は、以下に郵便番号、住所、氏名をご記入ください。後日、結果をまとめたパンフレットをお送りいたします。

図 5-3-6 謝辞と連絡先

ご協力、ありがとうございました

お問い合わせ先

高齢者介護行動研究会
代表：山村　豊
〒192-0395
東京都八王子市大塚 359 番地
帝京大学　教育学部　山村研究室内
電話·FAX：042(678)3451(直通)
Email: yamamura@main.teikyo-u.ac.jp

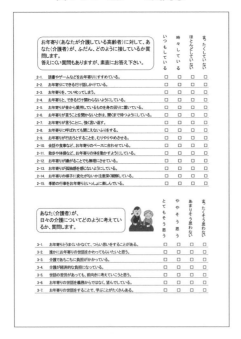

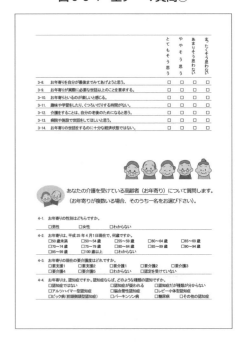

護者（調査票では「あなた」と表記）を対象とする質問項目（項目 1–1 〜
項目 3–14）と要介護高齢者（調査票では「お年寄り」と表記）を対象と
する質問項目（項目 4–1 〜項目 5–1）に分けて記載した。

　なお、項目 1–1 〜項目 1–5 が家族介護者についてのフェイス・シート項
目質問、項目 2–1 〜項目 2–15（介護態度についての質問項目群）と項目
3–1 〜項目 3–14（介護負担感と介護肯定感についての質問項目群）が家族
介護者向けの主テーマ質問であり、項目 4–1 〜項目 4–4 が要介護高齢者に
ついてのフェイス・シート項目、項目 5–1 から項目 5–20 が要介護高齢者
についての主テーマ質問（BPSD についての質問項目群）である。

［3］副次質問と謝辞

　この調査では、**副次質問**として回答していただいた家族介護者の連絡先
記入欄を設けた。これは、調査結果のフィードバックを希望する家族介護
者に調査報告を要約したパンフレットを郵送するためである。また、調査
票の最後には、謝辞および調査主体の連絡先を明記した。

4. 調査報告書の事例

A. 調査報告書の事例について

　以下に示す調査報告書の事例は、前節の調査票の結果をまとめたもので
ある。その内容は、基本的には前掲の成果報告[8]を再構成したものである
が、本節では、「調査報告書の書き方の解説」という観点から、実際の成
果報告書には記載していない用語の解説やデータ分析の詳細等を加えてい
る。さらに、一般的な量的調査の統計的分析の流れに沿うよう全面的に再
分析を行った。一般的に調査報告書の構成は、「はじめに」と「問題提
起」からはじまるが、**本章 2 節の B.** と内容が重複するため、以下の事例
では「はじめに」と「問題提起」を削除し、「目的」から示している。

B. 調査報告書の実際

［1］調査目的

　この調査では、在宅介護における家族介護者の要介護高齢者に対する接

し方や振る舞い方がBPSDの発生にどのような影響を及ぼすかについて、量的に把握し、両者の関係を明らかにすることを目的とする。

そのためには、まず、**第1章2節C.** に示したように、調査で扱う概念を明確にする必要がある。この調査で扱う主要な概念は、「要介護高齢者に対する接し方や振る舞い方」と「BPSD」である。後者の「BPSD」については、国際老年精神医学会などの定義があるので、改めて明確化する必要はないだろう。一方、前者の要介護高齢者に対する接し方や振る舞い方については、あまりに日常的な表現であるため、調査・研究で扱えるよう**構成概念**として概念化する必要がある。そこで、先行研究などをひも解くと、「介護意識」や「介護評価」「介護行動」などの用語があるが、それらの中でも「介護態度」[9][10]が、最も適切であると考えられる。心理学における態度とは、特定の対象に対する正または負の評価、感情、および好意的−非好意的な行動傾向からなる持続的システムと定義されているように、行動だけではなく、状況に対する認知や感情を含んだ構成概念である。本調査で取り上げる要介護高齢者に対する接し方や振る舞い方は、介護者の行動ではあるものの、要介護者との関係性や介護状況についての認知や感情によって方向性が決まるものである。また、行動という用語には一時的に顕在化した現象というニュアンスがあるが、要介護高齢者に対する接し方や振る舞い方は一時的で顕在的な現象ではなく、介護者が潜在的に持続しつづける行動のポテンシャリティである。このような理由から、本調査では、介護者が示す「要介護高齢者に対する接し方や振る舞い方」を「介護態度」と概念化することにする。

以上の概念を量的に把握するためには、これら概念を測定するための質問項目（尺度）を用意する必要がある。日本における家族介護者の介護態度に関する研究には、Yamamoto-Mitani ら[11]や森本・柏木[12]の研究などがあるが、前者は質問項目があるものの介護態度についての重要な質問項目が網羅されていない可能性があり、後者は質的調査のため質問項目が作成されていない。また、BPSDについても、**NPI**[13]や**TBS（問題行動評価尺度）**[14]などの因子分析を踏まえた評価尺度も開発されているが、それらに共通した因子構造はいまだ見出されていない。これらのことから、本調査では、介護態度とBPSDそれぞれについて既存の尺度や質問項目を用いず、改めて質問項目を作成することにした。

[2] 調査方法

(1) 調査対象者

調査対象者は、新潟県、茨城県、千葉県、東京都、福岡県、沖縄県にあ

構成概念
construct

NPI
Neuropsychiatric
Inventory

TBS（問題行動評価尺度）
Troublesome Behavior
Scale

るデイサービスを利用する家族介護者で、いずれも在宅で要介護高齢者を介護する方々であった。本調査では介護態度の比較検討をするため、認知症高齢者を介護されている家族介護者だけでなく、非認知症高齢者を介護されている家族介護者も調査対象者とした。

(2) 調査期間

2012（平成24）年9月頃より関係機関に調査協力を依頼し、協力の得られた全国8ヵ所のデイサービスセンターへ説明と調査票の配布を行った。各デイサービスセンターから調査対象者への調査票の配布と回収は、2013（平成25）年4月末から同年12月末の8ヵ月間に実施した。

(3) 回収率

デイサービスセンター8ヵ所に計925冊の調査票を配布し、各デイサービスセンターを利用する要介護高齢者のご家族への配布と回収を依頼した。回答者数は403名であり、**回収率**は43.57%であった。

(4) 質問項目および調査票

主な家族介護者についての質問は、家族介護者本人の基本属性（要介護高齢者との同居・別居、要介護者との関係、年齢、副介護者、相談先）、介護態度についての質問項目15問、櫻井の研究[15]より抜粋した介護負担感と介護肯定感についての質問項目14問であった。介護態度と介護負担感・介護肯定感の質問項目は評定尺度法であり、前者は「いつもしている」（4ポイント）、「時々している」（3ポイント）、「ほとんどしていない」（2ポイント）、「まったくしていない」（1ポイント）、後者は「とてもそう思う」（4ポイント）、「ややそう思う」（3ポイント）、「あまりそう思わない」（2ポイント）、「まったくそう思わない」（1ポイント）の4件法であった。つづいて主な家族介護者が回答する要介護高齢者についての質問は、要介護高齢者の属性（性別、年齢、要介護度、認知症の種類）、BPSDについての質問項目20問であった。BPSDの質問項目は評定尺度法であり、「常にある」（5ポイント）、「よくある」（4ポイント）、「ときどきある」（3ポイント）、「ほとんどない」（2ポイント）、「まったくない」（1ポイント）の5件法であった。また、副次質問として、結果のフィードバックを希望する回答者のために連絡先の記入欄を設けた。これらに表紙を併せA4判両面4枚からなる冊子の**質問紙**を作成した。

(5) 調査の手続き

調査は自記式の留置調査法に従って実施した。すなわち、デイサービスセンター8ヵ所のスタッフが、同センターを利用する要介護高齢者の家族介護者に調査の趣旨や回答方法についての説明をしたうえで、調査票の冊子を配布し、2〜4週間後までに回答するよう依頼した。その後、スタッ

[3] 調査結果1：基本属性

(1) 家族介護者の基本属性

　家族介護者の**基本属性**については、要介護高齢者との同居状況（項目1-1）、要介護者との関係（項目1-2）、家族介護者本人の年齢（項目1-3）、副介護者との関係（項目1-4）、介護についての相談先（項目1-5）を質問した。

　在宅の要介護高齢者の介護を主に担う主な家族介護は、要介護高齢者の認知症の有無にかかわらず、8割以上が同居し（**表5-4-1**）、配偶者かその息子・娘が8割以上を占め（**表5-4-2**）、その年齢は50歳から79歳がピークであった（**表5-4-3**）。また、副介護者についても、要介護高齢者が認知症であるかないかにかかわらず、要介護高齢者の配偶者かその息子・娘が5割弱を占めているが、副介護者がいないケースも3割強みられた（**表5-4-4**）。そして、介護の相談先では、ケアマネジャーがもっとも多く、次いで家族・親族、介護保険サービス事業者の順で（**表5-4-5**）、相談先の件数を算出したところ1から3ヵ所程度であった（**表5-4-6**）。

　ただし、以上の質問項目で、要介護高齢者の認知症の有無によって、若干の違いが見られる。たとえば、要介護高齢者が認知症である場合の方が同居しているケースが少なく、配偶者よりも息子・娘の方が主な家族介護者である場合が多かった。また、相談先も家族・親族よりもケアマネジャーや介護保険サービス事業者、さらには病院など専門的知識が得られる人物や機関の割合が高かった。とはいえ、これらは程度の違いであり、要介

表5-4-1　主な家族介護者と要介護高齢者との同居（項目1-1）

	要介護高齢者が認知症の場合		要介護高齢者が非認知症の場合		合計	
同居している	226	82.48%	96	88.07%	322	84.07%
同居していない	48	17.52%	13	11.93%	61	15.93%
合計	274	100.00%	109	100.00%	383	100.00%

表5-4-2　主な家族介護者の要介護高齢者との関係（項目1-2）

	要介護高齢者が認知症の場合		要介護高齢者が非認知症の場合		合計	
配偶者（夫あるいは妻）	80	29.20%	40	36.70%	120	31.33%
息子あるいは娘	141	51.46%	52	47.71%	193	50.39%
息子・娘の配偶者	35	12.77%	15	13.76%	50	13.05%
その他	18	6.57%	2	1.83%	20	5.22%
合計	274	100.00%	109	100.00%	383	100.00%

表 5-4-3　主な家族介護者の年齢（項目 1-3）

	要介護高齢者が認知症の場合		要介護高齢者が非認知症の場合		合計	
20〜29 歳	2	0.73%	0	0.00%	2	0.52%
30〜39 歳	4	1.46%	2	1.83%	6	1.57%
40〜49 歳	18	6.57%	11	10.09%	29	7.57%
50〜59 歳	81	29.56%	25	22.94%	106	27.68%
60〜69 歳	86	31.39%	42	38.53%	128	33.42%
70〜79 歳	59	21.53%	12	11.01%	71	18.54%
80〜89 歳	22	8.03%	16	14.68%	38	9.92%
90 歳以上	2	0.73%	1	0.92%	3	0.78%
合計	274	100.00%	109	100.00%	383	100.00%

表 5-4-4　副介護者の有無（項目 1-4）

	要介護高齢者が認知症の場合		要介護高齢者が非認知症の場合		合計	
副介護者は配偶者（夫あるいは妻）	79	23.94%	26	20.47%	105	22.98%
副介護者は息子あるいは娘	87	26.36%	34	26.77%	121	26.48%
副介護者は息子・娘の配偶者	20	6.06%	10	7.87%	30	6.56%
副介護者はその他の親族	21	6.36%	8	6.30%	29	6.35%
副介護者は家族・親族以外	41	12.42%	10	7.87%	51	11.16%
副介護者は誰もいない	82	24.85%	39	30.71%	121	26.48%
合計	330	100.00%	127	100.00%	457	100.00%

表 5-4-5　介護についての相談先（項目 1-5）

	要介護高齢者が認知症の場合		要介護高齢者が非認知症の場合		合計	
相談先は家族・親族	121	18.97%	64	30.05%	185	21.74%
相談先はケアマネージャー	235	36.83%	75	35.21%	310	36.43%
相談先は知人・友人	53	8.31%	14	6.57%	67	7.87%
相談先は地域包括支援センター	15	2.35%	6	2.82%	21	2.47%
相談先は介護保険サービス事業者	111	17.40%	23	10.80%	134	15.75%
相談先は在宅介護支援センター	25	3.92%	5	2.35%	30	3.53%
相談先は病院	64	10.03%	21	9.86%	85	9.99%
相談先はその他の相談先	7	1.10%	1	0.47%	8	0.94%
相談する相手がいない	7	1.10%	4	1.88%	11	1.29%
合計	638	100.00%	213	100.00%	851	100.00%

表 5-4-6　相談先の件数（項目 1-5 より算出）

	要介護高齢者が認知症の場合		要介護高齢者が非認知症の場合		合計	
0 箇所	7	2.55%	4	3.67%	11	2.87%
1 箇所	74	27.01%	39	35.78%	113	29.50%
2 箇所	82	29.93%	40	36.70%	122	31.85%
3 箇所	68	24.82%	18	16.51%	86	22.45%
4 箇所	30	10.95%	5	4.59%	35	9.14%
5 箇所	10	3.65%	2	1.83%	12	3.13%
6 箇所	2	0.73%	1	0.92%	3	0.78%
7 箇所	1	0.36%	0	0.00%	1	0.26%
合計	274	100.00%	109	100.00%	383	100.00%

護高齢者が認知症であろうがあるまいが、同居する配偶者と実子である息子・娘が、ケアマネジャーや家族・親族と相談しつつ在宅介護を担っている、というのが現在の日本における在宅介護の一般的な姿だといえるだろう。

(2) 要介護高齢者の基本属性

　要介護高齢者の基本属性については、要介護高齢者の性別（項目4-1）、年齢（項目4-2）、要介護度（項目4-3）、認知症の有無と種類（項目4-4）について質問した。

　性別・年齢と要介護度については、認知症の有無にかかわらず女性が6割強を占め（**表5-4-7**）、さらに70歳以上が9割を占めていた（**表5-4-8**）。ただし、年齢は認知症の場合の方が若干高かった。一方、要介護度は、認知症でない場合では要支援1から要介護2が多いのに対して、認知症である場合は要介護1から要介護3が多く、やや重い傾向が示された（**表5-4-9**）。しかし、要介護度4から要介護5といった高いケースは、ほとんどみられなかった。

　認知症の有無と種類については、7割以上の要介護高齢者が何らかの認

表5-4-7　要介護高齢者の性別（項目4-1）

	要介護高齢者が認知症の場合		要介護高齢者が非認知症の場合		合計	
男性	92	33.82%	42	38.89%	134	34.99%
女性	180	66.18%	66	61.11%	246	64.23%
無回答	2	0.74%	1	0.93%	3	0.78%
合計	272	100.00%	108	100.00%	383	100.00%

表5-4-8　要介護者の年齢（項目4-2）

	要介護高齢者が認知症の場合		要介護高齢者が非認知症の場合		合計	
50歳未満	0	0.00%	0	0.00%	0	0.00%
50～54歳	1	0.36%	0	0.00%	1	0.26%
55～59歳	2	0.73%	1	0.92%	3	0.78%
60～64歳	4	1.46%	5	4.59%	9	2.35%
65～69歳	10	3.65%	6	5.50%	16	4.18%
70～74歳	23	8.39%	13	11.93%	36	9.40%
75～79歳	40	14.60%	10	9.17%	50	13.05%
80～84歳	46	16.79%	27	24.77%	73	19.06%
85～89歳	83	30.29%	22	20.18%	105	27.42%
90～94歳	49	17.88%	16	14.68%	65	16.97%
95～99歳	16	5.84%	8	7.34%	24	6.27%
100歳以上	0	0.00%	1	0.92%	1	0.26%
わからない	0	0.00%	0	0.00%	0	0.00%
合計	274	100.00%	109	100.00%	383	100.00%

表 5-4-9　要介護高齢者の要介護度（項目 4-3）

	要介護高齢者が認知症の場合		要介護高齢者が非認知症の場合		合計	
要支援1	19	6.93%	18	16.51%	37	9.66%
要支援2	19	6.93%	28	25.69%	47	12.27%
要介護1	82	29.93%	16	14.68%	98	25.59%
要介護2	56	20.44%	24	22.02%	80	20.89%
要介護3	49	17.88%	10	9.17%	59	15.40%
要介護4	23	8.39%	8	7.34%	31	8.09%
要介護5	20	7.30%	2	1.83%	22	5.74%
わからない	3	1.09%	0	0.00%	3	0.78%
認定を受けていない	1	0.36%	2	1.83%	3	0.78%
無回答	2	0.73%	1	0.92%	3	0.78%
合計	274	100.00%	109	100.00%	383	100.00%

表 5-4-10　要介護高齢者の認知症の種類（項目 4-4）

	要介護高齢者が認知症の場合		要介護高齢者が非認知症の場合		合計	
認知症ではない	0	0.00%	106	92.98%	106	25.06%
認知症が疑わしい	45	14.56%	0	0.00%	45	10.64%
認知症だが種類が分からない	102	33.01%	0	0.00%	102	24.11%
アルツハイマー型認知症	76	24.60%	0	0.00%	76	17.97%
脳血管性認知症	23	7.44%	0	0.00%	23	5.44%
レビー小体型認知症	10	3.24%	0	0.00%	10	2.36%
ピック病（前頭側頭型認知症）	4	1.29%	0	0.00%	4	0.95%
パーキンソン病	18	5.83%	1	0.88%	19	4.49%
糖尿病	21	6.80%	7	6.14%	28	6.62%
その他の認知症	10	3.24%	0	0.00%	10	2.36%
合計	309	100.00%	114	100.00%	423	100.00%

知症あるいは認知症様症を示しているものの、その種類について主な家族介護者が知らないケースが3割以上もあり、さらに「認知症が疑われる（認知症様症状を示しているものの医師の診断を受けていないと推測できるケース）」と回答する者も少なからず存在した。また、認知症の種類がわかっているケースでは、ほぼ半数がアルツハイマー型認知症であった（表 5-4-10）。

［4］調査結果2：因子分析

（1）介護態度

　要介護高齢者の認知症の有無にかかわりなく全調査対象者が回答した介護態度についての各質問項目について、件数（N）、平均（M）および標準偏差（SD）を算出したところ、表 5-4-11 のようになった。質問項目全体の傾向では、「お年寄りの様子に変化がないか注意深く観察している」

最尤法
因子分析において共通性を確定し、因子を決定するための抽出法の1つ。ほかに最小二乗法、主因子法、主成分法などがある。

プロマックス回転
因子負荷量を算出するための回転法の1つ。回転法には、因子間の相関を仮定しない直交回転と相関を仮定する斜交回転があるが、プロマックス回転は斜交回転である。

因子負荷量
因子分析において、因子が各質問項目（観測度数）に与える影響を表す値で、−1〜+1を取る。±1に近いほど影響が強いことを示す。

（項目2-14）、「お年寄りにできるだけ話しかけている」（項目2-2）などのような肯定的な介護態度の平均が高く、「お年寄りに呼ばれても聞こえないふりをする」（項目2-8）や「お年寄りが嫌がることでも無理にさせている」（項目2-12）などのような否定的な介護態度の平均が低かった。

介護態度の因子構造を探索し、その構造に基づいて下位尺度を作成するため、全調査対象者をサンプルにして、**最尤法・プロマックス回転**による**因子分析**を行った。しかし、共通性や**因子負荷量**の低い質問項目があったため、それらを除いて再度因子分析を行ったところ、**表5-4-12**に示す3因子が抽出された。第1因子は、「お年寄りの様子に変化がないか注意深く観察している」（項目2-14）、「会話や食事など、お年寄りのペースに合わせている」（項目2-10）、「お年寄りが孤独感を感じないようにしてい

表5-4-11 介護態度項目の基本統計量

		N	M	SD
項目2-1	読書やゲームなどをお年寄りにすすめている。	377	2.16	1.00
項目2-2	お年寄りにできるだけ話しかけている。	381	3.54	0.65
項目2-3	お年寄りを、つい叱ってしまう。	380	2.49	0.83
項目2-4	お年寄りと、できるだけ関わらないようにしている。	370	1.84	1.01
項目2-5	お年寄りが昔から愛用しているものを身の回りに置いている。	372	3.35	0.95
項目2-6	お年寄りが言うことを聞かないときは、聞くまで待つようにしている。	370	3.00	0.85
項目2-7	お年寄りが言うことに、強く言い返す。	378	2.31	0.87
項目2-8	お年寄りに呼ばれても聞こえないふりをする。	378	1.52	0.74
項目2-9	お年寄りが行おうとすることを、むりやりやめさせる。	375	1.87	0.77
項目2-10	会話や食事など、お年寄りのペースに合わせている。	378	3.48	0.79
項目2-11	散歩や体操など、お年寄りの体を動かすようにしている。	379	2.80	0.93
項目2-12	お年寄りが嫌がることでも無理にさせている。	381	1.71	0.75
項目2-13	お年寄りが孤独感を感じないようにしている。	377	3.27	0.87
項目2-14	お年寄りの様子に変化がないか注意深く観察している。	382	3.67	0.63
項目2-15	季節の行事をお年寄りといっしょに楽しんでいる。	382	2.96	0.87

表5-4-12 介護態度の因子分析（最尤法・プロマックス回転）

	質問項目	因子1	因子2	因子3
項目2-14	お年寄りの様子に変化がないか注意深く観察している。	.680	.056	−.054
項目2-10	会話や食事など、お年寄りのペースに合わせている。	.665	−.095	−.161
項目2-13	お年寄りが孤独感を感じないようにしている。	.643	.052	.115
項目2-2	お年寄りにできるだけ話しかけている。	.587	−.040	.167
項目2-6	お年寄りが言うことを聞かないときは、聞くまで待つようにしている。	.466	−.030	−.076
項目2-12	お年寄りが嫌がることでも無理にさせている。	.088	.666	.046
項目2-9	お年寄りが行おうとすることを、むりやりやめさせる。	.045	.632	−.122
項目2-7	お年寄りが言うことに、強く言い返す。	−.057	.543	−.005
項目2-8	お年寄りに呼ばれても聞こえないふりをする。	−.159	.492	.048
項目2-11	散歩や体操など、お年寄りの体を動かすようにしている。	.035	−.004	.630
項目2-1	読書やゲームなどをお年寄りにすすめている。	−.164	−.043	.572
項目2-15	季節の行事をお年寄りといっしょに楽しんでいる。	.200	.036	.388
	因子1	−	−.198	.551
	因子2		−	.027
	因子3			−

る」（項目2-13）などの因子負荷量が高いことから、要介護高齢者に対する見守りや寄り添いについての因子だと解釈できる。また、第2因子は、「お年寄りが嫌がることでも無理にさせている」（項目2-12）、「お年寄りが行おうとすることを、むりやりやめさせる」（項目2-9）などの因子負荷量が高いことから、要介護高齢者の行動に対する行動のコントロールに関する因子だと解釈できる。そして、第3因子は、「散歩や体操など、お年寄りの体を動かすようにしている」（項目2-11）、「読書やゲームなどをお年寄りにすすめている」（項目2-1）などの項目の因子負荷量が高いことから、介護者が要介護者の ADL や IADL を維持・活性化するよう積極的にアプローチする因子だと解釈できる。以上の各因子に対する解釈から、本調査では、第1因子を「基本的介護態度」、第2因子を「統制的介護態度」、第3因子を「積極的介護態度」と命名した。各因子の信頼性を検討するため、標準化された項目に基づいた**クロンバックのα係数**を算出したところ、第1因子「基本的介護態度」が 0.753、第2因子「統制的介護態度」が 0.695、第3因子「積極的介護態度」がやや低く 0.562 であった。

さらに、要介護高齢者の認知症の有無による家族介護者の介護態度の違いを検討するため、要介護高齢者が認知症の場合（認知症が疑わしい場合を除く）と認知症でない場合の各因子の下位尺度得点を算出し、平均と標準偏差を算出したところ、**表5-4-13**のようになった。そして、その平均について対応のないデータの **t検定**を行ったところ、第1因子「基本的介護態度」（$t = -0.98$ $df = 336$ $n.s.$）と第3因子「積極的介護態度」（$t = 0.55$ $df = 336$ $n.s.$）では有意な差はみられなかったが、第2因子「統制的介護態度」では認知症でない場合より認知症の場合の方が 0.1％水準で有意に高かった（$t = -4.10$ $df = 336$ $p < .001$）。

(2) 介護肯定感と介護負担感

要介護高齢者の認知症の有無にかかわりなく全調査対象者が回答した介護肯定感と介護負担感についての各質問項目について、件数（N）、平均（M）および標準偏差（SD）を算出したところ、**表5-4-14**のようになっ

ADL
Activities of Daily Living
日常生活動作能力。食事、排泄、着脱衣、入浴、移動、寝起きなど、日常の生活を送るために必要な基本動作の能力を指す。

IADL
Instrumental Activities of Daily Living
手段的日常生活動作能力。買物・電話・外出など ADL よりも高い自立した日常生活を送る能力を指す。手段的日常生活動作能力。

表5-4-13　要介護高齢者の認知症の有無による介護態度の下位尺度得点

		因子1 「基本的介護態度」	因子2 「統制的介護態度」	因子3 「積極的介護態度」
要介護高齢者が 認知症の場合	N	229	229	229
	M	3.37	1.91	2.61
	SD	0.53	0.56	0.66
要介護高齢者が 非認知症の場合	N	109	109	109
	M	3.31	1.64	2.65
	SD	0.64	0.54	0.74

た。質問項目全体の傾向では、「お年寄りを自分が最後までみてあげよう
と思う」（項目3-8）や「世話の苦労があっても、前向きに考えていこう
と思う」（項目3-5）などの介護肯定感に関する平均が高く、「お年寄りが
実際に必要な世話以上のことを要求する」（項目3-9）や「介護が経済的
な負担になっている」（項目3-4）などのような介護負担感に関する平均
が低かった。介護肯定感と介護否定感の因子構造を探索し、その構造に基
づいて下位尺度を作成するため、全調査対象者をサンプルにして、最尤
法・プロマックス回転による因子分析を行った。しかし、共通性や因子負
荷量の低い質問項目があったため、それらを除いて再度因子分析を行った
ところ、表5-4-15に示す2因子が抽出された。第1因子は、「お年寄りの
世話を義務からではなく、望んでしている」（項目3-6）や「お年寄りの
世話をすることで、学ぶことがたくさんある」（項目3-7）など、介護に
対する積極的姿勢や介護を継続していこうとする意志に関する質問項目の
因子負荷量が高いことから、「介護肯定感」と命名した。一方、第2因子
は、「介護であちこちに負担がかかっている」（項目3-3）、「誰かにお年寄
りの世話をかわってもらいたいと思う」（項目3-2）など、限界感や対人
葛藤に関する項目の因子負荷量が高いことから、「介護負担感」と命名し
た。各因子の信頼性を検討するため、標準化された項目に基づいたクロン
バックのα係数を算出したところ、第1因子「介護肯定感」が0.807、第
2因子「介護負担感」が0.784であった。

下位尺度得点
因子分析において、各因子に高い因子負荷量を示した質問項目（観察変数）の得点を合計したり、平均値を計算したりして得られた値。

　さらに、要介護高齢者の認知症の有無による家族介護者の介護負担感と
介護肯定感の違いを検討するため、要介護高齢者が認知症の場合（認知症
が疑わしい場合を除く）と認知症である場合との各因子の**下位尺度得点**を

表5-4-14　介護肯定感と負担感項目の基本統計量

		N	M	SD
項目3-1	お年寄りとうまくいかなくて、つらい思いをすることがある。	380	2.54	0.93
項目3-2	誰かにお年寄りの世話をかわってもらいたいと思う。	382	2.40	0.96
項目3-3	介護であちこちに負担がかかっている。	377	2.67	0.90
項目3-4	介護が経済的な負担になっている。	379	2.09	0.89
項目3-5	世話の苦労があっても、前向きに考えていこうと思う。	381	3.33	0.68
項目3-6	お年寄りの世話を義務からではなく、望んでしている。	377	2.76	0.87
項目3-7	お年寄りの世話をすることで、学ぶことがたくさんある。	383	2.96	0.85
項目3-8	お年寄りを自分が最後までみてあげようと思う。	382	3.47	0.71
項目3-9	お年寄りが実際に必要な世話以上のことを要求する。	378	1.99	0.81
項目3-10	お年寄りといるのが楽しいと感じる。	378	2.50	0.87
項目3-11	趣味や学習をしたり、くつろぐ時間がない。	377	2.52	0.93
項目3-12	介護をすることは、自分の老後のためになると思う。	381	2.96	0.84
項目3-13	病院や施設で世話してほしいと思う。	382	2.46	0.89
項目3-14	お年寄りの世話をするのに十分な経済状態ではない。	382	2.33	0.94

算出し、平均と標準偏差を算出したところ、**表5-4-16**のようになった。そして、その平均について対応のないデータのt検定を行ったところ、第1因子「介護肯定感」では有意な差はみられなかったが（$t = 1.09$ $df = 336$ *n.s.*）、第2因子「介護負担感」では要介護高齢者が認知症でない場合より認知症の場合の方が0.1％水準で有意に高かった（$t = -5.44$ $df = 336$ $p < .001$）。

(3) BPSD

　全調査対象者のうち、要介護高齢者が認知症である（認知症が疑わしい場合は除く）と回答したサンプルを抽出し、BPSDについての各質問項目について、件数（N）、平均（M）および標準偏差（SD）を算出したところ、**表5-4-17**のようになった。質問項目全体の傾向では、「同じことを何度も聞く」（項目5-1）、「物事に関心を示さない」（項目5-3）、「尿失禁する」（項目5-4）などのような認知的側面や身体・生理的側面についての平均が高く、「物を壊したり、衣類をやぶいたりする」（項目5-17）や「暴力（殴る、かむ、唾を吐きかけるなど）をふるう」（項目5-15）などのよ

表5-4-15　介護肯定感と負担感の因子分析（最尤法・プロマックス回転）

質問項目		因子1	因子2
項目3-6	お年寄りの世話を義務からではなく、望んでしている。	.758	.004
項目3-7	お年寄りの世話をすることで、学ぶことがたくさんある。	.749	.207
項目3-5	世話の苦労があっても、前向きに考えていこうと思う。	.699	.074
項目3-10	お年寄りといるのが楽しいと感じる。	.644	−.169
項目3-8	お年寄りを自分が最後までみてあげようと思う。	.532	−.154
項目3-12	介護をすることは、自分の老後のためになると思う。	.457	.048
項目3-3	介護であちこちに負担がかかっている。	.126	.781
項目3-2	誰かにお年寄りの世話をかわってもらいたいと思う。	−.115	.705
項目3-1	お年寄りとうまくいかなくて、つらい思いをすることがある。	−.004	.688
項目3-11	趣味や学習をしたり、くつろぐ時間がない。	.200	.527
項目3-13	病院や施設で世話してほしいと思う。	−.208	.516
項目3-9	お年寄りが実際に必要な世話以上のことを要求する。	−.019	.448
	因子1	−	−.481
	因子2		−

表5-4-16　要介護高齢者の認知症の有無による介護肯定感と介護負担感の下位尺度得点

		因子1「介護肯定感」	因子2「介護負担感」
要介護高齢者が認知症の場合	N	229	229
	M	2.96	2.53
	SD	0.55	0.60
要介護高齢者が非認知症の場合	N	109	109
	M	3.03	2.15
	SD	0.61	0.63

うな攻撃的で情緒的側面についての平均が低かった。

　BPSD の因子構造を探索し、その構造に基づいて下位尺度を作成するため、最尤法・プロマックス回転による因子分析を行った。しかし、共通性や因子負荷量の低い質問項目があったため、それらを除いて再度因子分析を行ったところ、**表 5-4-18** に示す 3 因子が抽出された。第 1 因子は、「暴力（殴る、かむ、唾を吐きかけるなど）をふるう」（項目 5-15）や「大声をだす」（項目 5-16）のような身体的および言語的攻撃行動のほか、「目的もなく歩き出す」（項目 5-6）のような徘徊についての因子負荷量が高いことから、単に中核症状の影響を受けた BPSD というより、介護者や介護状況に対する要介護高齢者の不同意や拒否といったメッセージが含まれていると解釈できる。また、第 2 因子は、「現在と昔を混同する」（項目 5-19）や「同じ動作を何度も繰り返す」（項目 5-8）などの因子負荷量が高いことから、記憶障害や見当識障害など認知機能に関する中核症状を基盤とした BPSD だと解釈できる。そして、第 3 因子は、「尿失禁する」（項目 5-4）、「便失禁する」（項目 5-9）のほか、「物事に関心を示さない」（項目 5-3）の因子負荷量が高いことから、身体機能の変化にかかわる BPSD だと解釈できる。これらの解釈から、本調査では第 1 因子を「拒否的BPSD」、第 2 因子を「認知的 BPSD」、第 3 因子を「身体的 BPSD」と命名した。さらに各因子の信頼性を検討するため、標準化された項目に基づ

表 5-4-17　BPSD 項目の基本統計量

		N	M	SD
項目 5-1	同じことを何度も聞く。	272	3.86	1.23
項目 5-2	昼夜が逆転する。	274	2.50	1.24
項目 5-3	物事に関心を示さない。	272	3.22	1.15
項目 5-4	尿失禁する。	272	3.18	1.35
項目 5-5	夜に騒ぎだす。	274	1.81	1.02
項目 5-6	目的もなく歩き出す。	272	1.72	0.98
項目 5-7	極端に食欲があったり、なかったりする。	272	2.33	1.11
項目 5-8	同じ動作を何度も繰り返す。	271	2.78	1.30
項目 5-9	便失禁する。	271	2.43	1.20
項目 5-10	介護されるのを嫌がる。	271	2.18	1.04
項目 5-11	物を隠す。	271	2.06	1.14
項目 5-12	根拠もないのに言いがかりをつける。	274	1.95	1.10
項目 5-13	泣いたり笑ったりして情緒不安定である。	271	1.86	0.98
項目 5-14	家の外に出ていこうとする。	274	1.78	1.00
項目 5-15	暴力（殴る、かむ、唾を吐きかけるなど）をふるう。	274	1.39	0.72
項目 5-16	大声をだす。	274	1.79	1.01
項目 5-17	物を壊したり、衣類をやぶいたりする。	274	1.26	0.52
項目 5-18	知っているはずの人がわからない。	273	2.86	1.31
項目 5-19	現在と昔を混同する。	272	3.04	1.33
項目 5-20	火の不始末がある。	271	1.65	0.95

表5-4-18 BPSDの因子分析（最尤法・プロマックス回転）

質問項目		因子1	因子2	因子3
項目5-15	暴力（殴る、かむ、唾を吐きかけるなど）をふるう。	.825	−.215	.074
項目5-16	大声をだす。	.717	−.037	.047
項目5-17	物を壊したり、衣類をやぶいたりする。	.628	−.148	.032
項目5-6	目的もなく歩き出す。	.531	.163	.023
項目5-14	家の外に出ていこうとする。	.524	.174	−.127
項目5-13	泣いたり笑ったりして情緒不安定である。	.522	.142	−.063
項目5-12	根拠もないのに言いがかりをつける。	.503	.213	−.060
項目5-5	夜に騒ぎだす。	.497	.112	.182
項目5-19	現在と昔を混同する。	−.049	.694	.153
項目5-8	同じ動作を何度も繰り返す。	.089	.604	.069
項目5-1	同じことを何度も聞く。	−.003	.601	−.199
項目5-18	知っているはずの人がわからない。	−.140	.541	.268
項目5-11	物を隠す。	.256	.380	−.164
項目5-4	尿失禁する。	.060	−.036	.794
項目5-9	便失禁する。	.018	−.051	.773
項目5-3	物事に関心を示さない。	−.026	.231	.373
	因子1	−	.505	.234
	因子2		−	.190
	因子3			−

いたクロンバックの α 係数を算出したところ、第1因子「拒否的 BPSD」
が 0.834、第2因子「認知的 BPSD」が 0.712、第3因子「身体的 BPSD」
がやや低く 0.676 であった。

[5] 調査結果3：介護態度と BPSD、介護負担感・介護肯定感の関係

(1) 介護負担感・介護肯定感と介護態度

　心理学における態度とは、特定の事物に対する認知や感情に方向づけられた行動のポテンシャリティである（**本節 B. [1]** 参照）。したがって、介護を対象とした態度である介護態度は、介護者が要介護者や介護状況に対する認知や感情－介護負担感や介護肯定感と密接な関連があると考えられる。そこで、介護負担感と介護肯定感を説明変数（独立変数）とし、以上の因子分析で抽出した3つの介護態度因子を目的変数（従属変数）とする強制投入法による**重回帰分析**を行った。その結果、**図5-4-1** に示すように、目的変数が基本的介護態度の場合、**決定係数**はやや低いが（$R^2 = .26$, $F (2, 380) = 65.53$ $p<.001$）、介護肯定感と有意な正の関連がみられた（$\beta = .53$ $p<.001$）。また、目的変数が統制的介護態度の場合、決定係数は低いものの（$R^2 = .17$, $F (2, 380) = 38.38$ $p < .001$）、介護肯定感との**偏回帰係数**に有意正の関連がみられた（$\beta = .41$ $p<.001$）。そして、目

決定係数
回帰分析（単回帰分析・重回帰分析）において、目的変数の観測値がその予測値と一致する程度を表す。0～1の値を取り、1に近いほど、分析の精度が高いことを示す。統計記号はR^2。

偏回帰係数
重回帰分析において、各説明変数が目的変数に及ぼす影響を表す。±1～0の値を取り、±1に近いほど強い正負の影響を及ぼすことを示す。統計記号はβ（ベータ）。

第5章 ● 社会福祉における量的社会福祉調査の実際 — 4・調査報告書の事例

159

図 5-4-1　介護肯定感・負担感と介護態度の重回帰分析

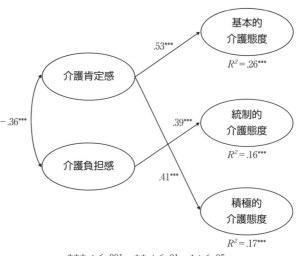

$$*** \ p<.001 \quad ** \ p<.01 \quad * \ p<.05$$

的変数が積極的介護態度の場合、決定係数が低いものの（$R^2 = .26$, F (2, 380) $= 65.53$ $p<.001$）、介護肯定感との**偏回帰係数**に有意な正の関連がみられた（$\beta = .39$ $p<.001$）。さらに、介護肯定感と介護負担感との間に負の相関が示された（$r = -.36$ $p<.001$）。

(2) BPSD と介護肯定感と介護負担感

　本章 2 節 B. で述べたように、認知症要介護高齢者が示す BPSD は、介護者によって大きな負担となる。また、介護肯定感は介護負担感を軽減する効果がある[16]。そこで、以上の因子分析で抽出された 3 つの BPSD 因子を説明変数（独立変数）とし、介護負担感と介護肯定感それぞれを目的変数（従属変数）とした強制投入法による重回帰分析を行った。その結果、**図5-4-2**に示すように、目的変数が介護肯定感の場合、決定係数は極端に低いが（$R^2 = .08$, F (2, 225) $= 6.37$ $p<.001$）、拒否的 BPSD と有意な負の関連がみられた（$\beta = .-27$ $p<.001$）。また、目的変数が介護負担感の場合、決定係数はやや低いものの（$R^2 = .28$, F (2, 225) $= 29.08$ $p<.001$）、拒否的 BPSD（$\beta = .33$ $p<.001$）、認知的 BPSD（$\beta = .27$ $p<.01$）、身体的 BPSD（$\beta = .12$ $p<.05$）それぞれと偏回帰係数に有意な正の関連がみられた。さらに、拒否的 BPSD と認知的 BPSD との間に（$r = .49$ $p<.001$）、拒否的 BPSD と身体的 BPSD との間に（$r = .22$ $p<.001$）、そして拒否的 BPSD と身体的 BPSD との間に（$r = .18$ $p<.001$）、それぞれ正の相関があった。

(3) 介護態度と BPSD

　最後に、本調査のテーマである介護態度が BPSD の発生に及ぼす影響

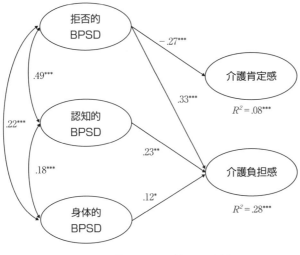

図 5-4-2　BPSD と介護肯定感・介護負担感

*** $p<.001$　** $p<.01$　* $p<.05$

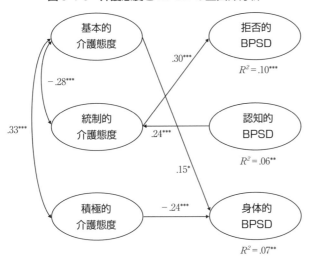

図 5-4-3　介護態度と BPSD の重回帰分析

*** $p<.001$　** $p<.01$　* $p<.05$

について検討するため、以上の因子分析で抽出された 3 つの介護態度因子を説明変数（独立変数）とし、3 つの BPSD 因子それぞれを目的変数（従属変数）とした強制投入法による重回帰分析を行った。その結果、**図 5-4-3** に示すように、目的変数が拒否的 BPSD の場合、決定係数は低いが（R^2 $=.10, F$ (3,　225) $= 8.41$ $p<.001$）、統制的介護態度との偏回帰係数に有意な正の関連がみられた（β $=.30$ $p<.001$）。また、目的変数が認知的 BPSD の場合、決定係数は極端に低いものの（$R^2 =.06, F$ (3,　225) $=4.87$ $p<.01$）、統制的介護態度との偏回帰係数に有意な正の関連がみられ

た（$\beta = .24$ $p < .001$）。そして、目的変数が身体的 BPSD の場合、決定係数は極端に低いものの（$R^2 = .07$, $F_{(3, 225)} = 4.70$ $p < .01$）、基本的介護態度との偏回帰係数に有意な正の関連がみられ（$\beta = .15$ $p < .05$）、積極的介護態度との偏回帰係数に有意な負の関連がみられた（$\beta = -.24$ $p < .01$）。さらに、基本的介護態度と拒否的介護態度の間に負の相関（$r = .28$ $p < .001$）が、基本的介護態度と積極的介護態度の間に正の相関（$r = .33$ $p < .001$）があった。

［6］ 考察

（1） 介護態度について

　本調査では、介護者が要介護者に対する接し方や振る舞い方を介護態度と概念化し、この介護態度について改めて質問項目を作成した。これら質問項目の因子分析を行った結果、介護者が要介護高齢者を見守り寄り添う基本的介護態度、要介護者の行動をコントロールしようとする統制的介護態度、要介護者の活動を促す積極的介護態度の3因子が抽出された。Yamamoto-Mitani ら[17]が行った因子分析では、Negative attitude、Attitude of acceptance、Attitude of active interaction の3因子が得られているが、本調査の結果と対応させると、Negative attitude と統制的介護態度、Attitude of acceptance と基本的介護態度とで一致する内容がみられるものの、本調査において Attitude of active interaction に対応する因子はみられなかった。これは、同じ介護態度でも、Yamamoto-Mitani らの調査では家族介護者と要介護高齢者との情緒的交流に注目しているのに対し、本調査では BPSD との関連を検討するという理由から家族介護者の接し方や振る舞い方といった行動的側面を強調している、という違いが反映しているのかもしれない。

　さらに、因子分析で抽出された3つの介護態度因子と家族介護者の認知的・情緒的側面との関連を検討するため、介護負担感と介護肯定感との重回帰分析を行った。その結果、家族介護者は、介護肯定感が高いほど基本的介護態度と積極的介護態度をとるようになり、介護負担感が高いほど統制的介護態度をとることが示唆された。介護肯定感は、介護状況への満足感や自己成長、介護継続意志を含んだ概念であることから、要介護高齢者に対する肯定的な態度が促進的要因となるであろう。本調査における基本的介護態度と積極的介護態度は肯定的な態度であるため、介護肯定感と関連したと考えられる。一方、介護負担感は介護からの拘束感、介護をこれ以上継続できないという限界感、要介護高齢者や自分以外の家族や親族との対人葛藤を含む概念であることから、要介護高齢者に対する否定的な態

度を助長する要因になったと考えられる。本調査における統制的介護態度は、必ずしも否定的態度とはいえないが、要介護高齢者のパーソンフッドを尊重するパーソンセンタードケアとは相反する態度である。このような介護態度を家族介護者がとる要因に、彼らが抱える介護負担感があることは十分に推測できる。前述した通り、本調査における介護態度の質問項目は行動的側面に焦点を当てているものの、このように介護肯定感と介護負担感とに関連が示されたことから、態度の認知的側面や情緒的側面をも反映しているといえるだろう。

(2) BPSD について

　本調査では、介護態度と同様、BPSD についても改めて質問項目を作成し、因子分析を行った。その結果、介護者や介護状況に対する拒否や抵抗を意味すると推測できる拒否的 BPSD、中核症状を基盤とした認知機能の障害を反映した認知的 BPSD、身体機能の低下を反映した身体的 BPSD の 3 因子が抽出された。TBS[18] では、因子分析の結果、在宅介護では「介護者に向かう行為」「1 人で没頭する行為」「分化した行為」が得られているが、本調査の結果と対応させると、「介護者に向かう行為」と拒否的 BPSD とで一致する内容がみられるものの明確ではなかった。また、他の因子では対応関係がみられなかった。これは、TBS では記憶障害や見当識障害などの認知的な問題を BPSD に含めていないのに対し、本調査ではこれらを BPSD に含めたためであろう。

　前述のように BPSD は介護負担感に強く影響することが知られていることから、本調査で抽出された BPSD の 3 つの因子と介護負担感およびその軽減に寄与する介護肯定感との関連を検討するため、重回帰分析を行った。その結果、どの BPSD も家族介護者の介護負担感を高めるが、その中でも拒否的 BPSD が特に顕著であった。また、認知症介護高齢者が拒否的 BPSD を出現させるほど、家族介護者は介護肯定感を抱きにくくなることも示唆された。BPSD はいずれも家族介護者の負担になるが、それは一様ではなく、BPSD の種類によって違いがある。本調査における拒否的 BPSD は、攻撃や徘徊のような対応困難な行動が含まれることから、他の BPSD よりも介護負担感を高めやすく、介護肯定感を低下させてしまうのであろう。ただし、先行研究[19] では尿・便失禁と介護負担感は強く相関するとの指摘があるが、本調査ではそれらの質問項目を含む身体的 BPSD と介護負担感との関連は、他の BPSD 因子と比べて低かった。これは、本調査には要介護度が比較的低い要介護高齢者が含まれており、彼らの ADL が維持されていた可能性が考えられる。

(3) 介護態度とBPSDの関係について

　本調査の目的は、介護態度がBPSDの出現にどのように影響を及ぼすかを明らかにすることであった。この目的に沿って介護態度を説明変数、BPSDを目的変数とする重回帰分析を行ったところ、家族介護者が統制的介護態度を示すほど、認知症介護高齢者は拒否的BPSDや認知的BPSDを出現させることが明らかになった。拒否的BPSDが介護者や介護状況に対する不同意や拒否のメッセージを含んでいること、統制的介護態度が要介護高齢者の意志や欲求を顧みずにコントロールしようとする介護態度であることを踏まえると、統制的介護態度が拒否的BPSDと関連するという結果は、要介護高齢者が自分らの意志や欲求を顧みない介護態度に不同意を示し、拒否しているために拒否的BPSDが出現する、といえるだろう。また、統制的介護態度が拒否的BPSDだけでなく認知的BPSDとも関連するという結果は、認知的BPSDが認知症の中核症状を基盤としながらも、統制的介護態度の影響を受けて発生することを示している。たとえば、要介護高齢者が同じことを何度も聞くという行動は、介護者が要介護高齢者を満足させるような応答をしないために生じると考えられる。また、介護者が要介護高齢者の欲求を無視して行動を抑制すれば、要介護高齢者は欲求を満たそうと再び同じ行動を繰り返す。このことから、要介護高齢者の意志や欲求に適切に対応しない介護態度が認知的BPSDを出現させることが推測できる。また、重回帰分析の結果、基本的介護態度と積極的介護態度の両者は拒否的BPSDや認知的BPSDと関連しなかった。これは、基本的介護態度と積極的介護態度が、統制的介護態度と違ってパーソンフッドを尊重した介護態度であるため、拒否的BPSDや認知的BPSDを出現する原因にはならなかったと考えられる。これらのことから、いくつかの介護態度のうち、統制的介護態度が拒否的BPSDと認知的BPSDの発生要因になることが示唆される。一方、重回帰分析の結果、身体的BPSDについては、積極的介護態度が緩和要因となり、基本的態度が若干ではあるが促進要因になることが示された。これは、積極的介護態度が要介護高齢者の身体的あるいは認知的活動を促す介護態度であるため、要介護高齢者のADLやIADLの維持に関わったのに対し、基本的態度は要介護高齢者を見守り受容する態度であるため、これらの維持に積極的に寄与しなかった、と考えられる。

　また、**本章2節B. [2]** で紹介したパーソンセンタードケアや不同意メッセージへの気づきの実践例を鑑みると、本調査において基本的介護態度と積極的介護態度がBPSD全般の出現を抑制しそうであったが、そのような結果は得られなかった。これは、第1に、在宅の家族介護者と施設職員

との介護態度の相違が考えられる。パーソンセンタードケアや不同意メッセージへの気づきの実践例は、あくまで専門的な知識と技能を備えた介護職員によるものである。一方、本調査の調査対象者は、介護の専門的知識や技能を有していない家族介護者であった。したがって、同じパーソンフッドを尊重した介護であっても、家族介護者と介護職員とでは量も質も異なっていたと考えられる。そして第2に、施設介護にはない在宅介護に特徴的な要因が考えられる。たとえば、山村[20]は家族介護者が介護肯定感を形成する過程について PAC 分析によるインタビュー調査を行ったが、その中で主な家族介護者と要介護高齢者との過去の複雑な対人関係や副介護者との協力関係が主な家族介護者の苦悩や介護態度に強い影響を及ぼすことを明らかにした。このような対人関係的要因は、施設介護にもみられるものの、在宅介護においては介護態度を方向づける大きな規定因になるであろう。これらのいくつかの要因から、在宅介護におけるパーソンフッドを尊重した介護態度が BPSD を緩和するという結果は得られなかったと考えられる。しかし、このような介護態度は BPSD の発生に関与しないこと、そしてパーソンフッドに反する介護態度が BPSD の発生に関与することを明らかにした点において、本調査の結果は、パーソンフッドを尊重した介護態度が BPSD の出現を抑制することを示唆するものといえる。

(4) 本調査の問題点と今後の検討課題

本研究の問題点は、すでに何点か触れているが、それらに何点か加えたうえで整理すると、次の通りになる。

第1に、本調査で取り上げた介護態度や BPSD といった構成概念と質問項目の問題である。本調査で取り上げた構成概念は、比較的多い先行研究で検討されているものの、量的に測定するための尺度が定まっていない。本調査では、この点を踏まえて改めて質問項目を作成し、因子分析による検討を行ったが、前述した Yamamoto-Mitani ら[21]の介護態度の質問項目と同様、介護態度についての重要な項目が網羅されていない可能性は否定できない。また BPSD についての評価尺度も、先行研究の因子構造と一致するものではなかった。このような構成概念妥当性の問題については、更にデータを積み重ねるとともに、それに基づいた操作的定義が必要である。

第2は、新たな変数の検討である。本調査の重回帰分析の決定係数は総じて低いものであった。決定係数は重回帰分析で得られた目的変数の予測値が実際の目的変数の値とどの程度一致しているかを示す指標であるため、ある変数の値を予測したりする場合には重要であるが、どの説明変数が目的変数に影響を及ぼすかを検討したい場合には、さほど重視する必要はないといわれている。本調査の場合、複数の介護態度のうちどの介護態度が

BPSD の発生に影響を及ぼすかを検討することが目的であるため、決定係数の低さは大きな問題とはならない。しかし、決定係数の低さは、質問項目において重要な項目を見逃している恐れもあるため、前述した因子分析の問題と同様、更なるデータの積み重ねが必要であろう。

　そして第3は、包括的なモデルの検討である。本調査の目的は、介護態度が BPSD の発生に影響を及ぼすかどうかの検討であったが、介護態度が介護負担感と介護肯定感に及ぼす影響と、BPSD が介護負担感と介護肯定感に及ぼす影響についても検討し、両者がそれぞれ関連することを明らかにした。これらの検討を踏まえると、**図 5-4-4** のような円環モデルを仮定することができる。すなわち、家族介護者の介護負担感が高い場合、介護態度は統制的介護態度をとるようになるため、要介護高齢者は拒否的なBPSD を増悪させ、それがさらに家族介護者の介護負担感を高めてしまう。一方、家族介護者の介護肯定感が高い場合、介護態度は基本的介護態度と積極的介護態度をとるようになるため、要介護高齢者が BPSD を出現せず、それがさらに家族介護者の介護負担感を軽減し、介護肯定感を高める。すなわち、前者では負のスパイラルが生じ、後者では正のスパイラルが生じる。ただ、このようなモデルを構築するには、本調査で取り上げた介護負担感・介護肯定感、介護態度、BPSD の要因だけでなく、要介護者との対人関係や介護者の介護についての知識や技能など、それらに影響を与える種々の要因を加える必要がある。このような要因を加えることで、より精度の高いモデルを構築できるとともに、介護態度をより肯定的なものにし、

図 5-4-4　介護肯定感・負担感、介護態度、BPSD の円環モデル

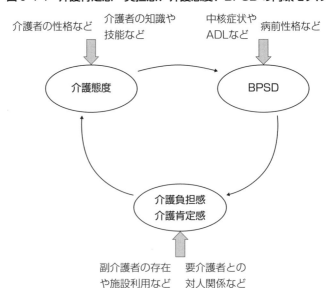

この円環モデルでいう正のスパイラルが生じるような具体的方略、すなわち介護態度によるBPSDの緩和・予防のための介入アプローチを実証的に検討できるであろう。このことから、今後の課題としては、このモデルで取り上げた要因に他の要因を加えた総合的な調査が求められる。

注)

(1) 山村豊（未刊行）「家族介護者の介護態度が在宅要介護者のBPSDに及ぼす影響」

(2) 大西丈二・梅垣宏行・鈴木裕介・中村了・遠藤英俊・井口昭久「痴呆の行動・心理症状（BPSD）および介護環境の介護負担に与える影響」『老年精神医学雑誌』第14巻第4号，2003，pp.465-473.

(3) International Psychogeriatric Association編／日本老年精神医学会監訳『痴呆の行動と心理症状』アルタ出版，2005.

(4) Kidwood, T.著／高橋誠一訳『認知症のパーソンセンタードケア—新しいケアの文化へ』筒井書房，2007.

(5) Fossey, J., Ballard, C., Juszczak, E., James, I., Alder, N., Jacoby, R., Howard, R.: Effect of enhanced psychosocial care on antipsychotic use in nursing home residents with severe dementia: cluster randomized trial, *BMJ* 332, 2006, pp.756-761.

(6) Ito, M., Takahashi. R., and Ijchr, P.: Heeding the behavior message of elders with dementia in day care, *Holistic Nurs Pract*, 21(1), 2007, pp. 27-32.

(7) 伊東美緒・宮本真巳・高橋龍太郎「不同意メッセージへの気づき—介護職員とのかかわりの中で出現する認知症の行動・心理症状の回避にむけたケア」『老年介護学』第15巻第1号，2011，pp.5-12.

(8) 前掲書（1）.

(9) Yamamoto-Mitani, N., Tamura, M., Deguchi, Y., Ito, K., and Sugishita, C.: The Attitudes of Japanese Family Caregivers toward the Elderly with Dementia, *International Journal of Nursing Studies* 37, 2000, pp.415-417.

(10) 森本美奈子・柏木哲夫「痴呆高齢者に対する家族介護者の態度に関する研究」『大阪大学大学院人間科学研究科紀要』第27巻第3号，2001，pp.205-218.

(11) 前掲書（9）.

(12) 前掲書（10）.

(13) Cummings, J. L., Mega, M., Gray, K., Rosenberg-Thompson, S., Carusi, D. A., Gornbein, J.: The Neuropsychiatric Inventory: Comprehensive assessment of psychopathology in dementia, *Neurology* 44, 1994, pp.2308-2314.

(14) 朝田隆・吉岡充・森川三郎・小山秀夫・北島英治・川崎光洋・木之下徹・浅香昭雄「痴呆患者の問題行動評価票（TBS）の作成」『日本公衆衛生雑誌』第41巻第6号，1994，pp.518-527.

(15) 櫻井成美「介護肯定感がもつ負担軽減効果」『心理学研究』第70巻第1号，1999，pp.203-210.

(16) 前掲書（15）.

(17) 前掲書（9）.

(18) 前掲書（14）.

(19) 前掲書（2）.

(20) 山村豊「在宅要介護高齢者の家族介護者における介護肯定感の形成過程について—PAC（個人別態度構造）分析による検討」『立正大学心理学研究所紀要』第12号，2014，pp.31-44.

(21) 前掲書（9）.

引用参考文献
- 小塩真司『SPSSとAmosによる心理・調査データ解析—因子分析・共分散構造分析まで（第2版）』東京図書，2011.
- 鎌原雅彦・宮下一博・大野木裕明・中澤潤編『質問紙法』心理学マニュアル，北大路書房，1998.
- 松井豊『心理学論文の書き方—卒業論文や修士論文を書くために』河出書房新社，2006.

理解を深めるための参考文献
- 木下是雄『レポートの組み立て方』筑摩書房，1994.
  レポートの基本的な書き方だけでなく、文体、叙述の順序、パラグラフの構成など、豊富な具体例に基づいて言語技術をわかりやすく解説している。
- 小塩真司・西口利文編『質問紙調査の手順』ナカニシヤ出版，2007.
  アイデア・構想発表から質問紙の作成、データ収集・分析、レポートの書き方まで質問紙調査に関する一連の手順を実践的に解説している。

 量的調査は客観的か？

　量的調査は、数量的に社会現象を把握するから客観的である、と考える人は多いだろう。しかし、事実としての数値と意見としてのその数値に対する解釈は異なることに留意しよう。たとえば、最近の調査で現在の内閣支持率が48％だったとしよう。この数値を見た人は「この内閣は5割も支持が得られてないから、よくない」と考えるかもしれない。しかし、過去約50年の内閣の平均支持率が34％であるという事実を知っていたならば、考えが変わってしまうだろう。また、支持率が48％に対して不支持率が5％ならば、さらに考えが変わるかもしれない。このように、内閣支持率48％という数値は客観的事実であっても、それが「高いか」「低いか」は、解釈した人の視点や知識を通してみた主観的意見である。この事実と意見を混同してしまうと、量的調査も客観性は失われることになる。そのほか、質問項目のワーディングや、データ分析をする際の統計的検定の選択には研究者の意図が意識的・無意識的に入りやすい。このようなことから、量的調査だから客観的だとは必ずしも語りえないことを理解しよう。

第6章 社会福祉における質的社会福祉調査の実際

本章では、質的調査におけるデータ収集方法として面接調査を、分析方法としてカテゴリー分析を取り上げる。面接調査とカテゴリー分析における、研究のスタート（研究テーマの設定）からゴール（報告書の作成や協力者へのフィードバック）までの一連の流れを紹介する。そのうえで、具体的な面接調査およびカテゴリー分析を行った調査報告例を紹介する。

1

面接調査はどのような方法で実施され、どのような分析を行うことができるのか。具体的な、面接調査の立ち上げから報告書にまとめるまでの一連のプロセスを解説する。

2

カテゴリー分析の1つである「質的データ分析法」を用いて書かれた報告を取り上げる。実際にどのように調査が進められていったかに触れ、質的調査（面接調査）および質的分析についての理解を深めてもらいたい。

1. 面接調査の実際

A. 調査手法とそのプロセス

[1] 多様な質的調査方法

　質的調査では、さまざまなデータ収集方法、分析方法が用いられる（詳細は**第3章4節**参照）。ここでは、質的調査におけるデータ収集と分析の概観を述べ、本章で扱うデータ収集と分析の位置づけを確認する。

(1) 質的調査において収集されるデータ

　データ収集では、質的分析を行うことのできるデータを収集する。たとえば、観察法において、観察場面そのものを「映像」として録画したり、観察した事象を「文字」として記録することもできる。量的調査であれば、ある行動の発生回数を「数値」として把握することもある。

　質的調査では、主に**言語的データ**や**非言語的データ**を収集する。言語的データは、観察記録、録音を書き起こしたもの（トランスクリプト）や雑誌の記事などである。非言語的データは、動画（身振り手振り、特定の行動など）や静止画（絵、写真など）といったものである。会話を含むやりとりの録画や映像作品といった、言語的データと非言語的データの両方を含むものもある。

(2) 質的調査における分析の分類

　質的調査で収集されたデータは、質的分析を行う。質的分析にはさまざまな方法が存在しており、厳密に分類することは難しいものの「**カテゴリー分析**」と「**シークエンス分析**」という2種類に大別すると理解しやすい。カテゴリー分析には、**KJ法**や**グラウンデッド・セオリー・アプローチ**といった方法が含まれる。データを一定の基準に基づいて断片化し、類似したもの同士をまとめ、カテゴリーとして再構築していく分析である。面接などで、何が語られたかという内容に着目する場合が多い。シークエンス分析には、**ナラティブ分析**や**会話分析**といった方法が含まれる。データのシークエンス（連鎖・連なり）に注目し、どのような順番で発話内容のトピックが変遷していくのかといったシークエンスの特徴や構造を明らかにする分析である。面接などで、どのように語ったかという語り方（形式）に着目する場合が多い。

KJ法
KJ-methods
➡ p.109
第3章4節 C. 参照。

グラウンデッド・セオリー・アプローチ
grounded theory approach
➡ p.84
第3章1節 D.[4] 参照。

ナラティブ分析
narrative analysis
➡ p.110
第3章4節 D. 参照。

会話分析
conversation analysis

(3) 本章で扱う質的調査手法

　質的調査では、さまざまなデータ収集方法、分析方法が用いられる。本章でそれら全てを網羅することは困難であるため、質的調査において頻繁に用いられるデータ収集方法（言語的データを収集する半構造化面接による面接調査）と分析方法（カテゴリー分析）を取り上げる。

[2] 面接調査のプロセス

　質的調査を行う際には、リサーチクエスチョンに基づいて適切なデータ収集、分析方法を選択していくことが望ましい。ここでは、半構造化面接による面接調査を想定し、その大まかなプロセスについて紹介する（図6-1-1）。面接調査は、調査準備の段階（研究テーマの設定～質問項目の設定）、データ収集の段階（面接実施）、収集したデータに基づくまとめの段階（データ分析～協力者へのフィードバック）に区切ることができる。

図 6-1-1　面接調査の基本プロセス

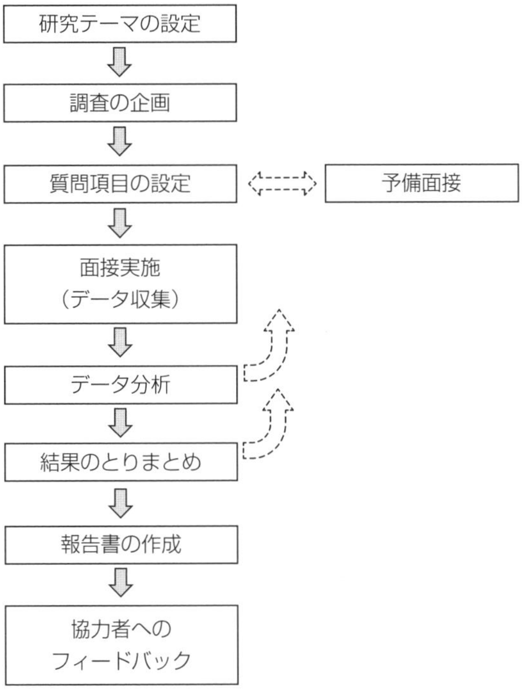

```
研究テーマの設定
      ⇩
  調査の企画
      ⇩
質問項目の設定  <----->  予備面接
      ⇩
  面接実施
（データ収集）
      ⇩
  データ分析
      ⇩
結果のとりまとめ
      ⇩
 報告書の作成
      ⇩
  協力者への
 フィードバック
```

調査準備の段階では、自分がどのような調査を行い、どのような人へ、どのような内容の面接を行うか、対象者へのアプローチ方法も含めて決めていく。まずは、研究テーマを設定することになる。研究テーマの設定では、同じテーマの先行研究などをふまえ、リサーチクエスチョンをたてる。

リサーチクエスチョン
research question

リサーチクエスチョンは、調査を通して明らかにしたいこと、調査の方向性を大まかに定める問いである。テーマの設定とリサーチクエスチョンが定まったら、調査の企画を行っていく。調査の企画では、リサーチクエスチョンに基づいて、調査対象者や面接実施方法といったデータ収集に向けた調査方針を決めていく。調査対象者へ面接の協力を依頼する方法など、どのように対象者へアプローチするかについても企画内で検討する必要がある。調査の企画の後には、面接実施に向けた質問項目を設定する。ここでは、**予備面接**（面接の対象者を想定したロールプレイなど）を行うことが推奨される。予備面接には、面接を行う者の練習という側面と、質問内容の適切さを確認する側面がある。予備面接を通じ、質問の意味がわかりにくい、答えにくいというものがあれば、適宜質問項目の修正を行っていく。

質問項目が確定した後は、データ収集の段階に入る。調査協力者（面接調査においては、対象よりも協力といった表現が好まれる）へ依頼を行い、面接を実施する。基本的に、面接内容は、調査協力者の許可をとったうえで録音する。面接を通じて録音されたデータは、質的分析を行うために書き起こしの作業を行う。面接を1時間程度行ったならば、書き起こしに3〜5倍程度の時間がかかると考えておくとよいだろう。

質的分析を行うための書き起こしデータ（トランスクリプト）の用意ができたら、収集したデータに基づくまとめの段階へ入る。まず、トランスクリプトに対し、データ分析を行う。分析が完了したならば、結果のとりまとめを行い、報告書へまとめていく。面接調査は少人数を対象に実施されることがほとんどであるため、調査協力者へ協力のお礼と報告を兼ねたフィードバックも行うとよいだろう。この場合、A4用紙1〜2枚程度の文量で、調査全体をわかりやすくまとめた資料を用意したうえでフィードバックを行うとよいだろう。

以上が、面接調査の基本的なプロセスである。しかしながら、面接調査に限らず、質的調査全体のプロセスは一方向に進むものではない。たとえば、データ収集と分析を並行して行ったり、データに不足があるという理由から、データ分析や結果のとりまとめの段階から再びデータ収集に戻ることもある。報告書の作成の前に、調査協力者に結果のフィードバックを行い、調査協力者からの意見を分析に反映させて、調査結果の妥当性を高

める場合もある。実際の質的調査実施においては、リサーチクエスチョンに基づいて選択した研究手法を丁寧に説明したテキスト、参考になる先行研究の研究手続きといったものも併せて参照するとよいだろう。

B. 研究デザイン

研究デザインは、実験、観察、調査といったどのような方法を用いて調査を行うのかという枠組みである。本来、研究の出発点となるリサーチクエスチョンに基づいて研究デザインを定めていくが、ここでは、面接調査の基本的研究プロセスに沿って「研究テーマの設定」と「調査の企画」について詳しく取り上げる。

[1] 出発点となる研究テーマとリサーチクエスチョンを設定する

研究デザインにおける最初のステップは、自分の関心のある研究テーマを選び、研究を通じて明らかにしたい内容の、おおよその方向性を定める問題設定から行っていく。この問題設定を**リサーチクエスチョン**と呼ぶ。研究デザインは、リサーチクエスチョンに基づいてデータ収集や分析方法を設定するため、質的調査を行うのであれば、それに適したリサーチクエスチョンを設定しなければならない。質的調査では、個人・集団の体験性（ある事象をどのように体験しているのか）や過程（どのような過程を経て、今に至るのか）に関する問題設定を行うことが多い。リサーチクエスチョンの設定においては、自分の関心や疑問に基づく研究テーマと、そのテーマにかかわる先行研究を結びつけて考えるとよい。

[2] 面接調査の企画

リサーチクエスチョンに基づいて、面接調査を行う方向性が定まったならば、具体的な調査の企画を行っていく。面接調査の主な企画内容は、①協力者：リサーチクエスチョンに基づいて、どのような対象者に面接の協力を得るのか、②構造化の程度：面接をどの程度構造化して実施するか（構造化面接、半構造化面接、非構造化面接など）、③面接参加人数：1回の面接に何人が参加するか（1対1の個別インタビューからグループインタビューまで）、④関与の程度：面接で積極的に質問したり話を促したりして、話題をどの程度まで掘り下げるのか、といったものである（**第3章4節**参照）。

面接調査の企画において、構造化の程度や面接参加人数などに関する明確な選択基準はない。基本的には、先行研究や実施する予定の分析方法な

どに基づいて判断するとよいだろう。また、調査の進捗状況によって企画内容の修正が必要になることもあるため、調査に対する柔軟な考え方をとることが求められる。

[3] 面接調査における協力者数

　面接調査の企画段階で、何名の協力者に面接を行うかという予定をたてる必要性がある。分析方法によって推奨される協力者数が異なるなど、面接の協力者数を一概に何名と決めることは難しい。たとえば、面接調査を行う適切な協力者数は、50名程度といわれることもあれば、20〜30名といわれることもある[1]。カテゴリー分析を行うのであれば、5名を最低人数として、10〜12名程度に数回面接を行うことが妥当といわれることもある[2]。能智[1]は、面接調査の協力者数を問題にする際、1人あたりの面接協力者から得られるデータの質や量を棚上げしている点に注意する必要があることを指摘している。多くの人数に面接を行ったとしても、収集されたデータが表層的なものであれば意味がない。一方で、1人を対象に繰り返し面接を行い、データの質を高めることもできる。面接調査の協力者は、調査企画段階において検討するとよいが、企画段階の人数に固執せず、実際に収集されたデータをふまえて追加の面接を行うなど、柔軟な対応を行う必要もある。

C. 半構造化面接におけるデータ収集

　面接調査の企画の後には、実際の面接を行う。ここでは半構造化面接を想定し、前掲図6-1-1における「質問項目の設定」「面接実施（データ収集）」について取り上げる。

[1] 質問項目の設定—インタビューガイドの作成

　半構造化面接を行うにあたって、ある程度の質問項目を設定しておく必要がある。このような面接の質問項目をまとめた一覧を**インタビューガイド**（インタビュースケジュール）という。インタビューガイドを用意することは、調査者自身の問いの精緻化、調査協力者に伝わりやすい表現での質問項目の用意、面接全体の構造を確認する機会といったメリットをもっている[3]。**表6-1-1**に、インタビューガイドの作成プロセスを示す。

　面接の実施時間などに明確な基準などは存在しないものの、1回あたりの面接時間は、1時間から1時間半程度が目安になるといわれている[3]。限られた時間の中で、相手からの回答時間なども想定した質問数を設定し、

表6-1-1　インタビューガイドの作成プロセス

①質問領域および質問項目の設定	面接全体で話し合われる全体的な問題範囲を定め、それらを研究目的及びリサーチクエスチョンに基づいて領域として整理し、領域ごとに質問項目を設定する。
②質問の順序を決める	一般的な質問から個人の経験や見解に関わる質問へ、事実確認的な質問から個人の経験や感情を捉える質問へ等、質問の順番を決定する。質問の順番は、論理的な順番であるか、深い質問（経験の意味付けや自己の感覚に関わるもの等）は関係性が安定して内省が深まる後半に設定する等、語り手の感情や思考の流れに配慮した順番にする。
③ワーディングを考える	適切な応答を引き出すワーディング（言葉遣い）を工夫する。リサーチクエスチョンをそのまま質問項目にするのではなく、できるだけ調査協力者にわかりやすい日常的な表現を用いるようにする。
④追加的な質問を設定する	実際の相互作用場面をイメージしながら、こちらの問いに対する協力者の回答をいくつか想定し、それらに応じた追加の質問を検討する。
⑤予備的面接の実施と修正	一度インタビュー・スケジュールが完成した段階で、ロールプレイ等を通して予備的面接を行い、不自然な言い回しやわかりにくい言葉遣いを修正する。また面接全体の流れを見渡して、質問順序を変える等、修正を加える。

出典）徳田治子「インタビューの方法」やまだようこ・麻生武ほか編『質的心理学ハンドブック』新曜社，2013，p.312 の表 4-2 を参考に筆者作成.

質問項目や順番、掘り下げていきたい項目、質問の言葉遣いなどを検討していくとよい。たとえば、面接調査においては２つの事柄を同時に質問したり、一連の質問群を同時に尋ねる「**多重質問**」や、調査者の抱いているバイアスや仮定を暗黙のうちに伝えてしまう「**誘導質問**」といった質問は避けるべきである[3]（**第２章３節C.** も参照）。また、調査協力者へ質問する項目が多くなるほど、回答の負担も大きくなるため、質問項目を精査したうえでインタビューガイドを作成することも重要である。

多重質問
loaded question

誘導質問
leading question

　実際の面接では、用意したインタビューガイド通りに面接が進まないことも多い、質問の言葉遣いも含め、臨機応変に対応することが求められる。

[2] 半構造化面接の実施

　面接調査では、個人的な体験や考えなどを面接で話すことになる。調査協力者（話し手・インタビュイー）は、発言を録音されることや個人的な体験や考えなどを話すことに対して緊張したり、面接の展開の仕方によって回答に戸惑うこともある。そのため、調査者（聞き手・インタビュアー）は、調査協力者が安心して参加できるような面接の雰囲気づくりを行っていくことになる。

(1) 面接実施場所

　面接を行う場所は、静かで、第三者に話した内容が聞かれないところを選択するとよい。また、調査協力者が慣れている場所で面接を行うことによって緊張感などが緩和されることもある。一方で、調査協力者の慣れた場所で面接を行うために、面接実施場所を調査協力者自身に用意してもらうことになれば、相手の負担につながってしまう。面接実施においては、自分が場所を用意して相手に来てもらうか、相手の慣れた場所へ自分が赴くか、調査協力者の状況を確認しながら決定していくとよいだろう。そのほか、グループインタビューなどの場合にはメンバー構成や人間関係などへの配慮も必要になる。

(2) 面接の展開

　面接全体は、日常会話要素（通常の会話）と専門的会話要素（調査者の持ち込んだリサーチクエスチョンを中心に構成される会話）という2つの要素から構成され、両者のバランスをとりながら実施していく。面接は、導入部分では日常会話要素が中心、面接実施部分では専門的会話要素が中心、終結部分では再び日常会話要素が中心という形で展開されることが多い。面接への導入部分では、①挨拶やお礼、簡単な雑談を行い、②研究目的や面接時間の確認、録音の許可といった会話を経て、③実際の質問を開始するといった形で展開するとよいだろう。面接の終結部分では、①面接全体を振り返っての感想を述べる、調査者に質問してもらうといった面接全体で話し手の抱いた感情を整理する時間をとり、②分析結果のフィードバック時期や方法といった事務手続きに関する会話、③簡単な雑談やお礼を述べて終結するといった形で展開するとよいだろう（面接調査の展開の詳細は、**第3章3節B.**などを参照）。

(3) 研究倫理

　面接調査では、調査協力者に個人的な体験などについて話をしてもらう。そのため、調査に参加したことによって不快な思いをしたり、不利益な立場に陥らないように最大限の配慮を行う必要がある。調査協力者は、調査への協力に同意したうえで面接の場にいると思われるが、面接調査当日にも改めて倫理的な事項について確認する必要がある。調査の事前および当日の説明事項としては、①調査の意図（目的や調査方法など）、②録音などの記録の許可、③調査協力にあたって想定される負担（時間的拘束など）、④収集したデータの適切な保管方法や個人情報への配慮（録音した音声をどのように管理するのか、録音を書き起こす際には、個人名は記号に置き換え特定されないようにする）、⑤面接調査への協力はいつでも辞退することが可能であり、調査協力を辞退しても不利益は生じないこと

（面接後に協力を撤回することも可能）、⑥調査で得られた結果はどのような形で公表されるのか（報告書や論文化、学会での発表）などが一般的である。これらに同意してもらえた場合に調査を実施していく。

(4) 面接調査における聞き手の影響

面接調査は、「調査者の知りたい情報を調査協力者から引き出す」という側面だけでなく「調査者と調査協力者のやりとりを通じて作り上げる」という側面をもっている。1人の調査協力者に対し、調査者Aと調査者Bが面接を行った場合、得られるデータは調査者AとBでまったく同じものになるわけではない。そのため、聞き手である調査者が話し手である調査協力者へ影響を与えることを意識しておく必要がある。たとえば、「発達障害児のきょうだい」という研究テーマの面接を行う時、聞き手である調査者自身も発達障害のきょうだいのいる当事者であると自己開示することによって面接で語られる内容も変わってくる可能性がある。学生や専門職、当事者といった聞き手の立場をどのように自己開示するか、それによって話し手にどのような影響を与えるかを意識して面接に挑むとよいだろう。面接をはじめとする質的調査では、調査者の影響を必ずしも取り除く必要はない。調査者の影響を考慮したうえで調査や分析を行っていくことが重要になる。

[3] トランスクリプトの作成

面接で録音された音声は、文字データへ置き換える作業を行う。音声を文字へ置き換える作業を**トランスクリプション（逐語化）**といい、置き換えられたデータを**トランスクリプト（逐語録）**と呼ぶ。面接調査では、このトランスクリプトを分析対象とすることがほとんどである。トランスクリプトの作成にあたっては、「えっと、その」といった言い淀みまで逐語化するかなど、逐語化の水準もさまざまであるが、可能な限り正確に文字に起こすことを目指すとよいだろう。

> トランスクリプション
> transcription
> ➡ p.105
> 第3章4節 A. [2] (2) 参照。

> トランスクリプト
> transcript
> ➡ p.105
> 第3章4節 A. [2] (2) 参照。

D. 分析過程

分析を行うためのトランスクリプトが作成されたあと、トランスクリプトを何度も読み返してデータの内容を把握する。そのうえで、質的分析を行っていく。ここでは、「**質的データ分析法**」[4]に基づく分析過程について述べる。質的データ分析法は、リサーチクエスチョンに基づいて収集されたデータに対し、「単なる記述や実態報告の段階を越えて、何らかの形での『説明』、つまり『なぜ』という問いに答えることを目指していく」[5]方

法である。ここでは、分析過程のおおよその流れを紹介する。しかしながら、質的データ分析法の分析過程は、一方向的なものではなく、何度も元のデータに立ち返っていくことが必要になる。

[1] トランスクリプトにコードをつける—オープン・コーディング

オープン・コーディングは、質的データ分析法に限らず、カテゴリー分析で最初に行われる手続きといえる。トランスクリプトの一部分に、その内容を示す「コード」と呼ばれる見出しをつけていく作業である。質的データ分析法におけるコードは、元のデータに含まれる情報を置き換えたものではなく、オリジナルの文字情報に対してつけれられる目印のようなものである。オープン・コーディングのイメージを**図6-1-2**に示す。

コードは、データの集約、脱文脈化、文脈の参照という3つの機能を持っている[4]。

(1) データの集約（定性的コーディング）

データの集約は、100文字分の語りを要約して、10文字で示すというように、トランスクリプトに含まれる情報量を圧縮していく。コードは、トランスクリプトの内容を操作しやすくするという機能を持つ。

(2) 脱文脈化（セグメント化）

特定のコードを付与されたトランスクリプトは、元の文脈から切り離された上でデータ分析を行うための素材・部品となる。このトランスクリプトをコードの単位で切り離したものをセグメントと呼ぶ。**セグメント**は、「基本的な意味の単位（意味のまとまり）」であり、基本的な分析単位になる。コードは、分析単位であるセグメントを定める機能を持つ。ただし、コードをつける作業とセグメント化は同時並行的に行われる。セグメントに直接つけられたコードを**オープン・コード**と呼ぶ。脱文脈化にあたっては、元のトランスクリプトにいつでも戻れるように、トランスクリプトの発話番号や対象者を表す記号などもあわせて記録する。

質的データ分析法では、コードはトランスクリプトの1行程度～複数行程度と幅広いため、セグメントの文量も幅広いものになる。一方、分析方法によっては1文ごとにコードをつける、単語ごとにコードをつけるなど指定されている場合もある。

(3) 文脈の参照

質的な分析では、「トランスクリプトからコードへ」、「コードからトランスクリプトの確認へ」という作業を何度も繰り返すことになる。このコードからトランスクリプトに戻って文脈の意味を確認する作業が文脈の参照である。質的データは、データを取り巻く文脈のなかではじめて意味を

（左欄外）
セグメント
segment

178

図6-1-2　オープン・コーディングのイメージ

<トランスクリプト>
90　T：下校支援を行って、X君の様子はどのように変化し
　　　　ていきましたか。
91　A：変化、本人の？
92　T：本人の変化

93　A：変化、そうですね、あの安心。あの一最初、ここの
　　　　スタートとともに、下校支援もスタートだったんですけ
　　　　れども、学校も変わったり、新しい、放課後等デイサー
　　　　ビスというところに通い始めたりですとか、いろんな環
　　　　境の新しい変化があった中で、すごく心配なこととか、
　　　　不安感を持ってのスタートだったんですね。それが、下
　　　　校支援に行って最初に、学校の1日に終わって、私たち
　　　　が迎えにいって「あー」っていう、知ってる顔が来てく
　　　　れたっていう、ほっとした表情だったりとか、あと、そ
　　　　こから学校の話をしてくれたりとか、こんな気持ちだっ
　　　　たよっていうようなこととかも聞けたりしながらの、帰
　　　　りの道だったりするので、私たちもすごく、あの、Xく
　　　　んの様子とか心の変化とか、今、こんな気持ちなんだなー
　　　　というのに触れられ

No	対象	セグメント	オープン・コード
93	A	変化、そうですね、あの安心。	安心
93	A	あの一最初、ここのスタートとともに、下校支援もスタートだったんですけれども、学校も変わったり、新しい、放課後等デイサービスというところに通い始めたりですとか、いろんな環境の新しい変化があった中で、すごく心配なこととか、不安感を持ってのスタートだったんですね。	最初、児童は心配や不安感をもっていた
93	A	それが、下校支援に行って最初に、学校の1日に終わって、私たちが迎えにいって「あー」っていう、知ってる顔が来てくれたっていう、ほっとした表情だったりとか、	迎えに行くとホッとした表情を見せた
93	A	あと、そこから学校の話をしてくれたりとか、こんな気持ちだったよっていうようなこととかも聞けたりしながらの、帰りの道だったりするので、	下校中、学校や気持ちについて話を聞けた
93	A	私たちもすごく、あの、Xくんの様子とか心の変化とか、今、こんな気持ちなんだなーというのに触れられる、ことができて、よかったなーと思っています。	児童の心の変化や現在の気持ちに触れられる

持つ。そのため、文脈の参照は、分析の最終段階まで必要に応じて繰り返し行われる。コードはトランスクリプトを確認する際の目印としての機能を持つ。

［2］オープン・コードから焦点的コードを生成する―焦点的コーディング

　オープン・コードがある程度出そろったら、オープン・コードの近しい性質のものをまとめ、抽象度の高い、比較的少数の概念的なまとまり（**カテゴリー**）を生成する作業を行う（焦点的コーディング）。オープン・コードは、トランスクリプトに基づく具体的なコードであるが、焦点的コー

ディングはオープン・コードを包括した抽象度の高いコードを生成する作業である。たとえば、オープン・コーディングの段階で、「Aは役に立つ」と「Aは役に立たない」といった対照的なコードが割り振られていたら「Aに対する評価」という、より抽象度の高いコードに包括していくことになる。あるいは、「Aは役に立つ」と「Aを好んで使用する」「Aを推薦される」といったコードがあれば「Aに対するポジティブな評価」といった形で包括した方がよい場合もある。どのような水準、どのような抽象度でまとめるかは、実際のコードやセグメント、トランスクリプトを繰り返し確認しながら検討する必要がある。この作業によって生成されたコードをカテゴリーや焦点的コードと呼ぶ。

　焦点的コーディングは、KJ法のコードをまとめるプロセス（**図6-1-3**）を理解するとイメージしやすい。

図6-1-3　KJ法のコードをまとめるプロセス

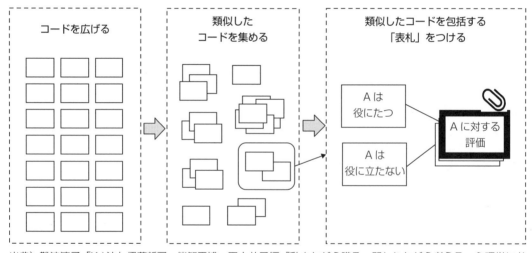

出典）難波淳子「KJ法」伊藤哲司・能智正博・田中共子編『動きながら識る、関わりながら考える―心理学における質的研究の実践』ナカニシヤ出版，2005，p.127の図9-5を参考に筆者作成.

　図6-1-3では、コードを広げ、類似したコードを集め、そこに「表札」という見出しをつけている。焦点的コーディングは、この表札をつける作業である。ただし、焦点的コーディングの段階においても、コードのレベル（オープン・コードや焦点的コードの見出し）だけではなく、セグメントやトランスクリプトに立ち返って検討を行う。

　ここまでの作業は、全てのデータがそろってから行うのではなく、一人目のトランスクリプトが用意された時点から開始してよい。トランスクリプト、セグメント、コードを確認する作業を何往復もすることは、作業効

率が悪いと感じられるかもしれない。しかしながら、このような往復を通じて、データに対する理解が深まり、分析結果の質の高さにつながってくる。

[3] 脱文脈化されたデータの再文脈化

　質的データ分析法をはじめとするカテゴリー分析では、複数名分のトランスクリプトを脱文脈化し、それをまとめ、整理し、最終的に１つのストーリーラインとして再文脈化を行う。再文脈化には「データベース化」と「ストーリー化」という２つの段階がある。

（1）データベース化

　オープン・コードや焦点的コードがある程度出そろったら、セグメントとコードを何らかの基準に基づいて整理していく。この作業をデータベース化という。データベース化にはデータを整理することを通じてデータの特徴や関係性を把握するという分析的側面と、後で特定のセグメントを探し出したり参照したりする際に、検索を効率的に行えるようにしておく側面がある。データベース化の方法に「絶対こうしなければならない」というような厳格なルールはなく、創意工夫をしながら整理を行っていく。佐藤[4]は、データベース化の際に、**事例−コード・マトリックス**によって分析することを推奨している。事例−コード・マトリックスは、**図6-1-4**に示すように、①複数のコード間の比較、②セグメントとコードの比較、③

図6-1-4　事例―コード・マトリックスのイメージ

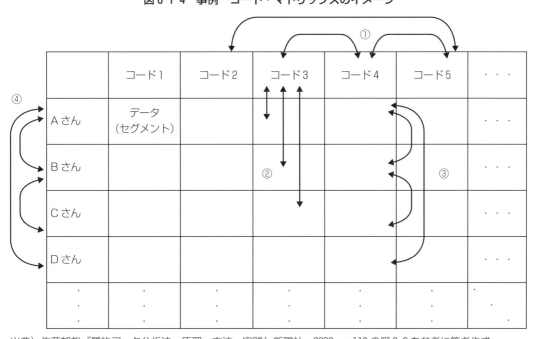

出典）佐藤郁哉『質的データ分析法―原理・方法・実践』新曜社，2008，p.118の図8-2を参考に筆者作成．

セグメント間の比較、④事例間の比較などを、さまざまな水準で行っていくことによって、概念的なまとまり（カテゴリー）同士の関係性といった再文脈化のための手がかりを得る方法である。

データベース化のプロセスでは、より適切な分類があることに気づいたり、セグメントに割り当てたコードが不適切であることに気づくといったこともある。その際には、コーディングの作業に立ち返る。

(2) ストーリー化（概念モデルの構築）

データベース化によって整理されたデータのなかから必要な情報を抽出し、さらにそれらの情報を一種の部品として使いながら一篇のストーリーを組み立てていく作業をストーリー化（概念モデルの構築）と呼ぶ。ストーリー化の段階では、セグメントの内容を十分に読み込んだうえで、コード同士の関係性や、どのセグメントに含まれるどのような情報を、どのような形で、結果の文脈に組み込んでいくか検討する。そして、複数のセグメントから基本的な論点だけを要約して示したり、元のセグメントの一部を直接引用あるいは間接引用の形で使用しながらまとめていく。

実際の質的データ分析法においては、複数のコード同士の関係性について視覚的表示を行い、その視覚的表示を説明する形でストーリーをまとめることが多い。視覚的表示は**図6-1-5**のように、**ダイヤグラム（図解表示）**や**ツリー構造（階層表示）**で示されたり、**コード一覧表**を示したうえで説明を行うことが多い。

図6-1-5　図解表示（左）と階層表示（右）のイメージ

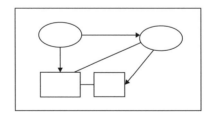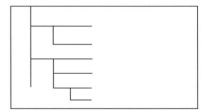

視覚的表示された図表に対し、焦点的コードやオープン・コードを引用しながら、一連の、筋の通った説明を行うことができれば、そこで分析過程を一区切りすることができる。この際、説明がリサーチクエスチョンや研究目的への回答となっているか意識する必要がある。ここまで取り上げてきた分析過程の関係性をまとめた図を示す（**図6-1-6**）。

図6-1-6で示すように、質的データ分析の分析過程は、脱文脈化されたオープン・コードに対し焦点的コーディングを行いつつデータベース化し、

図6-1-6 脱文脈化および再文脈化の過程

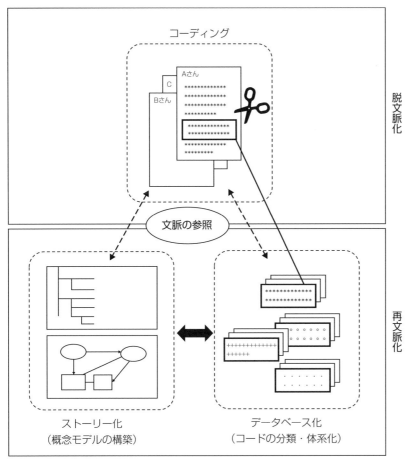

出典）佐藤郁哉『質的データ分析法—原理・方法・実践』新曜社，2008，p.130 の図9-
　　1 を参考に筆者作成.

ストーリー化する。しかしながらこれら一連の作業は、決して一方通行で
はなく、データベース化とストーリー化の往復、トランスクリプトに立ち
返って文脈を参照するといった作業を何度も繰り返す。

E. 報告書の作成

［1］報告書の基本構成

　ここでは、質的調査の結果をまとめ、報告書や論文を作成する際の基本
構成について取り上げる。報告書や論文は、問題、目的、方法、結果、考
察という5つの要素から構成される。

　なお、佐藤[4] は、質的調査をまとめる際に陥りやすい問題のある報告

表6-1-2 「質」の低い質的調査報告書のタイプ

＜データの使い方や捉え方、収集したデータそのものに問題があるもの＞	
読書感想文型	主観的な印象や感想を中心とする、データに対するエッセイに近いもの。
ご都合主義的引用型	自分の主張にとって都合の良い証言の断片を引用した記述が目立つもの。
キーワード偏重型	報告者の気に入っている概念で事象を全て説明できるように表現されてしまっているものなど、キーワード的な用語や概念を中心に記述されたもの。
要因関連図型	モデルなどが示されるものの、モデルの要因間の関係性をしめす説明が述べられていないもの。
＜表現の仕方に問題があるもの＞	
ディテール偏重型	個々のエピソードや現象全体は興味深い記述が多く盛り込まれるが、一貫した論理で説明できるような状態まで至っていないもの。
引用過多型	生の資料に近いもの（トランスクリプトなど）を十分な解説を加えずに延々と引用したもの。
自己主張型	著者の体験談や主観的体験が前面に出すぎてしまい、研究協力者の姿が見えてこないもの。

書や論文のタイプを大きく7種類挙げている（**表6-1-2**）。分析の段階を含め、報告書をまとめる際には、こういった問題にも注意が必要である。

（1）問題（研究背景）

　報告書や論文における1つ目の要素である問題（研究背景）では、研究テーマに関する先行研究を整理したうえで、「その研究を行う理由」を述べる。研究を行う理由は、自分が興味をもっている・やってみたいという個人的な理由が出発点であったとしても、そのことを問題で表現することは避ける。研究テーマの現状、先行研究でどのようなことが明らかになっているのかといった内容をふまえ、研究テーマの課題や問題点などを記載する。

（2）目的

　目的では、問題（研究背景）で挙げた課題や問題点の中の「何をどこまで明らかにしたいのか、そのためにどのような研究方法を用いるのか」について述べる。目的を「問題と目的」のようにまとめて記載する場合もある。

（3）方法

　方法では、「目的を達成するために、具体的にどんな手続きをとったのか」を述べる。量的調査の論文であれば、読者による結果の追試を可能にするように方法を記述する。しかしながら、面接調査は調査者と調査協力者の関係性に基づき、その人だからこそ得られたデータを分析することも

多い。そのため、追試を想定して方法を記述することは現実的ではない。

　質的調査の方法では、調査の基本的情報（協力者の情報、面接場所や時間、回数など）、結果がどのように導き出されたのかという手続き、研究者はそのプロセスにどのように影響していたか（調査協力者と研究者の関係性やデータ収集時の影響、どのような視点で分析を行ったかなど）ということを読者に理解できるように記載する。読者は、質的調査の方法と結果を読んだうえで、その結論になったことに納得できるか（腑に落ちるか）どうか評価することになる。

（4）結果

　結果では、「分析の結果、何が明らかになったのか」ということを根拠（データ）に基づきながら説明する。本章では、ストーリー化（視覚的表示および、その説明としてのストーリー）が結果に該当する。面接での発言といったデータを示しながら説明していく。

（5）考察

　考察では、「結果が目的とどのような関係性にあったか、調査者の考え」を述べる。考察では、そのほかに①調査の限界（調査手続き上、ここまではわかったけれど、これ以上はわからない）、②調査の課題（調査手続きの中で十分ではなかったこと、もっとこうすればよくなるということ）、③調査の意義や展望（調査結果はこういった点で社会に役立つ、結果をこのように実践で活用してもらうと有用）といったことを記載する場合もある。1つの論文や報告書の中で、複数の調査を実施した場合には、調査1や調査2の結果をとりまとめた考察として「総合考察」と記載される場合もある。

　考察において、調査の限界や課題を述べることは重要であるものの、限界や課題で考察を終えてしまうと、不備のある研究のような印象を読者へ与えかねない。そのため、可能であれば研究の意義や展望といったポジティブな内容で考察を終えるとよいだろう。

［2］調査協力者への報告書

　面接調査では、少人数の調査協力者に、面接という負担の大きい協力をしてもらうことになる。そのため、論文や報告書が完成したあと、改めて調査協力者へのお礼と調査結果の報告を行うとよいだろう。

　調査協力者への報告にあたっては、報告書や論文そのものと、その内容を平易な言葉で、簡潔にまとめた資料を用意するとよい。報告書を読むこと自体も、調査協力者の負担になる可能性がある。そのため、報告書の内容を簡便にまとめ、可能な限り文章量を少なくした資料も用意する。

2. 面接調査の事例

A. 本節で取り上げる事例の前提情報

本節で紹介する調査および調査報告書の事例は、日本子ども家庭福祉学会2019年度民間団体活動推進調査研究事業『放課後等デイサービスを利用する発達障害児に対する徒歩下校を支援する意義』（研究代表・徳永聖子、分担研究者・田中元基）の成果報告書をベースに作成したものである[6]。複数の調査を行った中から、面接調査のみを抽出し、本章の内容に対応した形へ大幅に修正して再構成した。再構成にあたっては本章の内容に合わせるため、実際の報告書の事実と異なる箇所もある。

[1] 放課後等デイサービスとは

本事例の協力者は、放課後等デイサービス（以下、放デイ）の支援者である。放デイは、児童福祉法に基づき、障害のある就学児童（小学生から高校生）が、学校の授業終了後や夏休みなどの長期休暇中に利用するサービスである。放デイでは、障害児の自立促進および放課後等の居場所づくりを目的に、①自立支援と日常生活の充実のための活動、②創作活動、作業活動、③地域交流の機会の提供、④余暇の提供という大きく4つのサービスを提供する事業である。

[2] 本事例の開始の経緯

本事例の調査は、研究代表者にかかわりのある放デイにおいて、「学校から放デイまでの送迎を車で行うことが中心になっているなかで、あえて徒歩での送迎を行い、徒歩で放デイまで移動することを『徒歩下校支援』という支援の一環として実践している」という取組みを行っていたことに端を発したものである。研究代表者と筆者によって「徒歩下校支援の放デイ支援者たちは、なぜ、徒歩で下校することが支援に結びつくと感じられるのか」というリサーチクエスチョンに基づいて本事例における調査が行われた。

B. 研究の背景・問題

　現在、放デイの多くが発達障害児に対する送迎を車で行っている。車での送迎は、交通事故防止や不審者対策といった発達障害児の安全を守るという側面において非常に重要である。一方、放デイの送迎に関わる現場において、車での送迎に対する環境的側面および発達的側面からの課題も指摘されている。環境的側面としては、送迎車が放課後学校へ集まることによる事故の発生リスク、教員の送迎車対応（交通整理など）による業務負担の増加といった課題が指摘されていた[7]。発達的側面としては、自分自身の足を使った移動経験が乏しくなり、将来的に１人で安全に目的地まで通うための力が育ちにくい点などが支援者から指摘されていた。

　放デイとは異なる領域であるものの、先行研究において、徒歩での登下校が子どもにとってポジティブな影響を与えることが指摘されていた。たとえば、自然環境や人とかかわりながらさまざまな体験をすることが子どもの発達における重要な機会であるという指摘[8]や徒歩と車での登下校を比較した実証的調査[9]において徒歩で登下校を行っている児童の方が、通学路に対する**空間知識**の得点が有意に高いという調査結果などである。児童の登下校を①徒歩通学、②保護者と徒歩通学、③公共交通機関、④スクールバス、⑤保護者の車通学の５タイプに分類し、それぞれの空間知識の得点を比較した場合、「保護者と徒歩通学」を行っている児童の空間知識の得点が最も高かったことも明らかになっている。まとめると、先行研究においては、「登下校を徒歩で行うこと」と「徒歩での登下校に同行者がいること」に対するポジティブな影響が指摘されていた。

　徒歩で放デイまで下校することは、放デイを利用する発達障害児の支援機会として期待することができる。たとえば、徒歩下校支援を通じて交通ルール等を身につけることは、自ら目的地へと通う力の獲得に結びつき、就労をはじめとする将来的な生活能力を高めることにつながることを期待できる。放課後、送迎車が学校へ殺到してしまうという問題の解決に寄与することも期待できる。しかしながら、現在、放デイへの送迎そのものは支援として捉えられていない状況にある[11]。

空間知識
spatial knowledge
人が周辺環境から獲得した空間に対する知識。大きく３種類に分類される。①ランドマーク知識：地理学上において目印となるような特徴物などに関する知識、②ルート知識：ランドマークのつながりやそこへの移動経路に関する知識、③サーベイ知識：環境全体の状況や構造に関する知識[10]。

C. 目的

　放デイにおける徒歩下校支援は、児童の自立促進をはじめ貴重な支援の機会であると考えられる。しかしながら、これまで徒歩下校は放デイにおける支援として捉えられておらず、放デイでの徒歩下校に関する調査も行

われてこなかった。そこで、本事例では、放デイの送迎を徒歩で行うことを徒歩下校支援と位置づけ、支援として認識している支援者を対象に、徒歩下校に、どのような意義を見出しているか、半構造化面接および質的データ分析法を用いて明らかにする。

D. 方法

［1］徒歩下校支援を実施している放デイおよび調査協力者

　研究のフィールドとなった、徒歩下校支援を実施している放デイの事業所は、2001（平成13）年より放課後児童クラブを運営しており、2020（令和2）年時点では放課後児童クラブ2ヵ所と放デイ1ヵ所を運営していた。当該事業所は、放課後児童クラブ運営時から、子どもの登下校に関わっていた経緯があり、放デイでは徒歩下校支援を支援計画の中に位置づけていた。徒歩下校支援は、子どもの状態に合わせて下駄箱や校門といった学校に近い場所で待ち合わせを行い、子どもの意欲や交通行動に問題がなければ集合場所を次第に学校から離れた場所に変更していった。徒歩下校支援の完了は、児童が、複数の支援者に1人で放デイまで下校可能と判断され、本人が1人での下校を希望し、保護者の合意を得られたタイミングで行われていた。徒歩下校支援は2018（平成30）年より開始し、これまで4名の児童に対し徒歩下校支援を実施し、うち1名の支援が完了していた。

　本事例では、当該放デイにおいて、徒歩下校支援を実際に行っている全ての支援者（6名）を対象に面接調査を実施した（**表6-2-1**）。面接調査は2019（令和元）年8月に実施した。

表6-2-1　調査協力者の情報

	徒歩下校支援の 経験（ヶ月）	対応した児童数 （人）	面接時間 （分）
Aさん	9	3	73
Bさん	9	3	70
Cさん	9	2	58
Dさん	4	1	50
Eさん	9	2	58
Fさん	11	1	60

［2］面接開始までの手続き

　本事例では、徒歩下校支援を行っている放デイの管理者を通じ、徒歩下校支援に携わっていた支援者に面接調査協力の依頼を行った。依頼にあたっては依頼状（**図6-2-1**）、調査概要（**図6-2-2**）、同意書と同意撤回書（**図6-2-3**）、を用意した。**図6-2-2**の調査概要では調査内容、調査方法、倫理的配慮に関して書面にて事前に説明を行い、調査に協力してくれた支援者に対しては、実際の面接の際にも口頭で説明と確認を行った。

　また、調査協力者に対しては、調査への協力にあたって同意書に署名をもらった。署名された同意書は複製し、同意撤回書と併せて調査協力者へ返却した。

図6-2-1　依頼状のサンプル

●●●●年●月●日

徒歩下校支援に関する調査へのご協力のお願い

　●●●●、時下ますますご健勝のこととお喜び申しあげます。
　○○○○年○月より、日本子ども家庭福祉学会の「民間団体活動推進調査研究事業」の助成を受け、（（研究代表者（所属機関）））、（（分担担当者（所属機関））及び放課後等デイサービス（（事業所名））が共同で、「徒歩下校支援に関する研究」を行っています。
　本研究の目的は、放課後等デイサービスを利用している子どもたちが支援者と共に徒歩で放課後等デイサービスへ通うこと（徒歩下校支援）の意義を明らかにすることです。
　そこで、（（事業所名））において下校支援を担当されている支援者の方々を対象に、支援を通じて感じたことなどをテーマとしたインタビューを実施させていただきたく存じます。インタビューなどで収集したデータをはじめ、研究にあたっては、個人が特定されることがないよう配慮いたします。研究に関する詳細については「研究概要及びインタビューについて」をご覧ください。
　なお、研究に関して、何か気になる点やご質問等がありましたら、下記の連絡先にご連絡いただくか、（（事業所名））の（（事業所の窓口担当者））様にお伝えいただければ、文書又は口頭で説明させていただきます。
　本研究の趣旨をご理解いただきご協力いただきますようお願い申し上げます。

（（所属機関））
（（研究代表者））
（（所属機関））
（（研究分担者））

【研究に関する問い合わせ先】
研究代表者
　●●●大学　●●●●（（研究代表者））
〒●●-●●　□□□□□□□□□□□□
TEL：○○○○○○○○
E-mail：○○○○○ ＠ ○○○○

図 6-2-2　研究概要の書類のサンプル

研究概要及びインタビューについて

1. 研究の概要に関する事項
【研究の目的に関する内容】
1）研究の背景
　本研究では、放課後等デイサービスを利用する発達障害児が徒歩で放デイに通うことを、支援としてどのように位置づけることができるか検討します。現在、放デイの送迎は車で行うことが多いです。車での送迎は、子どもの安全を守るといったメリットもある一方で、デメリットも指摘されています（交通渋滞の問題など）。車での送迎によって生じる問題解決の一つとして、本研究では徒歩下校支援に着目しました。現在、徒歩で放デイに通うことは、支援として捉えられないことが多いです。しかし、子どもへの支援の選択肢の一つとして位置づけることができれば、車での送迎のデメリット解消に寄与することができると考えています。

2）研究の目的
　放課後等デイサービスを利用している子どもたちが支援者と共に徒歩で放課後等デイサービスへ通うこと（徒歩下校支援）を、支援者の方々がどのように評価しているか明らかにし、放課後等デイサービスにおける支援の充実につなげることを目的としています。

3）研究期間
　研究は、〇年〇月～〇年〇月までの期間で実施いたします。

【研究の方法に関する内容】
1）どのような研究を行うのか
　本調査では、（（事業所名））において下校支援を担当されている支援者の方々にインタビューを実施させていただき、そのインタビューデータを分析させていただきます。インタビューは、徒歩下校支援を行っている子どもごとに、複数名の支援者の方々がグループになり、ディスカッションを行う形で実施いたします。

2）インタビューに要する時間
　インタビューは、おおよそ1時間程度を予定しています。

3）インタビュー実施日（予定日）
　〇月〇日（〇曜日）～〇月〇日（〇曜日）のあいだでご都合の良い日にち・時間帯で実施できればと存じます。日程については（（事業所の担当者））様を通じ、別途ご相談させていただきます。

4）場所　〇〇〇〇〇〇

5）インタビューでお聞きしたい内容
　インタビューでは大きく3項目についてお話を伺う予定です。
　①徒歩下校支援の現状
　②徒歩下校支援に対する評価（良い所・課題など）

③徒歩下校支援を通じての児童の変化

2. 研究にご協力いただくにあたって確認をお願いしたい事項（倫理的配慮等）
　別紙の「同意書」も一緒にご確認いただけますよう、よろしくお願いいたします。

（1）本研究への同意に関する事項
□研究協力への同意は任意です。
□研究協力に同意しないことにより、不利益が生じることはありません。
□研究協力に同意した後でも、いつでも同意を撤回することができます。
　その際には、「同意撤回書」に署名をして提出していただくようお願いいたします。
□同意を撤回しても、そのことにより何らかの不利益が生じることはありません。

（2）個人情報保護に関する事項
□インタビュー時の記録（IC レコーダーによる録音、インタビュー中のメモ）は、研究で使用するためにデータ化いたします（録音の書き起こし、メモの PDF 化）。データ化にあたっては、氏名等は削除もしくは記号化（例：A さん）し個人が特定されないようにします。
□インタビュー時の記録は、（（研究代表者所属機関））研究室の施錠可能な書庫で保管いたします。データ化したものも同様の方法で保管いたします。
□データを外部に持ち出す際には、2重のパスワードを設けます（データ自体にパスワードを設定したうえ、パスワードロック機能つきの USB を使用します）。
□インタビュー時の記録及びデータの保管期間は5年間とします。その後は、適切な方法で廃棄処理をいたします。

（3）研究成果について
□本研究は日本子ども家庭福祉学会の「民間団体活動推進調査研究事業」の助成を受けて実施しているため、研究の成果については報告書を作成し日本子ども家庭福祉学会へ提出し、日本子ども家庭福祉学会全国大会で報告いたします。また、その他の学会や学会誌等で公表させていただくこともあります。
□報告書に関しては、（（研究協力者の事業所名））にも保管しますので、いつでも閲覧することができます。お渡しすることもできますので、ご希望の際には（（事業所の担当者名））様にお伝えください。

　上記の内容をご確認いただき、本調査（インタビュー）へのご協力に同意していただける場合には、別紙の「同意書」にご署名をお願いいたします。署名していただいた同意書は、インタビュー実施当日にご提出していただきますよう、よろしくお願い致します。
　研究内容や倫理的配慮事項に関して、何か気になる点やご質問がありましたら、遠慮なくお知らせください。できる限り、配慮させていただきます。
　インタビューにつきまして、是非ご協力いただけますと幸いです。よろしくお願い申し上げます。

〇〇〇〇年〇月〇〇日
（所属機関）
（研究代表者）

図 6-2-3　同意書と同意撤回書のサンプル

同意書

　私は「放課後等デイサービスを利用する発達障害児に対する徒歩下校を支援する意義」の研究の実施について、「研究概要及びインタビューについて」を確認し、研究計画の目的、方法、個人情報保護の方法などについて十分理解しました。よって、本調査〔インタビュー〕に協力することに同意いたします。

「研究概要及びインタビューについて」により確認した事項
（□の中にチェックを入れてください）

1　研究の概要に関する事項
　□研究の目的
　□研究の方法
2　研究に同意していただくにあたり確認していただきたい事項
（1）本研究の同意に関する事項
　□研究協力への同意は任意であること
　□研究協力に同意しないことにより、不利益な対応を受けないこと
　□研究協力に同意した後でも、いつでも文書により同意を撤回することができること
　□同意を撤回しても、そのことにより何ら不利益を蒙らないこと
（2）個人情報保護に関する事項
　□個人情報が適切に取り扱われ、個人が特定されることがないよう配慮されること
　□データの保管・管理が適切になされること
（3）研究成果について
　□報告書を作成し日本子ども家庭福祉学会へ提出し、日本子ども家庭福祉学会で報告されること
　□その他、学会や論文等で研究成果について発表すること
　□報告書をいつでも閲覧できること（もしくは、報告書を受け取ることができること）

年　月　日　　　氏名 _____

【研究に関する問い合わせ先】
研究代表者
　●●●大学　●●●●　（研究代表者）
　〒●●-●●　□□□□□□□□□□□
　TEL：〇〇〇〇〇〇〇
　E-mail：〇〇〇〇〇 ＠ 〇〇〇〇

同意撤回書

（所属機関）
（研究代表者）　殿

記

　私は、「放課後等デイサービスを利用する発達障害児に対する徒歩下校を支援する意義」の調査（インタビュー）に協力することに同意いたしましたが、この度、同意しましたことを撤回いたします。

以上

署名欄

年　月　日

〒 _____

住所 _____

本人署名欄 _____

同意撤回の意思を確認いたしました
年　月　日

（研究代表者の所属機関）

署名 _____

［3］面接の方法

　面接調査への協力に同意をした支援者に対し、半構造化面接を実施した。面接は録音され、その内容はトランスクリプトへ書き起こされた。面接では、主に児童に実施している徒歩下校支援の現状、徒歩下校支援に対する評価、徒歩下校支援を通じた児童の変化について質問を行った。

表6-2-2　インタビューガイドのサンプル

＜挨拶・自己紹介＞
□お礼：「本日は、お忙しい中、お時間いただきましてありがとうございます。」
□自己紹介：所属機関・立場と氏名を名乗る。
□経緯：「先日、依頼のお手紙を送らせていただきましたが、今回（（施設名））の（（代表者））様に協力いただきまして、徒歩下校支援を支援者の方々がどのように感じているかについてインタビューをしに参りました。」
□確認：相手の氏名など
□伝達：正確な事実というよりも、（（調査協力者））さんの感じていること、思っていることを聞きたい。
□その他：簡単な雑談（用意してもらった部屋は、放デイのどんなことで利用される部屋か等）

＜事務連絡・研究についての説明＞
□研究目的（依頼状の内容を音読）
□倫理的配慮（同意書の説明文を一緒に確認）
□録音の許可（ICレコーダーを実際に見せる）
□同意の確認（同意書への署名）

＜実際の質問＞
□導入：「研究協力の同意、ありがとうございます。それでは、具体的に質問の方をさせていただきます。」

【徒歩下校支援の現状把握】※実際に放デイ周辺の地図を見てもらいながら
□（（対象児））さんの、放デイまでの下校路を教えてください。
□確認：どれくらい時間がかかるのか。
□（（対象児））さんの支援計画に徒歩下校支援を入れている理由はあるのでしょうか。
□一緒に下校している際、（（対象児））さんとは、どんな会話ややりとりをしながら帰ってきているんでしょうか。

【徒歩下校支援の評価：良いところ・課題など】
□（（調査協力者））さんは、徒歩下校支援を行うことをどのように感じていらっしゃいますか。
□ポジティブ／ネガティブな理由を掘り下げていく
□反対のこと（ポジティブ※良かったこと／ネガティブ※課題）を聞く

【徒歩下校支援を通じての子どもの変化】
□徒歩下校支援の中で、子どもの様子はどのように変わっていきましたか。
□（回答がでなければ）支援開始頃の様子はどうでしたか？と時期ごとに確認。
□変化の理由／変化がなければ変化しない理由について思い当たること

【時間に余裕があったとき】
□徒歩下校支援自体を、（（対象児））さんはどのように感じていると思われますか。

＜終了の流れ＞
□終了：「本日お伺いしたい内容としましては、以上になります。」
□確認：質問はあるかどうか
□確認：インタビューの振り返り・感想
□お礼と終了の挨拶

面接のために作成したインタビューガイドのサンプルを**表6-2-2**に示す。このインタビューガイドは、前掲**図6-1-1**における「質問項目の設定」の段階で作成されたもので、このインタビューガイドに基づいて面接場面を想定した予備面接を行った。実際の面接場面では、〈実際の質問〉部分のみを抜粋したものを用意した。

［4］分析方法

分析は、録音を書き起こしたトランスクリプトに対し、**質的データ分析法**[4]を用いて行った。質的データ分析法は、ある問題設定に基づいて収集された複数の言語的データを、問題設定に対する回答として1つの文脈へ統合する方法である。この方法は、言語的データにおける意味のまとまりを1つの分析単位とし、各単位にその内容を端的に表現するコードを付与していくことによって脱文脈化し、それらの分析単位を分類・整理するなかで問題設定に対する重要な情報を把握する。そして、それらを改めて再文脈化することによって、1つの説明として問題設定への回答を行う方法である。

本事例における具体的な分析手順としては、トランスクリプトに対し、意味のまとまりである**セグメント**ごとに、その内容を一言で表現するようなコードをつけていった（**オープン・コード**）。たとえば、徒歩下校支援に対して「私達もすごく、子どもの様子とか心の変化とか、今、こんな気持ちなんだなというのに触れられることができてよかったなと思っています」という発言のセグメントには、【児童の感情経験の汲み取り】とオープン・コードをつけた。以降、オープン・コードを引用する際【 】で示す。

次に、オープン・コードを、セグメントをふまえたうえで、意味の類似するもの同士でまとめた（**焦点的コード**）。たとえば、【児童の感情経験の汲み取り】の場合、【放デイの活動につながる情報獲得】といった児童の状態を把握することを示すオープン・コードをまとめて〈徒歩下校支援の中でのアセスメント〉という焦点的コードにまとめた。以降、焦点的コードを引用する際〈 〉で示す。

焦点的コードにまとめた後、オープン・コード、焦点的コードの関係性に基づく**コード一覧表**を作成した。オープン・コードをつける段階、焦点的コードへまとめる段階、一覧表を作成する段階のすべてで、元のトランスクリプトおよびセグメントに立ち返り文脈的な意味の確認を行った。また、一覧表を作成するにあたっては、セグメント同士やコード同士の関係性を繰り返し比較しながら、ひとつのコード一覧表へとまとめ上げた。

E. 結果と考察

　分析の結果、18 のオープン・コードと、6 つの焦点的コードが生成された（**表6-2-3**）。焦点的コードは、徒歩下校支援における支援者や児童にとっての意義、徒歩下校支援が放デイの支援全体に与える影響、徒歩下校支援における課題といったものが生成された。ここでは、焦点的コードを中心にその内容を説明し、放デイの支援者たちが認識している徒歩下校支援の意義について考察を行っていく。

［1］コードの関係性に基づく結果と考察

（1）支援者にとっての意義

　〈徒歩下校支援の中でのアセスメント〉は、徒歩下校支援を行っている支援者にとっての意義である。児童と一緒に下校する時間は、学校であった出来事によって生じた【児童の感情経験の汲み取り】や【児童の「その人らしさ」に関する知識を得る】といった児童に対する理解を深める機会になっていた。たとえば、支援者Ｂは「何か、下校支援しなかったら、Ｏのいろんなこと知ることが少なかったかなと思って。私、特にそれまでＯに関わらずにいたから。でも、下校支援して、ああ、Ｏってこういうことが好きで、こんなことに興味があってっていうのを、私自身も知れたし」と述べ、徒歩下校支援を行う中で、児童固有の特徴を知るきっかけになったことを指摘していた。また、徒歩下校支援の最中、児童のニーズといった【放デイの活動につながる情報獲得】や、今後の支援方略を検討する際の資料となる【児童の新たな課題の見通し】といった放デイの支援展開につながる情報を得られる機会にもなっていた。

（2）児童にとっての意義

　〈大人とマンツーマンで過ごせる時間〉、〈児童の成長発達〉、〈徒歩下校特有の体験〉は、徒歩下校を通じて児童へよい影響を与えるという意義である。徒歩下校支援は、支援者である〈大人とマンツーマンで過ごせる時間〉である。徒歩下校支援の時間において、支援者との会話をはじめとするやりとりは【児童の気持ちを整理・切り替えるための時間】になるとともに、自宅へ帰ってから【保護者と関わる練習の機会】としての側面も持っている。また、そのやりとりは【児童の不安や心配の解消】につながるとともに、児童にとって【支援者からの受容・共感的な関わりを得られる時間】にもなる。支援者Ａは「自分自身を受け入れてもらったので、自分自身も今自分を受け入れてる感じがします。」と述べ、支援者の受容・共感的なかかわりが、児童が自分自身を受け入れることにつながる意義を

表 6-2-3　生成されたコードおよび該当セグメントの例

焦点的コード	オープンコード	具体的なセグメントの抜粋 ※言いよどみなど一部発言は削除して抜粋．最後の（アルファベット）は，発言した支援者．
徒歩下校支援の中でのアセスメント	放デイの活動につながる情報獲得	絵の具の授業があって、その絵具が嫌だったんだって話をして、あんな簡単ことより習字の方がいいんだよって言ったから「七夕で、今ちょうど短冊に習字で名前書こうかって言ってたから、それやるって？」聞いたら、喜んで帰ってきたりとか、支援の方向性も見えやすい。(B)
	児童の感情経験の汲み取り	私たちもすごく、あの、Gくんの様子とか心の変化とか、今、こんな気持ちなんだなーというのに触れられる、ことができて、よかったなーと思っています。(A)
	児童の「その人らしさ」に関する知識を得る	何か、下校支援しなかったら、Oのいろんなこと知ることが少なかったかなと思って。私、特にそれまでOに関わらずにいたから。でも、下校支援して、ああ、Oってこういうことが好きで、こんなことに興味があってっていうのを、私自身も知れたし。(B)
	児童の新たな課題の見通し	課題。やっぱ今、大人がいるから安心して歩いてたりはするけど、いざ1人になったときに、ちょっとずつ多分自信とか慣れとかできてきてるんだろうから、そうなったときの自分で歩くっていうところまで、自分の持っていき方とかってのが課題なのかなって思う。(D)
大人とマンツーマンで過ごせる時間	支援者からの受容・共感的なかかわりを得られる時間	下校支援の時にマンツーマンで、あの受入れてもらってるから、その何ていうのかな、自分を下手にカモフラージュしなくても、よくなってきてるかなっていう感じはしますね。自分自身を受け入れてもらったので、自分自身も今自分を受け入れてる感じがします。(C)
	児童の気持ちを整理・切り替えるための時間	こう自分の中でも整理したりとか。いらいらしてたりしても。クールダウンっていうやつですよね。やっぱり自分で話し掛けてきたりとかする場面も結構多いので、車の送迎じゃなくて自分で歩くとか、会話の中とかで、自分もこうバランス取る時間なのかなって。(B)
	保護者と関わる練習の機会	大人と結構マンツーで話せる時間があるってことは、気持ちを出したりとか、やったこととか、出来事とか話せるって、こう家帰る前の練習になってるのかなーっていうのは少し思ったり。「いいじゃんそれ、今日お母さんに言えば？」みたいなのを言ったことがあったので。(F)
	児童の不安や心配の解消	すごい緊張した顔して、帰ってくるんだよね、最初は、そう。でもそれが伸びてくるじゃんね。それが、日に日に顔つきが緊張から、良い笑顔みたいにさ、そういう風に変わってくるなっていうのはわかるね。(E)
児童の成長・発達	児童のソーシャルスキル獲得	状況に合わせて判断するっていうか、その場その場で臨機応変に動くことが難しい子たちが多いんですけれども、でも、その中で、下校支援する中でその判断力がついてきたかなって感じます。自分でどう判断して行動にうつすかっていうのが、すこしずつついてきたかなって。(E)
	意欲の高まり	自分で帰るのを、帰ってこれるようになってるのを、なるっていうゴールを今すごく自分で楽しみにしているというか、期待感があるので、その次のステップにいくために、ここまでの約束は守ろうねというのを一つひとつクリアしている感じです。(B)
	児童の成功体験の積み重ねによる自信	こうやっぱ自信になってるなっていうのは、思うんですよね。一人で達成することっていうか。ここまで来るっていうことって、達成感もあると思うんですよね。それが、毎日積み重なっていくことで、自信？自分を信じる力というか、ついてきたんじゃないかなって思いますね。(E)
徒歩下校特有の体験	生活場面での教育機会	定型発達の子でも、自分の足で帰ってくる子たちは、普通に自宅に下校になってるじゃないですか。だから、すごい貴重だなと思いますね。ここは安全だね、こういうときには危険だから、こうしようよっていう話ができたりとかする時間って、他ではできないことだなって。(E)
	季節を感じる体験	なんか、季節を感じるのも、こう花とか好きで、活け花するんですけど、その。下校路でとってくる花を、施設の方で飾ってくれたりとか、カモが鳴いてたよとか親子でいたよとか教えてくれたりとかね。そういうのが、すごく、多くなったかなって、うん、感じますかね。(C)
徒歩下校支援を支援とするための課題	連携の重要性	やっぱ意識してたのは、学期の終わり、初めのときとかに、会う機会つくって、ありがとうございましたとかお願いしますってのは、顔を合わせれるようにしてるといいかなと思って。先生も忙しいので。そういうのはちょっと、少しでもつながってるといいかなと思いましたし。(B)
	支援として成り立たせることの難しさ	結構、登校とか下校って困ってる方多いじゃないですか。多いと思うんだけど。時間どおりに来ないとか、早く出たけど遅れてる子もいるとかってのも多いから、ニーズとしてはあるけど、どう支援として成り立てていくとかってのは、全体としての課題だろうからね。(F)
徒歩下校支援の波及効果	地域における見守り体制への組み込み	下校路って、結構、あの住宅の近所の方が声掛けてくださって、お帰りとかって声掛けてくださるので、地域の方の目もあって安心なのかな。(C)
	送迎時の渋滞緩和	渋滞はなくなってくる気がするんだよね。渋滞の加減がもっと減ると思うし。支援学校とか送迎時に50台ぐらい車が来るっていうののさばき方が、支援学校はうまいんだけど。普通の学校もそうなってるよね。そういうのの解消になるのかなないうのは思うけど。(F)
	保護者支援	本人も多分成長したし。保護者の方の理解とか、受け入れ加減とかも多くなってきたなってのも大きいかな。そういう意味じゃ、何か障害特性を受け入れるために親が納得できるような支援の一つになってるのかなっていう気がしたりするよね。(D)

見出していた。徒歩下校支援が〈大人とマンツーマンで過ごせる時間〉だからこそ〈児童の成長・発達〉にも結びつくといえる。支援者たちは、交通ルールの獲得や判断力といった【児童のソーシャルスキルの獲得】や、徒歩で目的地まで到達するという【児童の成功体験の積み重ねによる自信】の芽生え、そして、課題達成にむけた【意欲の高まり】を感じていた。徒歩下校支援は、児童に〈徒歩下校支援特有の体験〉も提供する。たとえば、徒歩で下校している中で【季節を感じる体験】をしたり、支援者と一緒に下校しているからこその【生活場面での教育機会】も得られる。支援者Eは「定型発達の子でも、自分の足で帰ってくる子たちは、普通に自宅に下校になってるじゃないですか。だから、すごい貴重だなと思いますね。ここは安全だね、こういうときには危険だから、こうしようよっていう話ができたりとかする時間って、他ではできないことだなって」と述べ、徒歩下校支援で大人がさまざまな情報を児童へ伝えることのできる機会になっていることを指摘していた。

(3) 徒歩下校支援の枠を越えての支援の意義

〈徒歩下校支援の波及効果〉は、徒歩下校支援の枠組みを越え、支援全体へのポジティブな影響をもたらす意義である。徒歩下校支援を通じて児童に生じた変化は親へ波及し、【保護者支援】にも結びつく。たとえば、支援者Dは「本人も多分成長したし。保護者の方の理解とか、受け入れ加減とかも多くなってきたなってのも大きいかな。そういう意味じゃ、何か障害特性を受け入れるために親が納得できるような支援の一つになってるのかなっていう気がしたりするよね。」と述べていた。一方で、地域の環境に対する波及効果にも言及されていた。徒歩下校支援は、【送迎時の渋滞緩和】や、徒歩を通じて地域の顔見知り関係が構築され、児童の【地域における見守り体制への組み込み】へ結びつくといったメリットを感じていた。

(4) 徒歩下校支援に対する課題

〈徒歩下校支援を支援とするための課題〉も挙げられた。徒歩下校支援は学校の校長や児童の担任、保護者といったさまざまな立場の人との〈連携の重要性〉がある。たとえば、支援者Fは「それこそ支援級の先生は出てきて、話をして引き渡すみたいのができてるからいいんですけど、通常級で、Oが出てこなかったりすると、友達に『O君は？』って聞いて、『今ちょっとまだいる』とか、『もう出たはずだけど』って言われると探して歩いたりとかっていうのは。先生は、こっちが意識しないと声を掛けるのは難しいなと思う」というように、連携がうまくとれないときもある。また、徒歩下校支援に対するニーズはあるものの、支援者と学校、児童のスケジュール調整の難しさなどもあり、【支援として成り立たせることの

難しさ】もある。支援として定着させるためには、徒歩下校支援のルール
の明確化などが必要であると考えられた。

［2］ 総合考察

　本事例では、徒歩下校支援を行っている支援者が、徒歩下校支援に対し
どのような意義を見出しているか明らかにすることを目的に半構造化面接
および質的データ分析を用いて検討した。その結果、支援者にとっての意
義として〈徒歩下校支援の中でのアセスメント〉、児童にとっての意義と
して〈大人とマンツーマンで過ごせる時間〉、〈児童の成長・発達〉、〈徒歩
下校特有の体験〉、徒歩下校支援の枠組みを越え、支援全体に影響する意
義として〈徒歩下校支援の波及効果〉が見出された。一方、〈徒歩下校支
援を支援とするための課題〉も見出された。

　これらの結果から、徒歩下校支援は、支援として捉える枠組みが十分で
はないものの、放デイの設置目的を達成することにつながる支援の形だと
考えられた。放デイは、障害児の自立促進および放課後等の居場所づくり
を目的とした事業である。徒歩下校支援におけるマンツーマンで過ごす時
間は、支援者との関係性を構築する機会となり、児童に対する放デイに馴
染むことを促進する要因として期待できる。徒歩で下校する中で、挨拶を
はじめとする地域住民と関わる機会は、放デイの提供する地域交流の機会
の提供といえる。徒歩下校支援を通じた交通ルールや自信の獲得は、自立
支援および日常生活の充実に結びつく。このことから、徒歩下校支援は、
放デイの目的や提供するサービスに結びつく支援の1つとして位置づけら
れると考えられた。

［3］ 今後の課題と展望

　本事例は、支援者側から徒歩下校支援に対する意義を明らかにした。一
方で児童側からの意義についても検討する必要があると考えられる。たと
えば、高学年の児童であれば支援者同様に半構造化面接を実施することや、
先行研究(9)において徒歩下校が空間知識の得点を高めたように、放デイに
おける徒歩下校支援においても追試による検討を行うことで、より徒歩下
校支援の意義を明確にすることが期待できる。

　本事例においては、徒歩下校支援を行っている1つの放デイ支援者に対
する半構造化面接を実施した。そのため、他の徒歩下校支援を実施してい
る放デイを含めた、より多様な文脈の中で徒歩下校支援の意義を理解する
必要があると考えられる。本事例をきっかけに徒歩下校支援の取組みを行
う放デイが現れた場合には、本事例同様に徒歩下校支援の意義について検

討することが重要である。また、徒歩下校支援を実施する放デイが現れない場合でも、「なぜ徒歩下校支援を行えないのか」という視点から、徒歩下校支援における課題に着目した調査を行うことによって、徒歩下校支援を放デイにおける支援の一環として定着させるための情報把握を行うことができると考えられる。

放デイにおける徒歩下校支援の意義や、支援として定着できない理由を明らかにすることを通じ、徒歩下校支援が児童に対する支援の選択肢の1つとして利用者へ提案できるようになれば、児童福祉をはじめとする子どもや保護者の支援に寄与できると考えられる。

注）

ネット検索によるデータ取得日は，2022年9月1日．

- (1) 能智正博『質的研究法』臨床心理学をまなぶ6，東京大学出版会，2011.
- (2) 徳田治子「インタビューの方法」やまだようこ・麻生武ほか編『質的心理学ハンドブック』新曜社，2013, pp. 307-323.
- (3) 徳田治子「半構造化インタビュー」やまだようこ編『質的心理学の方法──語りをきく』新曜社，2007, pp. 100-113.
- (4) 佐藤郁哉『質的データ分析法──原理・方法・実践』新曜社，2008.
- (5) 前掲書 (4) p.43.
- (6) 徳永聖子・田中元基（未刊行）『放課後等デイサービスを利用する発達障害児に対する徒歩下校を支援する意義』.
  本調査の再構成について許可をくださった研究者代表者の徳永聖子先生（常葉大学）に感謝申し上げます。
- (7) たとえば、宮地由紀子・中山徹「障がい児の放課後等の居場所づくり施策の現状と課題」日本家政学会編『日本家政学会誌』第71巻第4号，日本家政学会，2020, pp.240-248 などを参照。
- (8) たとえば、藤本尚子・藤田素弘「子どもの視点に基づく通学路環境の評価に関する研究」日本都市計画学会編『都市計画論文集』第43巻第3号，日本都市計画学会，2008, pp.415-420 などを参照。
- (9) Ahmadi, E & Taniguchi, G.: Influential Factors on Children's Spatial Knowledge and Mobility in Home-School Travel A Case Study in the City of Tehran, *Journal of Asian Architecture and Building Engineering*, 6 (2), 2007, pp.275-282.
- (10) Siegel, A. W & White, S. H.: The development of spatial representations of large-scale environments, *Advances in child development and behavior*, 10, 1975, pp.9-55.
- (11) 厚生労働省ウェブサイト「放課後等デイサービスガイドライン」.

▌理解を深めるための参考文献

● 佐藤郁哉『質的データ分析法──原理・方法・実践』新曜社，2008.

本章で取り上げた「質的データ分析法」に関するテキストとして位置づけられる本。質的分析全般における重要な考え方がいくつも紹介されている。

● 能智正博『質的研究法』臨床心理学をまなぶ6，東京大学出版会，2011.

質的調査の背景となる考え方から分析結果をまとめるまで、非常にわかりやすく、丁寧に記載しており、質的調査の理解を向上させてくれる。

コラム 　質的調査の多様性—非言語的データを用いた質的分析

　質的調査には多種多様なものが存在する。それにもかかわらず、質的調査では面接をはじめとする言語的データを収集し、その分析を行った論文や報告書が非常に多い。質的調査＝言語というイメージを持っている人もいる。一方で、雑誌などの写真や人の身体動作といった非言語的データも質的調査の対象である。たとえば、社会の「認知症」に対するイメージがどのように変遷したか、認知症に関する写真を対象に分析した研究がある[1]。方法は、著名な認知症に関する写真や認知症啓発に関する各国のパンフレットの写真を収集し、カテゴリー分析の要領で分析を行っていく。その結果、認知症という概念（病名）の登場してきた初期は悲壮感の漂う写真（無表情や悲しみを示した表情、ベッドサイド、写真自体も暗い色使いなど）が多かったが、次第に認知症の人や一緒に写っているパートナーや介護者が笑顔の写真（介護者がハグをして認知症の人も笑顔、パートナーがキスをしているなど）が多くなっていた。このことから、認知症に対するイメージが、「認知症になったら終わり」というものから「認知症になっても笑顔でいられる」というものへ、認知症に対する社会的な捉え方が変化していったと考察された。

　非言語的データを分析するための方法には、標準的な手続きが存在しないものも多い。標準的な手続きが存在しないため、非常に説得的に報告書や論文が書かれている傾向がある。質的調査を行うのであれば、是非、自分の研究テーマや研究方法に関係する論文だけではなく、そして、言語的データを扱ったものだけでなく、さまざまな質的調査の報告書や論文に目を通してもらいたい。多様な報告書や論文を読むことが、最終的に、自分の調査を行う際に役立つだろう。

(1) Downs, M., Clare, L. and Mackenzie, J.: Understandings of dementia: explanatory models and their implications for the person with dementia and therapeutic effort. In J. Hughes, S. Louw & S. Sabat（Eds）*Dementia mind, meaning, and the person*. Oxford university press, 2006. pp.235–258.

第7章 社会福祉調査における IT 活用

今日、インターネットやデジタルデバイスの発展に伴い、社会調査の分野でも IT が広く活用され、各工程の作業が効率化されるようになっている。本章では、課題設定と調査設計、サンプリングと実査、データ作成と分析という社会調査の一連のプロセスの各段階において、IT がどのように活用されているか学ぶ。

1

課題設定や仮説の構築といった社会調査の初期段階において、インターネットで利用可能なデータベースを活用して関連する先行研究や既存の社会調査を検索する方法について学ぶ。

2

電話調査とインターネット調査を取り上げ、サンプリングや実査の段階における IT の活用を概観し、そのメリットとデメリットについて理解する。

3

データ作成と分析の段階において、IT はすでに欠かせないものになっている。社会調査データの電子化、そのデータを分析するさまざまなツール、2 次分析のためのデータアーカイブについて学ぶ。

A. 社会調査と IT

IT
Information Technology
「情報技術」と訳される。

　今日の社会調査では、IT を広く活用することによって各工程の作業が効率化されている。ここで IT とは、インターネット、データベース、ハードウェア、ソフトウェアなどを意味する。

　本章では、①課題設定と調査設計、②サンプリングと実査、③データ作成と分析という社会調査の一連のプロセスの各段階において、IT がどのように活用されているか順にみていこう。

B. 文献検索

　社会調査は、調査課題を設定し仮説を構築することからスタートする。この段階では、関連する先行研究を可能な限り多く調べることが求められる。

　以前は、文献目録を調べたり、ある書籍や論文が参照している文献を芋づる式に辿っていったりというやり方が主流で効率が悪かった。しかし現在では、大学、公共図書館、インターネットなどのデータベースを使って関連する先行研究を容易に検索できるようになっている。

　以下では、各種資料を総合的に検索できるデータベースを紹介する。

(1) 国立国会図書館サーチ（図 7-1-1）

　国立国会図書館が運営するデータベース・サービス。国立国会図書館や公共図書館などに所蔵されている、書籍、学術論文、博士論文、雑誌記事、新聞記事、デジタル資料などが網羅されている。

(2) CiNii（図 7-1-2）

　国立情報学研究所が運営する、学術情報を検索できるデータベース・サービス。学協会刊行物・大学研究紀要・国立国会図書館の雑誌記事索引データベースの学術論文、研究データ、研究プロジェクトを検索できる CiNii Research、全国の大学図書館が所蔵する図書・雑誌などを検索できる CiNii Books がある。博士論文が検索できる CiNii Dissertations がある。中には、オンラインで閲覧可能な論文もある。

図 7-1-1　国立国会図書館サーチホームページ画面

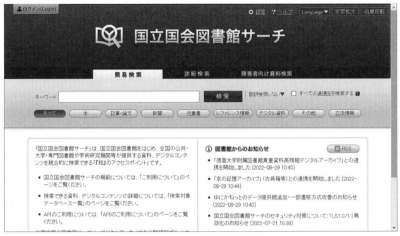

出典）https://iss.ndl.go.jp/，国立国会図書館サーチウェブサイト，2022 年 8 月 30 日取得.

図 7-1-2　CiNii Research ホームページ画面

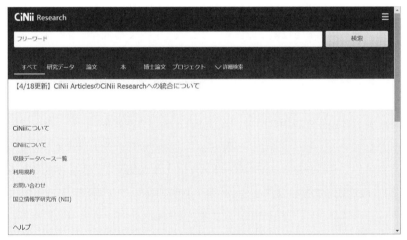

出典）https://cir.nii.ac.jp/，CiNiiResearch ウェブサイト，2022 年 8 月 30 日取得.

（3）Google Scholar（図 7-1-3）

　海外の文献を検索したい場合、グーグル社が提供する Google Scholar がもっとも手軽である。これは学術情報に特化したデータベース・サービスであり、書籍、専門誌、論文、要約、記事などを検索できる。オンラインで閲覧できる文献には直接リンクされていて便利である。

図 7-1-3　Google Scholar ホームページ画面

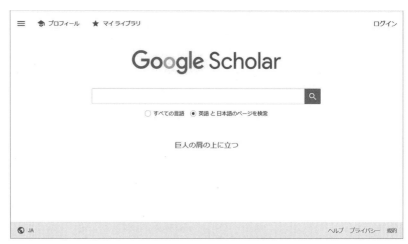

出典）https://scholar.google.co.jp/,Google Scholar ウェブサイト，2022 年 8 月 30 日取得.

C. 既存調査の検索

インターネットでは、文献ばかりではなく、多くの既存調査を検索することができる。中には、調査概要や調査集計結果を公表しているものもあり、調査の企画・設計段階において基本情報としてそれらを参照すれば円滑に作業を進めることができる。

政府や各地方自治体が行っている公的な統計調査の多くはインターネットで参照することができる[1]。各省庁・地方自治体のウェブサイトを個別に参照してもいいが、以下のポータルサイトを利用するのが効率的である。

(1) 政府統計の総合窓口 e-Stat（図 7-1-4）

各府省等が独自に運用するウェブサイトに散在していた政府統計を集約したポータルサイト。キーワード検索できるほか、調査年月、分野、作成機関などの条件で絞り込むこともできる。それらのデータは、CSV や Excel などのファイル形式でダウンロードすることもできる。また、国内の各政府統計や外国政府の統計機関へのリンク集も充実している。

(2) 総務省統計局（図 7-1-5）

日本の中枢的な統計機関である総務省統計局のウェブサイト。国勢調査、経済センサス、人口推計、労働力調査、家計調査、消費者物価指数など総務省統計局が実施している統計調査や加工統計の概要や結果が網羅されており、中には e-Stat に公開されていないデータもある。また、『日本統計年鑑』『日本の統計』『世界の統計』など、国内外の統計をまとめた総合統計書も公表されている。

図7-1-4　政府統計の総合窓口 e-Stat ホームページ画面

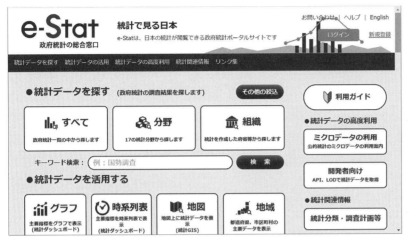

出典）https://www.e-stat.go.jp/,e-Stat ウェブサイト，2022年8月30日取得.

図7-1-5　総務省統計局ホームページ画面

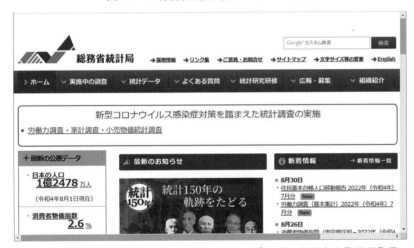

出典）https://www.stat.go.jp/,総務省統計局ウェブサイト,2022年8月30日取得.

(3)　OECD 東京センター（図7-1-6）

　国内だけではなく国外の基本的な社会状況を知りたい場合、前述の『世界の統計』と併せて、OECD（経済協力開発機構）が加盟諸国の統計をまとめたものが役立つ。これを参照すれば、経済、教育、保健、雇用、社会など12の観点から OECD 加盟諸国を比較することができる。

図7-1-6　OECD東京センター「主要統計」ページ画面

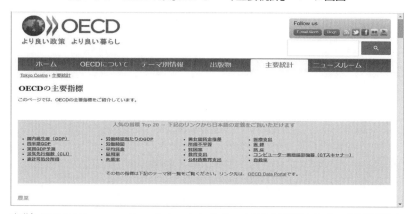

出典）https://www.oecd.org/tokyo/statistics/,OECD東京センター「主要統計」
　　　ウェブサイト，2022年8月30日取得.

（4）SSJデータアーカイブ（図7-1-7）

　以上は主に公的統計をまとめたウェブサイトだが、大学、研究機関、企業などが行っている個々の社会調査を検索できるウェブサイトも存在する。SSJデータアーカイブは、東京大学社会科学研究所附属社会調査・データアーカイブ研究センターが過去に行われた社会調査の個票データを保管しているデータアーカイブである。多くの既存調査が収められており、申請すれば学術目的で2次利用ができる。

**図7-1-7　東京大学社会科学研究所附属社会調査・データアーカイブ研究センター
　　　　「SSJデータアーカイブ」ページ画面**

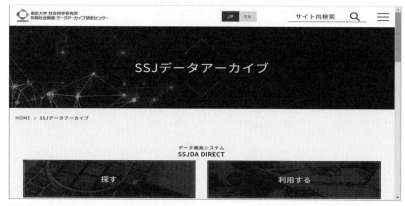

出典）https://csrda.iss.u-tokyo.ac.jp/infrastructure/,東京大学社会科学研究所附
　　　属社会調査・データアーカイブ研究センター「SSJデータアーカイブ」ページ
　　　画面，2022年8月30日取得.

2. サンプリングと実査における活用

A. 電話調査

　従来の無作為標本を用いた社会調査では、住民基本台帳などの抽出台帳から対象者を無作為抽出していたが、このサンプリングの工程も IT が活用されている。

　IT を用いたサンプリング方法の代表は**電話調査**における **RDD** である。RDD とは、コンピュータでランダムに電話番号を生成する方法である。抽出台帳として電話帳を用いると、電話番号を掲載していない人びとをカバーすることができない。しかし RDD を使えば、抽出台帳がなくても即座にサンプルを構成することができるため、速報性が求められるマスコミの世論調査で一般的に利用されている。

RDD
Random Digit Dialing

　RDD は固定電話のみを対象としてきた。しかし現在では、携帯電話や IP 電話の普及に伴い都市部の若年単身世帯を中心に固定電話が減少している。総務省「通信利用動向調査」によれば、固定電話の世帯保有率は、2009（平成 21）年末の 91.2 ％をピークとして 2021（令和 3）年末には 66.5 ％まで下落している。この状況を受けて、RDD も携帯電話を調査対象にするようになってきている。

　電話調査の実査は **CATI** を用いて行われるのが一般的である。CATI とは、コンピュータを用いて電話調査の管理運用を行うシステムである。CATI が導入されているコールセンターでは、調査員がディスプレイに表示された質問項目を電話越しの回答者に伝え、得られた回答をコンピュータに入力する。入力された情報はサーバに送られ一括管理される。したがって、複雑なフローの質問が容易にできたり、リアルタイムで回収状況を確認したりすることが可能となる。また、RDD で生成された電話番号へのオートダイヤル機能などもある。

CATI
Computer Assisted
Telephone Interviewing

B. インターネット調査

　インターネット調査とは、インターネットを介して対象者の収集や実査を行う調査方法である。対象者の収集方法は、**オープン型**と**クローズド型**に大別できる。オープン型とは、インターネット広告などを使って不特定

多数のユーザを調査サイトに誘導し、調査協力を依頼する方法である。クローズド型とは、調査会社などが保有する調査モニターを対象に調査を実施する方法である。

　インターネット調査を用いれば、各工程にかかるコストを圧縮し、集計結果を得るまでの時間を大幅に短縮することができるため、とりわけビジネスの分野において頻繁に活用されている。反面、学術分野における活用は遅れている。それは、インターネット調査で得られるデータの信頼性について以下の問題点が指摘できるからである[2]。

　第1に、対象者の代表性である。従来の社会調査では無作為標本を母集団の縮図とみなすことができた。これに対してインターネット調査では、オープン型はもちろん、クローズド型でも回答者を母集団の代表とみなすことができない。たとえば「東京在住の60代女性」を対象に調査を実施する場合、クローズド型ではその条件に適合した人びとを調査モニターから抽出する。しかしそもそも調査モニターに自発的に応募したユーザに「インターネット利用時間が長い」「謝礼目当て」などなんらかの偏りがある可能性があり、東京在住の60代女性を代表しているかどうかはわからない。

　第2に、回収率を定義することが難しい。インターネット調査では、事前に回収数を設定し、それに達した時点で調査を終えることが多いため、回収率を計算できない。クローズド型の場合、調査モニターからサンプルを抽出し、そのサンプルのうち回答した人の割合を計算することができるが、自発的なユーザから構成される調査モニターが前提となっている点でそれは従来の回収率とは異なるものとなる。

　以上のような問題点があるものの、たとえば「フリーター」や「ニート」といった従来の無作為抽出ではアクセスしにくい属性の人びとに関心がある場合、インターネット調査も有効な方法になり得るだろう。また、従来の調査方法と併用することで回収を補うこともできる。国勢調査では、従来のマークシートに加えてインターネットによる回答が導入されている。

C. 電子調査票

　通常、インターネット調査で用いられる調査票は電子化されており、回答者はWebブラウザで特定のURLにアクセスし、オンラインで回答する。現在では、GoogleフォームやMicrosoft Formsなど、**電子調査票**を無料で簡単に作成できるツールも存在する。電子調査票には以下のメリットがある。

第1に、回答忘れ、入力ミス、論理的な矛盾などに対してその都度エラー画面で回答者に注意を促し、それらを防止することができる。このことによりデータチェック作業の手間が軽減される。

　第2に、条件付きの質問において回答者を画面遷移で誘導することができる。たとえば、問1で選択肢1番を選んだ回答者だけが答える質問項目がある場合、画面を切り替えて選択肢2番以降を選んだ回答者を自動的にスキップさせることができる。これにより回答者の負担が軽減されるため、複雑な条件がついた質問が作成可能になる。

　第3に、選択肢の並びを回答者によってランダムに変えることで、並び順によるバイアスを取り除くことができる。

　第4に、画像、音声、動画を使った質問が容易になる。質問紙では不可能だった多彩な質問項目をデザインすることができる。

　第5に、回答が自動的に電子データ化されるため、データ入力にかかるコストを削減することができる。当然、データ入力に伴う人的なミスも避けられる。

　以上のような望ましい性質があるため、電子調査票は今後さらに普及していくだろう。インターネット調査ばかりではなく、従来の留置調査や郵送調査において質問紙と併用してインターネット上での回答を選択できるようにしたり、個別訪問面接調査において調査員がタブレット端末を用いたりといった電子調査票の活用が考えられる。

3. データ作成と分析における活用

A. データの電子化

　回答データが自動的に電子化されるシステムを利用しなかった場合、実査で収集したデータの電子化を行う。具体的には、質問紙の回答コードやインタビューのトランスクリプトなどをコンピュータに入力する。データ入力は、後にさまざまな集計・分析ソフトウェアで読み込みができるように、汎用性のあるファイル形式（TEXT、CSV、Excel など）で作成するのが一般的である。

　データ入力が済むと、**回収原票**の管理が問題となる。回収原票には個人情報が記載されていることも多いため、個人情報保護の観点からできるだ

け早く処分するのが望ましい。しかし入力済みデータに不備があった場合、回収原票に戻って確認する作業が必要になってくる。このため、回収原票は一定期間保管しておくのが一般的である。

　しかし、調査の規模が大きければ大きいほど大量の質問紙を管理しなければならず、保管スペースの確保や個々の質問紙の管理が困難になる。そこで、回収原票をスキャナで読み込み、PDFなどの形式に電子化しておくと効率的な管理が可能になる。反面、ファイルのコピーや移動が容易にできたり光学ディスクやUSBメモリなどの記録メディアで手軽に持ち運びできたりといった特徴がデータの漏洩を引き起こしやすくする。このため、回収原票の電子化に際してはセキュリティへの十分な配慮が求められる。

B. 分析ツール

　社会調査で収集されたデータは、量的調査にせよ質的調査にせよ、多くの場合ソフトウェアを用いて分析が行われる。そうした分析ツールは非常に高価なものから無料で入手できるものまで数多く存在する。ここでは、よく使われているものを挙げる（**表7-3-1**）。

表7-3-1　主な分析ソフトウェア

名称	入手先	種別
Microsoft Excel	日本マイクロソフト株式会社	表計算ソフト
IBM SPSS Statistics	日本アイ・ビー・エム株式会社	統計解析ソフト
SAS	SAS Institute Japan 株式会社	統計解析ソフト
R	The R Project for Statistical Computing https://www.r-project.org/	統計解析ソフト （フリーソフト）
ChaSen「茶筌」	ChaSen ―形態素解析器 https://chasen-legacy.osdn.jp/	形態素解析ソフト （フリーソフト）
KH Coder	KH Coder：計量テキスト分析・テキストマイニングのためのフリーソフトウェア https://khcoder.net/	計量テキスト分析ソフト （フリーソフト）

　Excelはデータ作成、集計、統計解析、グラフ化などに幅広く使われる基本的なソフトウェアである。

　数値データはSPSS、SAS、Rといった専門的な統計解析ソフトで集計・分析されることが多く、これらのソフトウェアは初歩的な統計解析やグラフ化だけではなく高度な多変量解析を行うことも可能である。

　質問紙の自由記述回答やインタビューなどで得られるテキストデータは、ChaSenで形態素と呼ばれる言葉の最小単位に分解し、KH Coderで統計

解析を行うことによって語の出現頻度や関連性などを分析することができる。こうした分析を**テキストマイニング**という。

テキストマイニング
text mining

C. 2次分析

2次分析とは、公開されている既存調査の個票データを用いて独自に再分析することである[3]。もし研究課題にマッチした公開データが存在すれば、調査設計、実査、データ作成といった一連の工程を省略し、データ分析に基づく仮説の検証に集中することができる。もちろん、各工程にかかる時間的・金銭的コストを大幅に節約することができる。また、複数の研究者が同じデータを使って分析を繰り返すため、分析の正しさを相互にチェックし、精密さを向上させることが期待できる。

既存調査は数多く存在するものの、これまで分析可能なデータを提供しているものは少なかった。ただし近年、既存の社会調査データを収集保管し、研究者に提供するデータアーカイブが設立され、利用申請を行えば2次分析を行うことができる環境が整備されつつある（**表7-3-2**）。

表7-3-2　国内の主な社会調査データアーカイブ

名称	URL	運営機関
SSJ データアーカイブ (Social Science Japan Data Archive)	https://csrda.iss.u-tokyo.ac.jp/infrastructure/	東京大学社会科学研究所附属社会調査・データアーカイブ研究センター
JILPT データ・アーカイブ	https://www.jil.go.jp/kokunai/statistics/archive/	独立行政法人労働政策研究・研修機構
RUDA (Rikkyo University Data Archive)	https://ruda.rikkyo.ac.jp/	立教大学社会情報教育研究センター

注)

(1) 松井博『公的統計の体系と見方』日本評論社，2008.

(2) 轟亮・杉野勇編『入門・社会調査法（第4版）―2ステップで基礎から学ぶ』法律文化社，2021，pp.77-78.

(3) 佐藤博樹・石田浩・池田謙一編『社会調査の公開データ―2次分析への招待』東京大学出版会，2000.

■理解を深めるための参考文献

●轟亮・杉野勇編『入門・社会調査法（第4版）―2ステップで基礎から学ぶ』法律文化社，2021.
とりわけ量的調査の一連のプロセスについて実践的な観点から過不足なくコンパクトに解説されており、実際に社会調査を実施するときに役立つ。IT活用など最新の動向についても触れられている。

●廣瀬毅士・寺島拓幸編『社会調査のための統計データ分析入門』オーム社，2010.
統計データ分析の基本である、単純集計とクロス集計、基本統計量、相関と回帰などについて、数学を学んでこなかった読者向けに平易に解説されている。汎用性のあるMicrosoft Excelを活用してそれらを計算する方法が書かれているため、実際にデータ分析をする際の手引きになる。

●佐藤博樹・石田浩・池田謙一編『社会調査の公開データ―2次分析への招待』東京大学出版会，2000.
データアーカイブや2次分析の概要や意義をはじめ、国内外の主要な公開データについて解説されている。また、実際に公開データを用いて2次分析を行った論文が所収されており参考になる。

統計解析ソフトとデータ分析スキル

　パソコンが普及し、ソフトウェアが発展したおかげで、誰でも手軽に統計解析が行えるようになった。近年は、高度な統計解析ソフトが比較的低価格で購入できるばかりではなく、Rのように、無料で入手できるものさえある。このため、データ分析という研究プロセスに占めるソフトウェア操作の重要性が高まったといわれる。

　たしかに、ソフトウェアの機能に精通していたり、多くのコマンドを覚えていたり、プログラミングが得意だったりすると、データ分析を効率的に進められる。しかし、ソフトウェア操作スキル＝データ分析スキルではない。データ分析に際して、操作よりもむしろ重要なスキルが少なくとも3つある。

　第1に、目的に応じて最適な分析手法を選択できるスキルである。差を見たい、関連を知りたい、予測したい、分類したいなどの目的によって数多くの分析手法を使い分けなければならないし、さらに変数の尺度水準によっても適切な分析手法が変わってくる。

　第2に、第1の点と重なる部分もあるが、分析手法の前提条件をチェックできるスキルである。たとえば、日本人の平均的な貯蓄額を知りたい場合、前提となる分布の裾が右に長くなるため、単に平均値を計算するだけでは不適切である。また、曲線関係にある2変数の相関係数を計算したり、母分散が著しく異なるグループに分散分析を適用したりしても、歪んだ結果が得られ、間違った結論を導いてしまうだろう。

　第3に、もっとも重要なことだが、統計解析ソフトの出力を適切に解釈できるスキルである。ソフトウェアの操作さえできれば、統計学の知識がなくても誰でも分析結果を出力できる。しかし、さまざまな値を正確に解釈するには、やはり統計学の考え方を知っておかなければならない。出力された有意確率をみて、単に「5％未満だからOK」と解釈するのは不十分である。そもそも有意確率とはどういうものかよく理解したうえで、帰無仮説は何なのか、サンプルサイズはどれくらいなのか考慮しつつ解釈しなければならない。加えて、検定結果はあくまで母数に関する推測なので、サンプルにおける効果の大きさも同時にみなければならない。またもちろん、数字から豊かな含意を引き出すために社会背景への理解が必須なのはいうまでもない。

　結局のところ、分析上重要なのはソフトウェアの操作スキルではなく、こうした統計学の考え方や社会への洞察なのだ。

キーワード集

アクション・リサーチ
〔action research〕
レヴィン（Lewin, K.）によって提唱された研究法。現実の社会現象や問題を観察し、その解決策を企画し、それを実行、記述・評価するという過程を相互補足的、相互循環的に行うことで実践的研究を進める。

アクティブ・インタビュー
〔active interview〕
インタビュアーが回答者に与える影響を小さくするのではなく、むしろ積極的に語りに関与し、インタビューの場面における相互行為によって意味を積極的に作成しようとするインタビュー手法。

RDD
アールディーディー
〔Random Digit Dialing〕
電話調査においてサンプリングを行うときに、電話帳を抽出台帳にするのではなく、コンピュータがランダムに生成した電話番号を用いる方法。マスコミの世論調査に多用されている。電話帳に掲載されていない固定電話も抽出できる。固定電話保有世帯の減少に伴い、近年は携帯電話も抽出されるようになってきている。

イエス・テンデンシー
〔yes-tendency〕
黙従傾向と訳される。質問紙調査において、回答者がどのような質問に対しても「はい」や「賛成」といった肯定的な回答をしてしまう傾向。この傾向を回避するために、賛否両論を併記した質問文を作成するのが望ましい。

因子分析
いんしぶんせき
〔factor analysis〕
間隔・比例尺度データの構造分析の1つで、複数の観測されたデータ（多変数）の背後にある共通の因子を探し出す方法。個人の特徴を表す因子得点を算出し、個人を分類し、他変数との関連をみることもできる。

インターネット調査法
ちょうさほう
統計調査における自計式調査の1つ。インターネット上の不特定多数の人びとを対象に実施する方法と調査会社が募集した回答者に対して実施するモニター調査がある。費用を低く抑えられ、短期間で効率よく回答を収集できる。反面、母集団に対する回答者の代表性は担保されない。また、事前に設定した回収数に達した時点で調査を終えることが多く、回収率を計算することができない。

インビボ・コーディング
〔in-vivo coding〕
質的調査においてオープンコーディングをする際、調査対象が使った言葉をそのまま用いてコードをつけることをいう。

インフォームド・コンセント
〔informed consent〕
「説明に基づく同意」「知らされた上での同意」などと訳される。サービス提供の最終決定権は利用者にあるという考えに基づく。利用者の知る権利と、援助者の説明義務の遂行を前提とした、利用者と援助者間の十分な説明と同意のことをいう。医師が患者や家族に診断や治療を説明する際に、看護師や医療ソーシャルワーカーなども同席する。患者の入院

には、入院診療計画書の作成や患者・家族への説明が医療法に示されている。

SD 法
〔semantic differential method〕
ある対象の印象やイメージを測定するために用いられる方法。「明るい‐暗い」「派手な‐地味な」といった意味的に相対する形容詞のセットを複数用意し、どちらの印象に近いか回答を求める。

エスノグラフィー
〔ethnography〕
「民族誌」と訳される。フィールドワークに基づき、その社会の歴史、経済、政治、文化などの現象を質的に記述し、まとめたもの。未開社会だけでなく、村落共同体やある集団、個人の生活史についての調査にも用いられる。後者の場合、モノグラフともいう。

エスノメソドロジー
〔ethnomethodology〕
ガーフィンケル（Garfinkel, H.）によって発案された研究法とその理論的立場。われわれは、さまざまな行為を一定の秩序に従って行うが、エスノメソドロジーでは、この秩序は行為とそれが行われる社会的文脈との相互作用によって組織化されると考える。そして、会話分析などを通じて、この組織化の過程を検討することで、社会的現実を明らかにしていく。代表的な質的調査の1つ。

横断調査
〔cross-sectional survey〕
一時点限りの調査を用いて、ある瞬間の社会状態を調べる方法。横断調査で年齢差が観測されても、加齢による差なのか、同じ時期に生まれた特定の世代だけにみられる特徴からくる差なのかは区別がつかない。

オッズ比
〔odds ratio〕
ある事象が起こる確率 p と起こらない確率の比 $\frac{p}{1-p}$ をオッズという。オッズ比とは、2つのグループにおけるオッズの比であり、ある事象の起こりや

すさを比べるときに用いられる。オッズ比は1を中心として $0 \sim \infty$ の値をとる非対称な指標であり、0または∞に近くなるほどグループと事象の関連が強いことを示す。

オーバーラポール
〔over rapport〕
社会調査における面接法や参与観察では、調査者と調査対象との信頼関係（ラポール）が成立していなければ良質なデータは得られない。しかし、その信頼関係が過度になり、調査者が調査対象に同一化すると、調査の客観性は失われてしまう。この過度な信頼関係をいう。

χ² 検定
〔χ^2-test〕
期待度数と観測度数のずれを集計した χ^2 統計量を用いる検定。適合度の検定は、1変数の度数分布に偏りがあるか検定する。独立性の検定は、クロス集計表において、2変数に連関がないか（2変数が互いに独立であるか）検定する。

会話分析
〔conversation analysis〕
現実の会話を、発話内容だけでなく、沈黙や発話の重なりなどについても特殊な記号を併用しながら精緻に記録し（その記録を会話転記記録〔トランスクリプト〕という）、当該会話の中での共有されるルール、暗黙の認識や意味を分析する質的調査の1つ。

確率抽出法
〔probability sampling〕
標本抽出において、母集団のすべてに一定の抽出確率を与えて標本を選ぶ方法をいう。確率論に基づくため、母集団と標本との関係を客観的に推測することができる。この方法では、調査者の作為が入らずに標本が抽出されることから、無作為抽出法とも呼ばれる。

観察法
〔observational method〕
観察することで、研究対象者に関する行動、人格特性、環境などの情報を得て洞察し、それらの関連性

を考察したり、そこから仮説を導いたりする研究方法。

基幹統計
〔fundamental statistics〕

行政機関が調査した公的統計のうち、政策の企画立案や意思決定、研究等において特に重要であると総務大臣が指定した統計。国勢統計、人口動態調査等がこれにあたる。一方、公的統計ではあるが、このような指定を受けていないものを一般統計という。

疑似相関
〔spurious correlation〕

他の変数（第3変数）の影響により、直接的な因果関係が存在しないにもかかわらず見かけ上高まった相関。仮に、ある小学校の全校生徒対象の調査において身長と知能テストの結果に相関がみられたとしよう。しかしそれは身長と知能の因果関係ではなく、年齢あるいは学年の影響による疑似相関である。疑似相関を検証するには、第3変数を導入して偏相関係数を計算することが多い。

記述統計
〔descriptive statistics〕

調査によって収集されたデータに基づき、調査対象集団そのものの特性を記述する統計的方法。データの記述には、度数分布表、グラフ、基本統計量などが用いられる。

基本統計量
〔basic statistics〕

データの分布に関する特性を1つの値で表現したもの。主な基本統計量には、データの中心傾向を表す代表値（平均、中央値、最頻値など）と散らばりの程度をあらわす散布度（範囲、分散、標準偏差など）がある。

キャリーオーバー効果
〔carry-over effect〕

社会福祉調査において注意すべき事項であり「持ち越し効果」とも呼ばれる。調査票の質問項目の配列について、前の質問に回答したことが、後に続く質問の回答に偏った影響を及ぼすことをいう。

グラウンデッド・セオリー・アプローチ
〔grounded theory approach〕

グレイザー（Glaser, B.）とストラウス（Strauss, A.）によって示された質的データから理論構築を行うための研究方法をいう。まず、観察や面接により資料収集を行い、記録し、データ化する。データは以下の手順で分析される。①オープンコーディング：データを適当なまとまりに切片化し、コードをつけ、似たもの同士をまとめてカテゴリーをつくる。②軸足コーディング：単一のカテゴリーと複数のサブカテゴリーを関連づけ、現象を表現できるようなものにまとめる。③選択的コーディング：中心的なカテゴリーを選択・統合して理論を構築する。

グループインタビュー
〔group interview〕

グループ・ダイナミックスを利用し、グループメンバーからの情報を収集する方法。ブレインストーミングの方法をとることもできるし、構造的、半構造的に行うこともできる。熟練された進行役（ファシリテーター）によって実施し、調査者は、質的な言語データとして記録・分析する。

クロス集計
〔cross tabulation〕

2変数を組み合わせて観測度数を集計すること。クロス集計表は、表側に分類する変数を置き、表頭に分類される変数を置くことが多い。各行列内の比率である相対度数や行パーセント・列パーセントを計算すると、2変数の関連がわかりやすくなる。また、それを検定する場合は χ^2 検定（独立性の検定）がよく用いられる。

系統抽出法
〔systematic sampling〕

等間隔抽出法ともいい、母集団すべての調査単位を網羅した名簿やサンプリング台帳に、通し番号を付け、一定の規則に従って標本を抽出する方法。たとえば、10,000人から200人を抽出するのであれば、10,000 ÷ 200で50人おきに抽出する。最初の1人は、乱数表により抽出するか、1～50のくじを引いて決める。

KJ 法
〔ケージェーほう〕

川喜田二郎によって開発され、彼の頭文字をとって命名された情報整理の方法をいう。まず、収集したデータをカード等に記入し、内容が本質的に似ているものをグルーピングし見出しをつける。次に、それぞれのグループがどのような論理的関連を持っているのかを考え、文章化していく。そうすることで、個々バラバラであった意見や要望が整理される。社会福祉計画の過程において、特に「構想計画」の段階で用いられる。

検定
〔test〕

調査者が母集団について立てた仮説が正しいかどうかを標本データから推測する手法のこと。統計的検定、統計的仮説検定ともいう。検定には種類があるが、どの方法も、母集団を定義し、帰無仮説が棄却されるかどうかを調べる。帰無仮説が棄却されれば対立仮説が支持されたことになる。

構造化面接
〔structured interview〕

事前に計画された質問項目に沿って調査対象者が発言する面接法。質問以外の要因が、回答に影響を与えることは少ないが、研究者が想定した質問項目に対する回答しか得られず、深層部分を知ることはできない。

コーディング
〔coding〕

質問紙法のような量的調査において、回答内容をいくつかのカテゴリーに分け、各カテゴリーに数値やアルファベットなどの符号（コード）を与えること。選択肢法のようにあらかじめコードを与えることをプリコーディング、自由回答などに事後的にコードを与えることをアフターコーディングという。面接法のような質的調査では、回答内容を部分的に分けて検討し、概念化するプロセスをいう。さらに抽象化し、上位の概念にまとめ上げるプロセスをカテゴリー化という。

古典的実験計画法
〔classical experimental design〕

「プリテスト－ポストテスト統制群法」とも呼ばれる。福祉サービスを評価するために、利用者を実験群と統制群に無作為割当によって分けて追跡調査を行い、2つの群を比較研究する調査方法をいう。

個別面接調査法
〔こべつめんせつちょうさほう〕

訪問面接調査法あるいは単に面接調査法とも呼ばれる。統計調査で用いられる他計式調査の1つ。調査員が回答者を直接訪問し、調査票に従って口頭で質問する。一般に、回収率は高いが費用がかかる。回答者の負担が少ない調査方法だが、調査員の存在が回答に影響することもあり、プライベートな質問は回答が得られにくい。

コンフィデンシャリティ
〔confidentiality〕

「秘密保持」あるいは「守秘性」と訳される。職務上で相手から知り得た情報を、同意なく第三者に開示および漏洩したり、二次使用してはならないことをいう。バイステック（Biestek, F.）によるケースワークの7つの原則の1つである。

最頻値
〔mode〕

代表値の1つ。データの中で最も度数が多い値。質的データ（名義尺度変数や順序尺度変数）によく用いられる。1つの分布に複数存在したり、1つも存在しない場合がある。

参与観察法
〔participant observation〕

事例調査における観察法の1つ。生活や経験などを調査対象者とともにして行動の意味を理解しようとする方法をいう。それに対して、調査対象者の行動に、研究者がまったく影響を与えないようにして、対象者が表現するありのままを客観的に観察する方法を、非参与観察法という。

自計式調査
〔じけいしきちょうさ〕

「自記式調査」とも呼ばれる。統計調査に用いられ

る方法の1つであり、調査対象者が自ら回答を調査票に記入する手法をいう。

自然的観察法
〔natural observation〕

観察を実施する状況にまったく制限を加えず、日常生活そのままの行動を観察する研究法のこと。その中で、観察の場面を設定せず、生じる行動をありのまま観察するのを偶然的観察法といい、研究目的によって、観察するターゲットの行動をあらかじめ定めておくのを組織的観察法という。

実験的観察法
〔experimental observation〕

研究目的によって、ターゲットとなる行動を生じやすくするために、研究者が、ある程度、環境を統制して観察する研究法。観察場面では、研究者は観察対象者に影響を与えないようにする。

質的調査
〔qualitative research〕

事例調査と同義であるが、質的調査という場合、狭義の調査だけではなく、実験や観察、面接、あるいはエスノメソドロジーや内容分析、会話分析、参与観察、各種のフィールドワークなど、多様な手法を用いた調査方法を指す概念である。

質的データ
〔qualitative data〕

質的調査によって得られたデータまたは順序尺度と名義尺度で測定されたデータ。前者の場合、データは文章や映像などである。後者の場合、変数に与えられた数値であるが、数値それ自体には量的な意味はないので、足したり、引いたり、平均を求めるようなことはできない。

社会福祉調査法
〔social work research〕

間接援助技術の1つ。社会福祉対象者の抱える問題に関するデータを収集し、分析・整理を通して、その実証的な解明を図るソーシャルワーク実践を指し、提供されているサービスに対する要求や潜在的ニーズを見出し、課題の予防や解決を目指すもので

ある。また、社会福祉理論の一般化を図る上での科学的な根拠や資料としての役割も果たす。

尺度水準
〔scale level〕

観測対象を測る際の基準のことを尺度という。尺度には、含まれる情報量が少ない順に以下の4つの水準がある。①名義尺度：IDや背番号など対象の識別のみを意味する尺度、②順序尺度：ランキングやゴール順位など①に加えて順序を区別する尺度、③間隔尺度：温度（摂氏）や西暦など②に加えて間隔の長さに意味がある尺度、④比例尺度（比率尺度）：重さや時間など③に加えて0に本質的な意味がある尺度。

重回帰分析
〔multiple regression analysis〕

多変量解析の1つ。以下の予測式を立てることで複数の独立変数 $X_1, X_2, \cdots, X_N$ から1つの従属変数 Y を予測・説明する手法。

$$Y = a + b_1 X_1 + b_2 X_2 + \cdots + b_N X_N$$

ここで $b_1, b_2, \cdots, b_N$ は、偏回帰係数と呼ばれ、各独立変数が従属変数に与える影響の大きさと解釈される。これらは、予測値と観測値のズレを最小にする最小二乗法によって求められる。重回帰分析は従属変数 Y が量的変数のときに用いられるが、2値（質的変数）のときはロジスティック回帰分析や判別分析が用いられる。

自由回答法
〔free-answer question〕

質問紙調査において、あらかじめ回答選択肢を設けず、単語や文章などを自由に記入してもらう方法。回答者の自由な意見を収集することができる反面、回答に手間がかかるため、無回答が増える傾向がある。

集合調査法

統計調査で用いられる自計式調査の1つ。調査対象者を特定の場所に集合させ、調査員の指示に従って調査票に回答を記入させる方法をいう。短時間で実施が可能であるが、一方で調査対象が限定されることが考えられる。

従属変数

〔dependent variable〕

被説明変数や目的変数とも呼ばれる。社会福祉調査においては、原因と結果との関連を分析せねばならない。その際に用いられる、結果に当たる事象を測定する調査項目のことをいう。

縦断調査

〔longitudinal survey〕

社会の変化を捉えるために、時間をおいて繰り返し同一の調査を行う方法。調査のたびに対象を決定する継続調査や同一対象を追跡するパネル調査がある。前者は社会全体としての変化を、後者は個々の対象者の変化を知ることができる。後者は因果関係の解明に適している一方で、調査を繰り返すたびに対象者が欠けていく「パネルの摩耗（脱落）」という問題が生じやすい。

自由面接法

〔free-answer question〕

事例調査に用いられる方法の1つ。あらかじめ質問項目の大枠を決め、面接者が対象者との会話の中で質問をしながら調査を展開する方法をいう。

事例研究

〔case study〕

実際に課題を抱えている対象について、さまざまな視点から丁寧に検討し、問題の状況、背景、原因、環境を明らかにしていき、解決法を見つけ出していく研究法。大量のデータを収集することは難しいが、事例の積み重ねから、一般化できる理論を導き出すことは可能である。ケーススタディともいう。

事例調査

「質的調査」とも呼ばれる。社会調査の1つであり、限定された比較的少数の事例について、詳細な観察や聞き取りを行い、調査課題の質的構造を明らかにしようとする調査方法をいう。

シングル・システム・デザイン

〔single system design〕

実践評価の手法の1つであり「単一事例実験計画法」とも呼ばれる。この手法によってソーシャルワーク実践の効果測定を行う際には、統計的検定などを用いた分析以外に、データをグラフ化し、介入前後での従属変数の水準を視覚的に判断する方法が用いられる。この分析では、介入前後でのデータの水準変化だけに注目するのではなく、傾向や変動性に注意することも重要である。

深層面接

〔depth interview〕

臨床心理学で使われる心理療法から生まれた方法であり、意識的なレベルよりも、行動の背景にある無意識の欲求や動機などの、さらに深い部分を調査する面接である。深い部分の情報を得ることで、心の傷や、触れられたくない部分に面接者がかかわってしまうため、特に倫理的責任に留意すべきである。

信頼性

〔reliability〕

調査結果の精度に関する概念。量的調査では、調査結果の再現可能性を意味し、安定性（一定の期間をおいて、同一の調査を2回実施したとき、その2回の調査結果が同じになる。）と一貫性（あるいは等質性。同一の調査対象者に、ある調査とそれに類似した調査を実施したとき、その2つの調査結果が同じになる）に区分される。前者は再検査法、平行検査法によって、後者は折半法やクロンバックの α 係数によって検討される。質的調査では、調査の分析結果と収集されたデータとの一貫性を意味し、外的信頼性（2人の異なる調査者が同じような状況の中で同じ調査をした場合、結果が同じになる）と内的信頼性（1つの研究の中で、複数の調査者の考えが一致する）に区分される。

推測統計

〔inferential statistics〕

標本から得られた統計量をもとに母集団の特性（母数）について推測する統計的方法。記述統計と異なり、部分から全体を推測するところに特徴がある。推測統計の主な手法には、検定や推定がある。

推定

〔statistical estimation〕

推測統計の1つ。標本の統計量をもとに母数が具体的にいくらであるか予想すること。推定には、母数をただ1つの値で予想する点推定と、一定の幅を持たせて範囲を予想する区間推定がある。

全数調査

〔complete enumeration〕
「悉皆調査」とも呼ばれる。統計調査の1つであり、調査対象全体を悉く調べる方法をいう。国勢調査などがこれに該当する。

選択肢法

質問紙調査において、質問文に対する回答選択肢をあらかじめ用意しておく方法。集計処理が簡単な反面、回答者の自由な意見や発想が制限される場合がある。「はい／いいえ」など2つの選択肢を用意する方法を二項選択法、3つ以上を多項選択法という。また、選択肢のうち1つだけ回答を選ぶものを単数回答（SA：シングル・アンサー）、いくつでも選べるものを複数回答（MA：マルチプル・アンサー）という。

相関関係

2つの変数があるとき、一方が変化すると他方もそれに応じて変化する関係。ただし、相関関係は因果関係の必要条件であるが十分条件ではない。それゆえ、相関関係を明らかにしたとはいえ、因果関係が明らかになるわけではない。

相関係数

〔correlation coefficient〕
2つの変数の間の相関関係の程度を示す統計学的指標。－1から1の値をとり、1に近いときは2つの変数には正の相関があるといい、－1に近ければ負の相関があるという。0に近いとき相関は弱い。パラメトリックな方法として、ピアソンの積率相関係数がある。また、ノンパラメトリックな方法として、スピアマンの順位相関係数、ケンドールの順位相関係数などがある。

操作的定義

〔operational definition〕
社会調査において、問題関心のある抽象的な概念

を、調査によって測定可能な具体的な形に表現し直すこと。調査設計時において作業仮説の構築に必要となる。

相談的面接

生活問題などの課題を抱えたクライエントに対し、面接者が課題を解決するために援助を行う面接のことをいう。面接を通して、具体的なサービスの提供などの援助が行われる。心理学においては、臨床的面接ともいわれ、心理診断や、心理療法が行われる。

他計式調査

「他記式調査」とも呼ばれる。統計調査に用いられる方法の1つであり、調査員が対象者に聞き取りを行い、その回答を調査票に記入する方法をいう。

多段抽出法

〔multi-stage sampling〕
母集団から何段階かに分けて標本を抽出する方法。たとえばA市から有権者100名を抽出する場合、まず10投票区を抽出し、そこから各10人ずつを抽出することなどが考えられる。抽出コストが抑えられる現実的な方法である反面、単純無作為抽出法よりも標本誤差が大きく（推定の精度が低く）なる。

妥当性

〔validity〕
調査結果が調査対象を正確に捉えている程度に関する概念。量的調査では、内容妥当性（調査の質問内容が調査対象のよい見本か）、基準関連妥当性（調査対象と関連ある他の基準との相関が高いか）と構成概念妥当性（対象となる概念を調査がよく捉えているか）などに区分される。質的調査では、内的妥当性（調査結果が対象となる現実世界に即しているか）と外的妥当性（調査結果の中に具体的普遍性を見出すことが可能か）に区分される。

ダブルバーレル

〔double-barreled〕
社会福祉調査に用いられる調査票において、1つの質問の中に複数の論点や事柄を含むことをいう。そのような質問の仕方は、調査対象者の混乱を招くため避けなければならない。

多変量解析
〔multivariate analysis〕

複数の変数について多数の個人を測定したデータを多変量データという。この多変量データを扱う統計的手法の総称。内部構造の解析を目的とする因子分析や主成分分析、分類を目的とするクラスター分析などがある。また、重回帰分析や判別分析を含むこともある。

逐語記録
〔verbatim record〕

インタビューなどの調査における、会話のやりとりについて録画や録音した記録を、一言一句漏らさず、そのまま言葉通りに文字にして表した記録のこと。感情や動機などの内面を分析するために、会話のスピード、声の大きさや質、沈黙の長さ、表情などの非言語的表現を記録する場合もある。

中央値
〔median〕

代表値の1つ。データを大小順に並べたときに、ちょうど真ん中に位置する値。データが偶数個の場合は真ん中に位置する2つの値の平均値。平均値に比べ、はずれ値や分布の歪みから影響を受けにくい。

抽出台帳
〔sampling book〕

標本調査において、標本を抽出する際に用いられる母集団を構成する全員のリスト。無作為抽出を行うためには、抽出台帳が必要である。個人を対象とした調査の場合、住民基本台帳や選挙人名簿がよく用いられる。

調査単位

統計調査において、調査票を配布し、情報収集を行う対象の最も小さなまとまりのこと。調査票を実際に配ることのできる対象をいう。

調査的面接
〔research interview〕

調査テーマについて、面接者が調査対象者から会話を通して、データとなる科学的情報を収集する方法

である。調査対象者の持つ感情、意見、考え方、出来事などを、質的データ、量的データの形で収集し、データの種類に応じた方法で分析する。

データ・クリーニング
〔data cleaning〕

ファイル化されたデータに潜在的に残る誤りを、分析の前に、いったん予備的に集計することによって修正する手続き。あるべきではない数値が表れていないかどうかをチェックする単集チェック、複数の質問項目の間で論理的にはあり得ない回答パターンを探索するクロスチェックを通じて行われる。

デルファイ法
〔delphi method〕

「アンケート収斂法」とも呼ばれる。社会調査でいう一種のパネル調査で、さまざまな意見をもつ専門家に対して、ある程度の期間をおいて数回のアンケート調査を行い、一定の合意を得ようとする方法をいう。この技法は、社会福祉計画にかかわる数ある素案に優先順位をつけ、限定されたものへと絞っていく際に有効である。

電話調査法

統計調査における他計式調査の1つ。調査対象者に対して電話によって回答を求める方法をいう。コンピュータがランダムに生成した電話番号を対象とするRDD（Random Digit Dialing）法によるサンプリングが行われることが多く、マスコミの世論調査に多用されている。また近年では、コンピュータが調査者を補助するCATI（Computer Assisted Telephone Interviewing）という手法も普及している。

統計調査

「量的調査」とも呼ばれる。社会調査の1つであり、比較的多数の対象者からの数値データを観測して、その状態や特性などを分析し、量的に把握する方法をいう。

統制的観察法
〔controlled observation method〕

自然的観察法とは違い、研究目的に従って観察すべき状況を観察者の側で設定し、なんらかの統制や修

219

飾を加えて行う観察の総称。シングル・システム・デザインのような実験的観察法、一部の組織的観察法がこれにあたる。

ドキュメント分析
〔document analysis〕
何らかの形に記録されたデータ（ドキュメント）を分析する調査方法。議事録や新聞記事のような公的な文書から日記や手紙のような私的な文書、歴史的な文書から最近書かれたもの、文字から音声・画像・映像まで、その分析対象は幅広い。議事録であれば決定プロセス、日記であれば作者の主観的な意味づけ、歴史的文書であれば当時の時代背景を明らかにするためなど、分析対象によって目的と方法が大きく異なる。

独立変数
〔independent variable〕
「説明変数」とも呼ばれる。社会福祉調査においては、原因と結果との関連を分析せねばならない。その際に用いられる、原因に当たる事象を測定する調査項目のことをいう。

度数
〔frequency〕
変数がとる各値の出現頻度。質問紙調査でいえば、各選択肢を選んだ回答者の人数のことである。各設問の度数を数え上げて集計することを単純集計、その結果を表にして設問の回答の分布をわかるようにしたものを度数分布表という。

留置調査法
配票調査法とも呼ばれる。統計調査で用いられる自計式調査の1つ。調査員を通して調査対象者に調査票が配布・回収される方法をいう。個別面接調査法に比べて費用や時間が省け、回収率もよいが、誤記入や記入漏れが生じやすく、対象者本人の回答であることを確認するのが難しい。

ナラティブ分析
〔narrative analysis〕
面接者の質問に答える対話の形で、調査対象者が自分史を語り、その物語を分析していく研究法。人生に影響を与えたことや、節目となったことなどについて聞き、時系列や因果関係などの下位カテゴリーを作り、調査対象者自身の人生への意味付けについて分析する。

パーソナルな質問
回答者自身の行動や意見について聞く質問。個人的質問ともいう。一方、世間一般の人びとの行動や意見を聞く質問をインパーソナルな質問（一般的質問）という。たとえば、「あなたは骨髄移植のドナー登録をしますか」が前者に、「日本で、骨髄移植のドナー登録を推進すべきだと思いますか」という質問が後者に相当する。

半構造化面接
〔semi-structured interview〕
質問項目はあらかじめ計画しておき、調査対象者が自らのことを自由に話しているように感じる中で、様子をみながら、話の内容に沿って質問を織り込んでいく面接法。質問の方法は調査対象者によって変わり、回答の仕方は調査対象者に任されるので、回答の長さや深さがそれぞれ異なる。

非構造化面接
〔unstructured interview〕
質問項目を詳細に用意せずに、調査対象者に自由に話してもらう面接法。研究者が想定しなかったトピックや深い情報を聞き出すことができる反面、インタビュアーの力量や調査対象者との関係性によって得られるデータが大きく左右される。

標準化
〔standardization〕
正規分布している（と仮定できる）変数について、その尺度を以下の式（ただし、分布の得点 X_i の平均値が $\overline{X}$、標準偏差が s）の変換操作によって、平均値が0、標準偏差が1の標準正規分布すること。

$$z_i = \frac{X_i - \overline{X}}{s}$$

この際の各測定値の得点（標準得点）を z 得点という。

標準偏差
〔standard deviation〕
データの散らばりを表す基本統計量の1つ。N個の値 $X_1, X_2, \cdots, X_N$ の平均を $\overline{X}$ とするとき、標準偏差 s は以下のように定義される。

$$s = \sqrt{\frac{1}{N}\sum_{i=1}^{N}(X_i-\overline{X})^2}$$

つまり、分散の平方根である。データが正規分布に従う場合、平均±1標準偏差の範囲に全体の68.3％、平均±2標準偏差の範囲に全体の95.5％が含まれる。

標本
〔sample〕
サンプルとも呼ばれる。標本調査において、母数を推測するために実際に調査が実施される、母集団の一部分。標本は、母集団の縮図となるように抽出される。

標本誤差
〔sampling error〕
標本抽出に伴って生じる、標本の統計量と母数の間の誤差。標本が無作為抽出されている場合、標本誤差がどの程度か確率的に見積もることができる。また、標本が大きいほど標本誤差は小さくなる。

標本抽出
〔sampling〕
サンプリングとも呼ばれる。統計調査において、母集団から標本（サンプル）を選び出すことをいう。標本抽出の方法としては、標本をランダムに選択する「無作為抽出法（確率抽出法）」と母集団を代表すると思われる標本を作為的に選ぶ「有意抽出法（非確率抽出法）」とがある。

標本調査
統計調査の1つであり、母集団の中から調査対象（調査標本）を選び出して調査を行い、全体の統計を推定する方法をいう。

フィールドノーツ
〔field notes〕
フィールドワークにおいて、調査者が調査地で行った観察やインタビューなどを記録したもの。フィールドノーツは、エスノグラフィー研究の基礎データである。

フェイス・シート
〔face sheet〕
ソーシャルワークの記録において、利用者の属性（氏名・年齢・性別・職業等）がまとめられたシートをいう。また、社会福祉調査において、調査対象者の属性に関する質問を指すこともあり、属性別のクロス集計の際に用いられる。回答への抵抗感を軽減するために調査票の最後に載せることが一般的である。

フォーカスグループ
〔focused group〕
共通の意識、経験、特徴を持つ人たちに対するグループインタビューのこと。進行役は形式ばらない議論により、関心領域の特定のテーマや問題についての認識、思考、感情を引き出す。フォーカスグループインタビュー、焦点集団面接、集団深層面接ともいう。

ブース
〔Booth, Charles James 1840-1916〕
イギリスの研究者、実業家。17年にわたって実施したロンドン調査はその報告書『ロンドン民衆の生活と労働』（全17巻）にまとめられ、人口の3割が貧困線以下にあり、その原因が低賃金等の雇用上の問題に起因することを明らかにした。

ブレインストーミング
〔brain storming〕
アイデア創出のための基本的な技法。集まった人びとが自由に意見を出し合い、連想の働きを促すことによって、より創造性を高めていくことを目的とする。そのルールとして、①批判厳禁、②自由奔放、③質より量、④結合改善、が挙げられる。

分散分析
〔analysis of variance〕
偏差（得点−平均）の2乗を平均したものを分散と

221

いう。測定値の分散のうち、群内の分散と群間の平均値の分散を比較することによって、群間の平均値に差があるのかどうかを検討するパラメトリックな統計的手法をいう。群を分ける要因が1つの場合は一元配置、2つの場合は二元配置という。2つの平均値の違いを検討する場合にはt検定を用いるが、3つ以上の平均値の相違を検討する場合に用いる。

平均
〔mean〕

代表値の1つ。算術平均（相加平均）、幾何平均（相乗平均）、調和平均などがあるが、一般に「平均値」といった場合は以下に定義される算術平均 $\overline{X}$ を意味する。

$$\overline{X}=\frac{1}{N}\sum_{i=1}^{N}X_i$$

ここで、X_i は i 番目のデータ、N はデータの個数である。つまり、データの合計をその個数で割ったものである。算術平均は最もよく用いられる代表値だが、はずれ値の影響を受けやすく、分布が正規分布から著しく歪んでいる場合は代表値として不適切な値をとる。

母集団
〔population〕

統計調査における調査単位の集合全体のことをいう。つまり、調査テーマに関係する対象者全体を指すものである。母集団のすべてを調査することを全数調査（悉皆調査）という。

母数
〔parameter〕

母集団における平均、分散、標準偏差、相関係数などの数理的特性。これに対して標本に基づいて計算された量を統計量という。全数調査でない限り、母数は統計量から推定することになる。一般に母数は、平均 μ、標準偏差 σ のようにギリシャ文字で表す。一方、統計量は、平均 $\overline{X}$（または m、M）、標準偏差 s のようにラテン文字で表す。

ミックス法
〔mixed method〕

調査や実験などの量的研究とインタビューや観察など の質的研究を組み合わせる手法。両方から得られたデータの弱点を相互補完し総合的解釈を行うトライアンギュレーションデザイン、一方が他方の支援的・二次的役割を果たす埋め込みデザイン、量的データを深く解釈するために質的研究を用いる説明的デザイン、質的研究で課題を探索し量的研究で検証する探究的デザインといった組み合わせ方がある。

無作為抽出法
〔random sampling〕

ランダム・サンプリングと訳される。「確率抽出法」とも呼ばれる。統計調査における標本抽出（サンプリング）の方法の1つ。標本（サンプル）を特定の意図を持たずランダムに選択する方法をいう。無作為抽出法には「単純無作為抽出法」「層化抽出法」「系統抽出法（等間隔抽出法）」などがある。

面接法
〔interview technique〕

相談的面接と調査的面接があり、社会調査で面接法というときは後者のことを指す。調査テーマについて、面接者が調査対象者から会話を通して、データとなる科学的情報を収集する方法。調査対象者の持つ感情、意見、考え方、出来事などを、質的データ、量的データの形で収集し、データの種類に合った方法で分析を行う。

有意水準
〔level of significance〕

統計的仮説検定を行う場合に、帰無仮説を棄却するか否かを判定する基準。社会調査や心理学実験では5％あるいは1％がよく使用される。有意水準5％で検定を行うということは、同様の検定を行うと、100回に5回は誤っていることを表す。「有意水準 α で検定すると有意な差が認められた」ということと、「危険率 α のもとで有意な差があるといえる」は同じような意味である。

有意抽出法
〔non-random sampling〕

「非確率抽出法」とも呼ばれる。統計調査における標本抽出（サンプリング）の方法の1つ。母集団を代表すると思われる標本（サンプル）を調査者が作

為的に選ぶ方法をいう。有意抽出法には「縁故法」「応募法」「割当法（クォータ・サンプリング）」などがある。

郵送調査法

統計調査で用いられる自計式調査の1つ。調査票の配布や回収を郵送によって行う方法をいう。対象者が広範囲にわたる場合に有効であるが、一方で回収率の低下が考えられる。未回収の対象者に対して、何度か督促状を送付することが多い。

誘導的な質問

質問紙調査において、回答者に特定の傾向の答えを回答させるように誘導する質問をいう。たとえば、社会的に正しいことに同意を求められたり（社会的望ましさバイアス）、権威のある人の見解が示されたり（威光暗示効果）すると、回答者は質問に対して肯定的に回答する。

予備調査

〔pretest〕

「プリテスト」とも呼ばれる。社会福祉調査において、調査票を作成した後に行われる小規模な試験的調査をいう。調査項目や内容、回答形式などを再点検し、調査によって導き出される結果をより正確なものにしていく上で重要な役割を果たす。

ライフストーリー・インタビュー

〔life story interview〕

回答者が話した人生の経験を、固定された客観的事実としてではなく、主観的に意味づけられた物語として捉えるインタビュー手法。物語は、インタビュアーとの対話を通してダイナミックに再構成される。

ラポール

〔rapport〕

利用者と援助者との間に形成される信頼関係をいう。この信頼関係を基盤に専門的援助関係が確立される。

リッカート法

〔Likert scaling〕

ある概念を尺度化するために用いられる測定方法。その概念を構成すると考えられる項目を複数用意し、「とてもあてはまる」「ややあてはまる」「どちらともいえない」「あまりあてはまらない」「まったくあてはまらない」などの程度を測定する選択肢で回答を求める。さらに、各選択肢に得点を割り当て、それらの合計得点を計算して概念の尺度化を行う。

量的調査

〔quantitative research〕

統計調査と同義。

量的データ

〔quantitative data〕

間隔尺度または比例尺度によって得られたデータ。足したり、引いたり、平均を求めたりすることができる。質的データよりも分析の方法が多様である。量的データを質的データに変換することはできるが、その逆はできない。

ワーディング

〔wording〕

質問紙調査における質問文や回答選択肢の表現方法あるいは言葉づかい。質問・選択肢の内容に実質的な違いがなくてもワーディングによって回答が左右されることがある。ワーディングには、すべての回答者に質問・選択肢の意味が等しく適切に伝わるように配慮する。

（太字で表示した頁には用語解説があります）

230

遠山真世 （とおやま　まさよ）　高知県立大学社会福祉学部　准教授………………………………第2章1節
法理樹里 （ほうり　じゅり）　滋賀県琵琶湖環境科学研究センター総合解析部門　研究員
　　　　　　　　　　　　　　………………………………………………………………第2章3節A・C
綿　祐二 （わた　ゆうじ）　日本福祉大学福祉経営学部　教授…第1章3節・同3節コラム1・コラム2

社会福祉調査の基礎
【新・社会福祉士シリーズ5】

2023（令和5）年3月30日　初　版1刷発行

編　者　宮本和彦・梶原隆之・山村　豊
発行者　鯉渕友南
発行所　株式会社　弘文堂　101-0062　東京都千代田区神田駿河台1の7
　　　　　　　　　　　　　TEL 03(3294)4801　振替 00120-6-53909
　　　　　　　　　　　　　https://www.koubundou.co.jp
装　丁　水木喜美男
印　刷　三美印刷
製　本　井上製本所

© 2023　Kazuhiko Miyamoto, et al.　Printed in Japan

ISBN978-4-335-61210-7

新・社会福祉士シリーズ　全22巻

福祉臨床シリーズ編集委員会/編

新・社会福祉士シリーズ 1 医学概論

2021年度からスタートした新たな教育カリキュラムに対応！

シリーズの特徴

社会福祉士の新カリキュラムに合致した科目編成により、社会福祉問題の拡大に対応できるマンパワーの養成に貢献することを目標とするテキストです。
たえず変動し拡大する社会福祉の臨床現場の視点から、対人援助のあり方、地域福祉や社会福祉制度・政策までをトータルに把握し、それらの相互関連を描き出すことによって、社会福祉を学ぶ者が、社会福祉問題の全体関連性を理解できるようになることを意図しています。

◎＝精神保健福祉士と共通科目